Woman Physique Adjustment Bible

食在健康

女性體質調校聖經

激美激瘦不生病

紅黃綠燈食物大公開

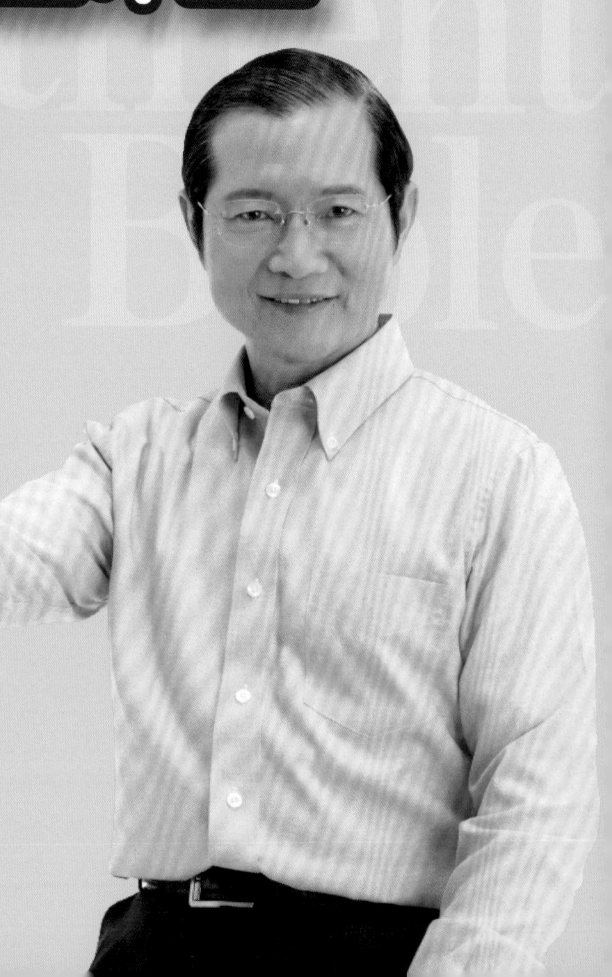

自 序

只有女性先守住健康，家庭才有幸福可言！

男女有別，在生理上，女生有月事期；在精神上，女生比較細膩敏感；在生命的過程中，女生承受了生產的劇痛，讓人類得以代代相傳；在家庭的生活中，下廚的女生掌握了全家人的健康。綜觀人類的發展史，許多稱職的女生，往往成就超越了男生。男生除了應該陪伴女生之外，更要向女生致敬。

研究食療的我，經常將「媽媽是全家健康的守護神，全家人的健康都掌握在媽媽的手中！」這句話掛在嘴邊，因為大多數的媽媽負責買菜、煮菜，全家人的伙食全靠媽媽張羅，買對了、煮對了，全家人健康幸福，買錯了、煮錯了，全家人生病遭殃。因此媽媽的觀念最重要，觀念對了，一切ok！觀念錯了，便一路錯到底。

我今年62歲，研究食療已近40年，最早是從「病人食療照顧」開始，許多病人住我這裡，量身對症飲食調養，一天吃8～10餐，採取少量多餐的方式，什麼病人都有，高血壓、糖尿病、癌症、肥胖、嚴重失眠……等。這種臨床照顧病人的工作十分辛苦，我前後做了20幾年，會找我的病人大多罹患嚴重的病症。

在身體的維護上，我體會很深，因此我從「素葷不拘」到「素多葷少」，再到如今的「全素」，就是因為看到眾多病人的痛苦，自己產生了很強的危機意識，再加上父親今年104歲、母親92歲，身體都很硬朗，皆因為他倆吃素才能守住健康！當然我並不是主張每個人都要吃「全素」，而是希望大家至少能「素多葷少」，就可以減少風險，加速改善健康。

有句很中肯的話必須先強調——有病要先找醫師治療，但在求醫診治的過程中，若能積極找出「病因」，同時改善錯誤的生活作息與偏頗的飲食內容，病才會好得更快。只要「病因」消除了，病才能連

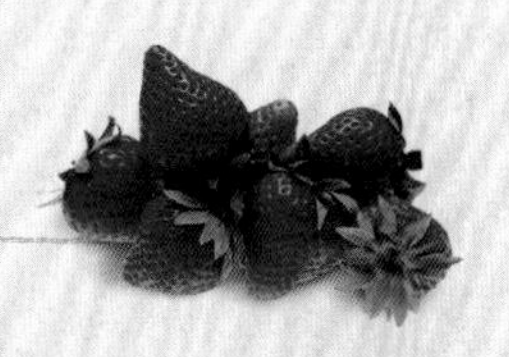

根拔除，永不復發！

女性在身體的調養上，必須特別注意「荷爾蒙」的調節，例如：一般飼養的雞、鴨、鵝、豬、牛、羊……等肉品，飼主在飼養的過程中，為了爭取經濟效益，加速家禽畜牲的成長，可能大量使用「生長激素」，讓小雞能夠在21天養成大雞，以利出售，若我們天天吃這種經過飼養的雞肉、雞蛋，豈不是意味著我們也間接吃到這種莫名其妙的「生長激素」？日積月累，身體很可能就出現了許多狀況，如：子宮肌瘤、卵巢囊腫、乳房小葉增生……等，生病肯定是有原因的，不可能無緣無故，若真的想吃雞肉時，不妨改吃野放的土雞，土雞大約4～6個月自然長大，就沒有生長激素的疑慮。

又如蜂王漿、山藥、牛蒡、當歸、榴槤這五種會促進荷爾蒙分泌的天然食物，亦不可以毫無節制地大量食用，應該要吃吃停停，比較安全。凡事過與不及都不好，尤其是已被醫生診斷出有婦科腫瘤（不論良性或惡性）的患者，以上五種食材一定要忌口，在病症未好之前，絕對不能再吃，否則越吃腫瘤就越會長，甚至黑豆、黃豆、薏仁……等，也必須有所節制，不可過量進食。

本書專談女性食療的細節，希望能對女性健康的維護上有所貢獻，因為女生是家庭的中堅砥柱，千萬不能倒，唯有女性先守住健康，家庭才有幸福可言，衷心祝福，天下所有的女性同胞都能天天吃得好，內在健康，外表漂亮，活出一個既長壽又無病無痛的精采人生！

歐陽英

CONTENTS

目 錄

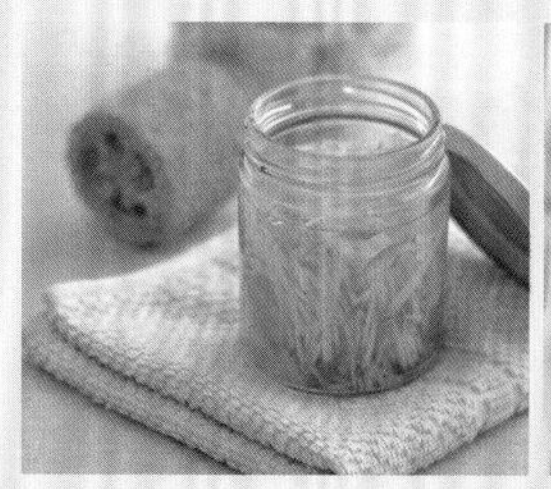
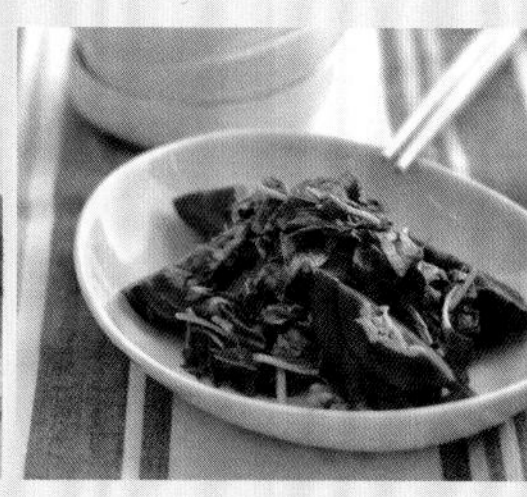
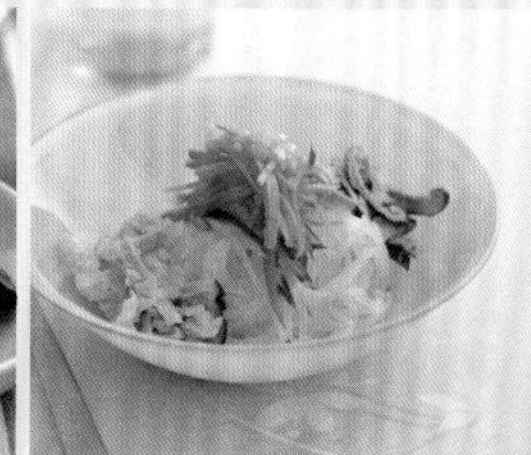
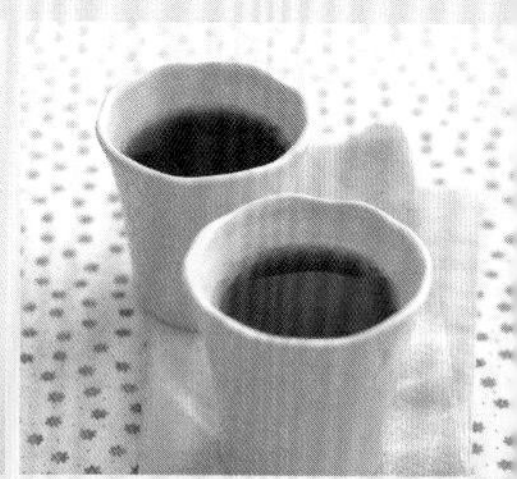

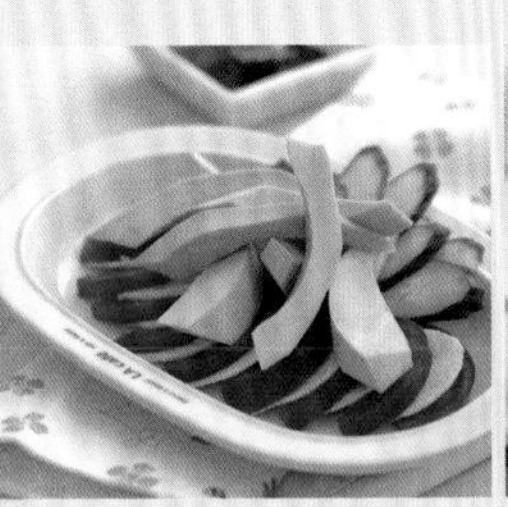
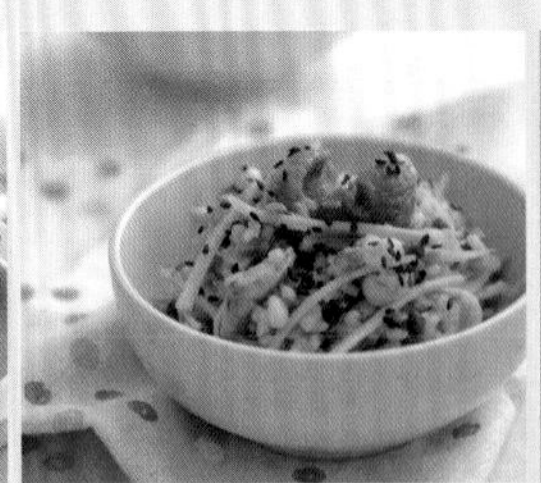
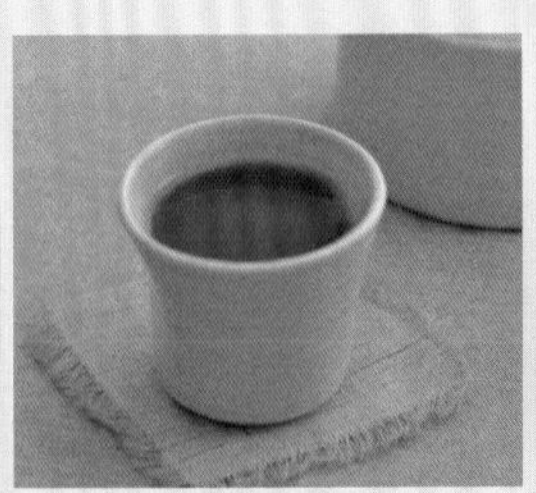
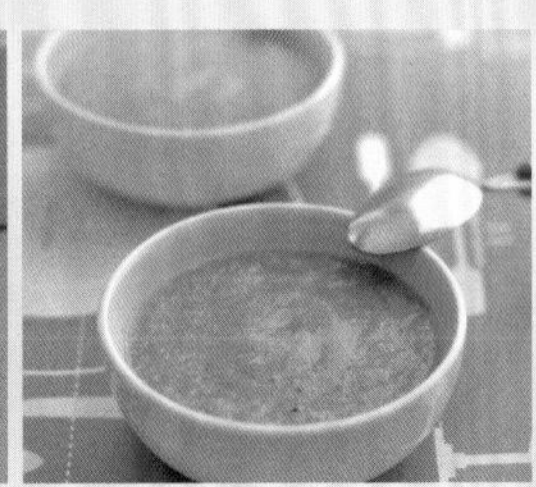

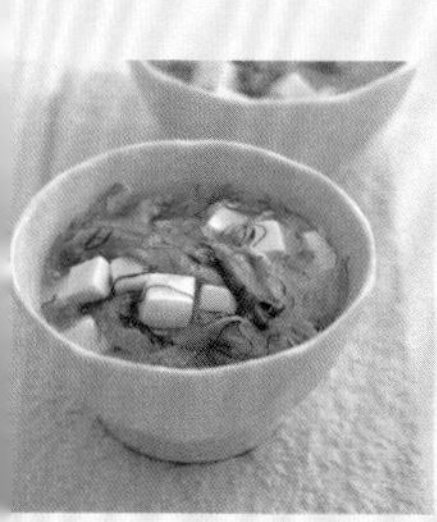
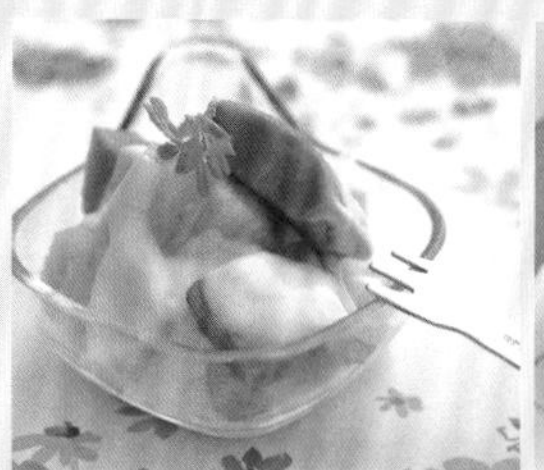
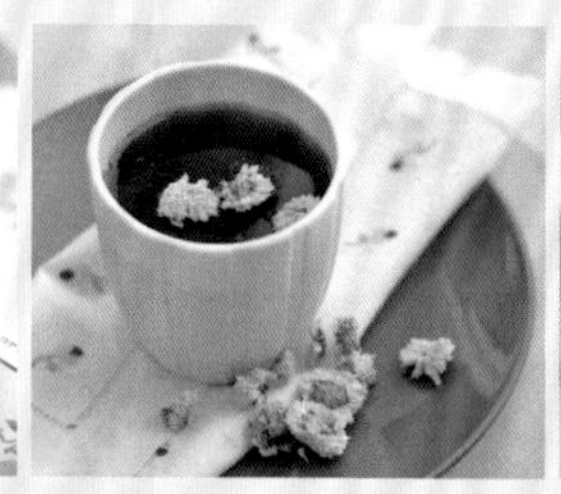
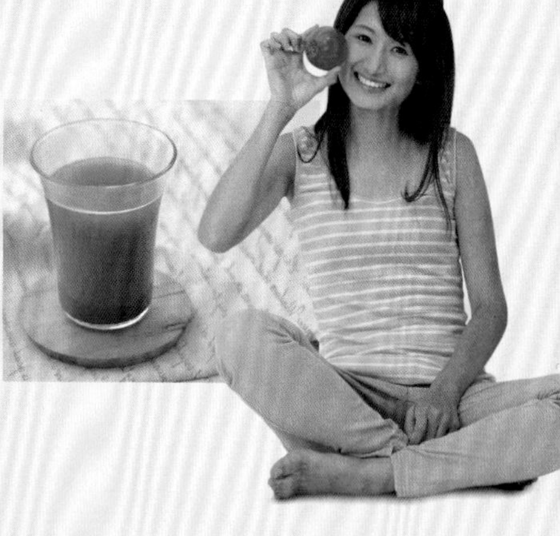

PART 3 ✦疾病篇✦

用食療對抗婦女病

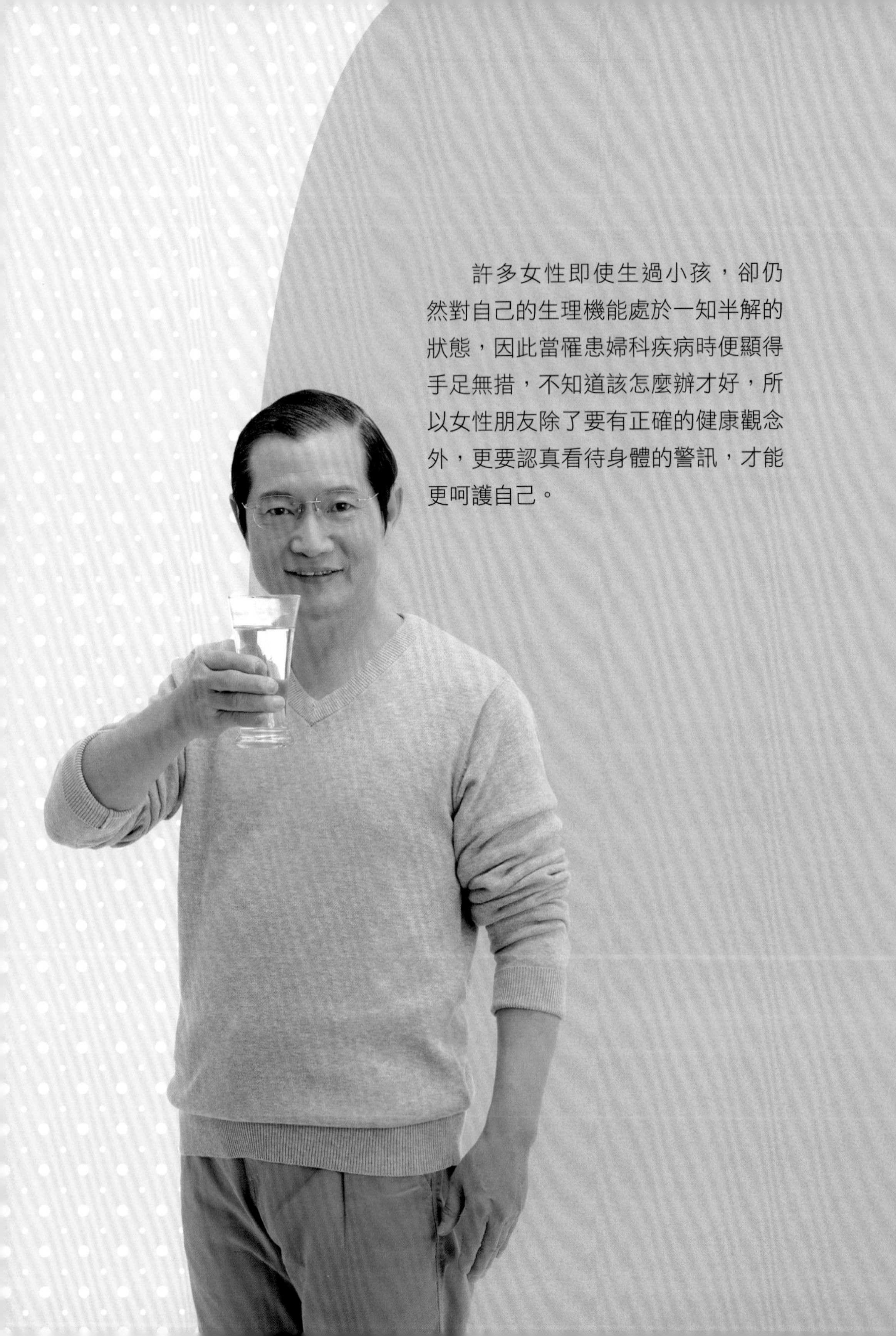

許多女性即使生過小孩，卻仍然對自己的生理機能處於一知半解的狀態，因此當罹患婦科疾病時便顯得手足無措，不知道該怎麼辦才好，所以女性朋友除了要有正確的健康觀念外，更要認真看待身體的警訊，才能更呵護自己。

基礎篇

女生一定要搞清楚的健康和體質觀念

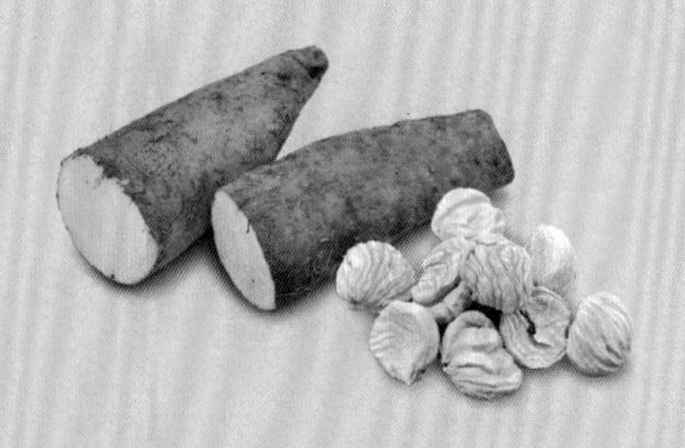

認識妳身體的變化

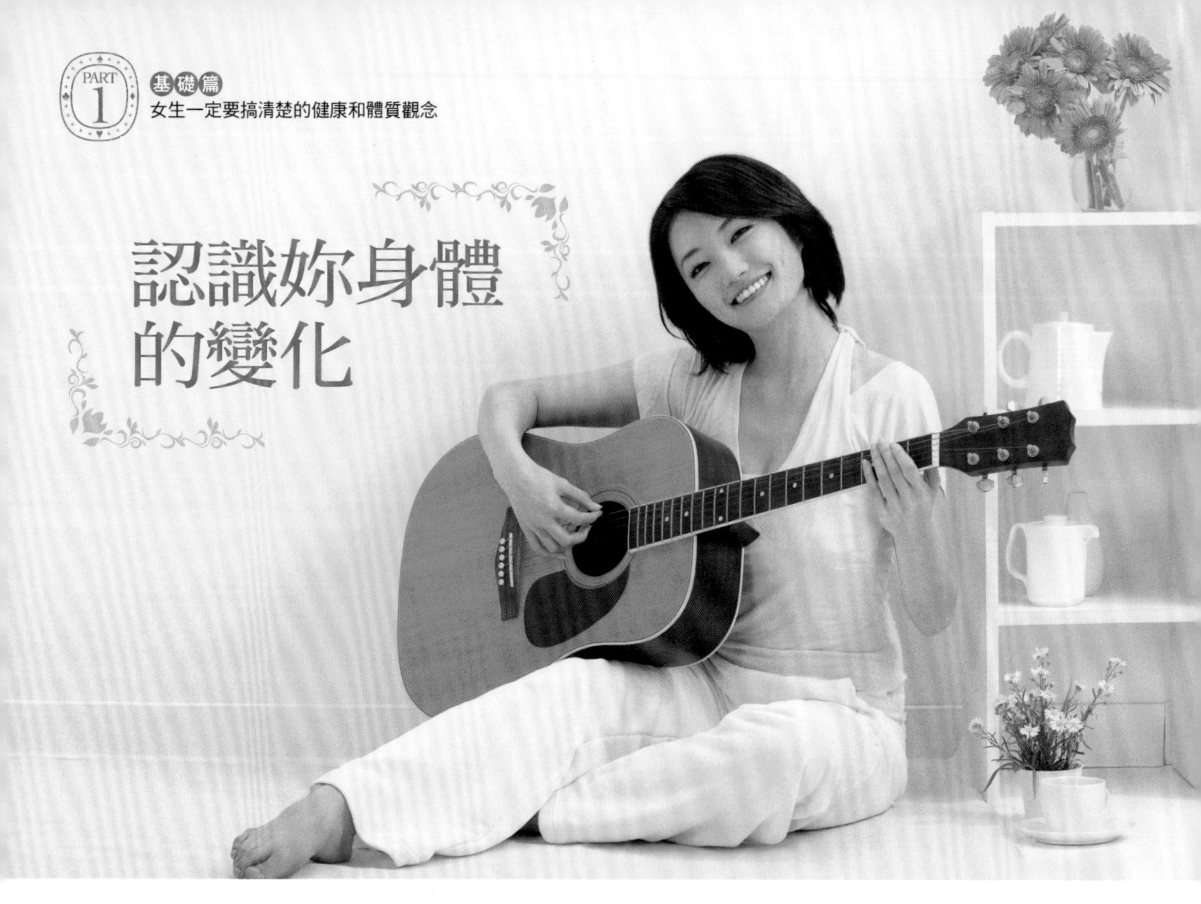

女性的一生受體質、社會、家庭等影響，從出生開始，就要面對每個時期各種生理與心理的起起伏伏，尤其現代女性自主風氣展開，女性分擔著男性的責任與義務，更要重視身心的健康維護。

女性的一生

女性肩負的最大責任，便是生育問題，由卵巢分泌的性激素，對女性的生理有著相當的影響。女性的一生根據這種性激素的變化，可以分為兒童期、青春期、成熟期、更年期與老年期五個時期，不同的時期各有不同的保養要訣，只要掌握這些要訣，便能讓女性的一生過得健康平順。

兒童期

從出生到10～12歲的女孩，由於卵巢功能未發育成熟，可稱這時期為靜止期。孩子一出生後，便要教導她注意衛生習慣，並且讓她攝取均衡且完整的營養，才不會導致女孩成長後產生許多的問題。

＊可能罹患的疾病→感冒、氣喘、皮膚炎、陰道炎、尿道炎……等。

青春期

對於女性，青春期是由兒童變為成人的必經階段，也是月經來潮到生殖器官逐漸發育成熟的時期。一般大約在13～18歲之間。這個時期的生理特點是身體及生殖器官發育很快，第二性徵形成，此時女孩的音調變高，乳房隆起，逐漸趨於豐滿，出現腋毛及陰毛，表現出細腰豐臀等女性特有的體態。

月經初潮是青春期正常的生理變化之一，代表生殖系統已經發育完成，也是女孩開始可以懷孕生小孩的表徵。但由於卵巢功能尚不健全，因此初潮後月經週期可能會有些不規律，這是正常的現象，無須過於擔憂。

＊可能罹患的疾病→青春痘、貧血、黑眼圈、經前症候群、白帶異常……等。

成熟期

初經來潮後，開始進入成熟期，大約在19～45歲之間，這個時期卵巢和其他性機能更加的成熟，妊娠、分娩等生理活動都會在這個時期完成。此時女性最容易產生各種生理疾病，其中最需注意的便是妊娠時與生產後的身體維護。

＊可能罹患的疾病→手腳冰冷、月經異常、甲狀腺亢進、失眠、水腫、肥胖、憂鬱症、類風濕性關節炎、子宮肌瘤、子宮內膜異位症、子宮頸癌、乳癌……等。

進入青春後期的女孩正逐漸蛻變成女人，
此一時期，妳的身體會出現許多變化喲！

更年期

從46～65歲左右，是由成熟期邁向老年期的過渡階段，此時卵巢的功能會逐漸降低，甲狀腺與腦下垂體激素也會逐漸減退，月經與排卵期失去規律，不久後即停止。這時期的婦女，最容易在精神上受到影響，而產生許多的更年期障礙。

＊可能罹患的疾病→骨質疏鬆、更年期症候群、失眠、水腫、肥胖、糖尿病、高血壓、五十肩、尿失禁……等。

老年期

65歲以後便是老年期，繼卵巢之後，其他分泌激素的內分泌腺也逐漸老化，子宮頸、子宮及輸卵管等生殖器與乳房逐漸萎縮。老年期最需要預防的是心臟病與中風，無法避免的是皺紋增多與頭髮轉白，以及視覺、味覺、聽覺等的衰退。

生命的過程，其實就是一個老化的過程，雖然無法遏止，但還是能透過適當的飲食、運動及作息等方式，讓伴隨老化而來的疾病獲得改善與控制。

＊可能罹患的疾病→肥胖、便祕、口腔疾病、糖尿病、尿失禁、老花眼、青光眼、腦中風、心臟病、阿茲海默症、甲狀腺功能低下、退化性關節炎……等。

女性在各個時期的心理，都會隨著生理現象產生極大的變化，只要了解這些身體上的轉變乃是自然現象，保持著愉悅、客觀、自信的心情去面對，並積極學習各種預防疾病的食療方法，便能讓每位女性活得更健康、更有魅力！

女人的身體就像一個小宇宙，要學會多愛自己，多保養身體！

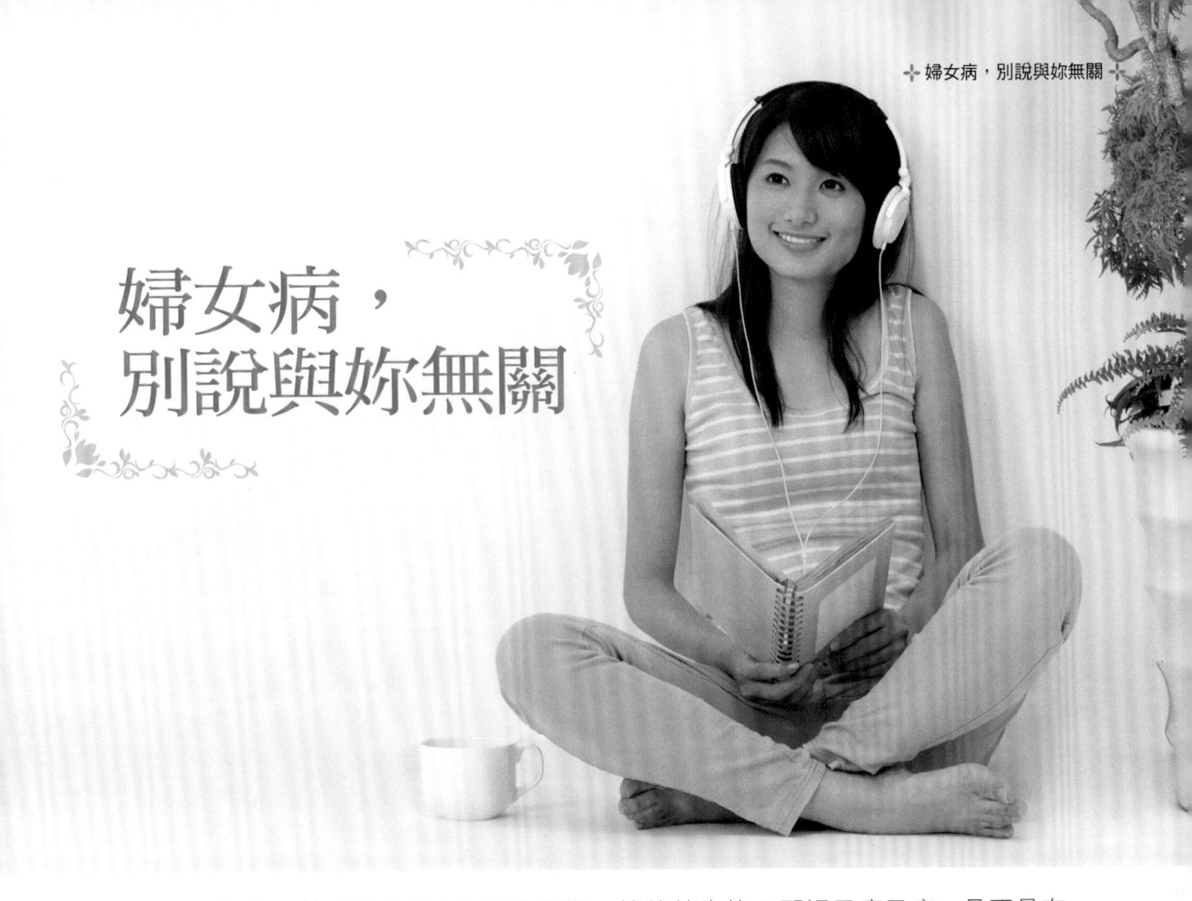

婦女病，別說與妳無關

一站起來，就頭昏眼花？每到生理期，情緒就失控？那裡又癢又痛，是不是有病？……各種不大不小的症狀時好時壞，常令妳不勝其擾，對女性的身體來說，即使只是一點點擔心的小毛病，也是身體在提醒妳該注意了。

這些壞習慣，讓妳和婦女病脫不了關係

許多女性罹患婦女病，往往都認為是因為個人體質或子宮發育不全等先天因素所造成，而忽視了生活因素。殊不知，許多你往往沒意識到的不良習慣，可能都是導致身體不適的原因。

外食

對於生活忙碌的女性而言，三餐在外是件稀鬆平常的事情，所吃的食物也大多是主食和肉類，水果、青菜很少，漸漸地，便祕悄悄地找上門，讓皮膚變得暗淡無光，加速老化，若一星期有超過3～5天不能

排便，宿便就會累積在腸壁中，形成毒素後若被人體吸收，就會降低抵抗力及免疫力。

Point 順「便」，妳可以這麼做

1. 多吃富含高纖維的食物，如糙米、金針、竹荀、芹菜、四季豆等，並養成運動的習慣，同時也要多喝水，以刺激腸道的蠕動，達到解便的效果。
2. 每日定時入廁，起初即使無便意也應如廁，形成條件反射，以養成定時排便的習慣。

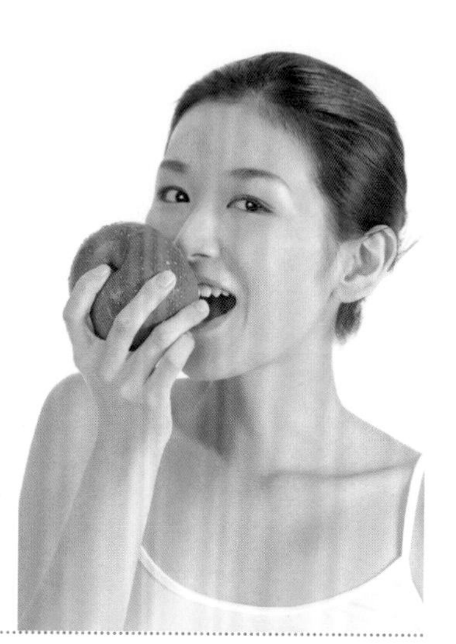

三餐老是在外，要提醒自己多攝取蔬果，讓小腹婆遠離妳。

憋尿

現代女性常因為工作過於忙碌，而養成憋尿的壞習慣，久而久之，容易造成膀胱過度膨脹，出現頻尿、尿失禁、排尿困難、排不乾淨等問題，甚至引發泌尿道感染，影響腎臟功能。另外，根據研究，排尿次數與膀胱癌的關係密切，排尿次數越少，患膀胱癌的可能性就越大。

Point 面對憋尿，妳可以這麼做

1. 一旦有尿意出現，就應該放下手邊的事情，將尿液排空，如果事先得知開會時間，也可以先去上廁所，以免陷入憋尿的窘境。
2. 萬一逼不得已憋尿時，也要在上完廁所後，立即喝大量的水，增加排尿量，讓膀胱處於沖洗的狀態，使進入膀胱的細菌隨著尿液一起排出體外，遠離尿道感染的危機。

減肥

在媒體的推波助瀾之下，有越來越多愛美的女性，為了達到纖瘦骨感的效果，以不吃澱粉等不當的瘦身方式進行減肥，長期下來，有可能導致貧血、頭暈、營養不良、月經延遲，甚至閉經等。

Point 瘦身，妳可以這麼做

1. 每天花點時間紀錄自己一天進食的東西，將有助了解自己的習慣，並從中找出變胖的原因，經過不斷的檢討評估，並調整飲食模式，相信不久以後，體重自然趨於理想目標。
2. 選擇可以燃燒脂肪的有氧運動，如游泳、慢跑等，並且持之以恆，如此一來，不但體重減輕，體態看起來也會更加緊實。

少吃多運動是健康減重的基礎，若採取激烈的斷食方式，容易在短期內又復胖，對健康危害很大。

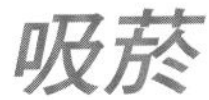

吸菸

不知道從什麼時候開始，吸菸不再是男士的專利。在我們生活的城市裡，女性吸菸已經變得越來越常見。但女性吸菸會使皮膚失去光澤、經期紊亂，甚至影響生育。根據研究，每天吸菸1包以上女性，月經失調的機率是不吸菸女性的3倍。

Point 戒菸，妳可以這麼做

1. 想吸菸時，除了靠意志力外，建議用轉移注意力的方式，如深呼吸、刷牙，或使用戒菸輔助貼片等，來幫助自己度過戒斷期。
2. 戒菸時期應多攝取新鮮蔬果，以提供口腔滿足感，有助戒菸成功。

熬夜

因競爭激烈，壓力大，經常熬夜工作或通宵娛樂，若長期處於熬夜的狀態，人體的生理系統就會失調，出現免疫力下降、膚質變差、狂長青春痘、過敏、注意力無法集中，甚至出現偏頭痛。另外，夜晚是人體的休息時間，該休息而沒有休息，就會因為過度疲勞，造成眼睛周圍的血液循環不良，引起黑眼圈、紅眼睛或眼袋。

Point 不得不熬夜時，妳可以這麼做

1. 熬夜時，吃顆維他命B群，幫助提振精神、舒緩疲勞感，對安定神經、舒緩焦慮也有助益。
2. 熬夜時，也要做好肌膚保養，使用含有充足水分和養分的乳液，使皮膚易於吸收。如此一來，儘管錯過晚間10～11點皮膚修護的最好時期，卻也能適時獲得養分與水分的補充。
3. 起床後利用冷、熱水交替洗臉，刺激臉部血液循環，補充皮膚水分的流失，或快速敷臉，讓臉色依然保持水嫩。

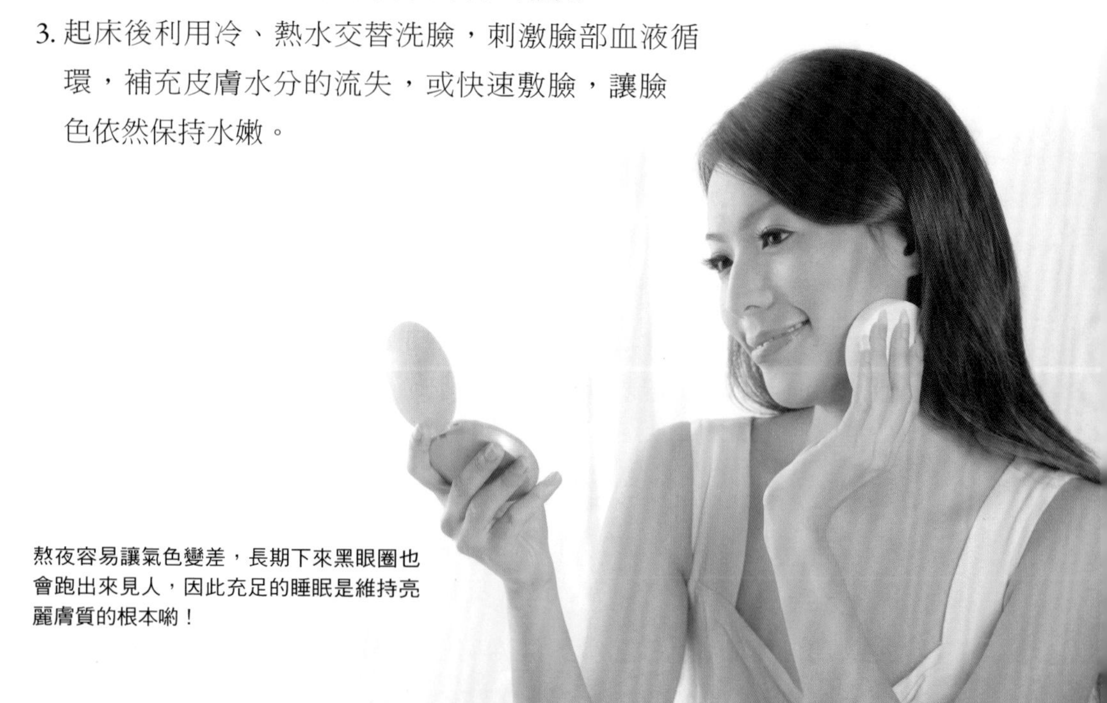

熬夜容易讓氣色變差，長期下來黑眼圈也會跑出來見人，因此充足的睡眠是維持亮麗膚質的根本喲！

貪涼

許多打扮入時的女性，喜歡在夏天穿著清涼的服裝，如短褲、迷你裙……等，即使在冬天，為了美觀，也經常穿得很單薄。若再加上本身愛喝冷飲或吃了很多冰冷的食物，都會造成體內的新陳代謝異常，導致人體的氣血不暢，出現排尿不正常、經量過少、痛經，甚至閉經等。

Point 驅寒，妳可以這麼做

1. 經期要注意保暖，避免淋雨、涉水、吃冰等受涼行為，如出現不適，可以用熱水袋熱敷腹部，加以紓緩。
2. 不妨吃些溫補食物，如人參茶、紅糖薑茶、薑母鴨等，可以達到補身的效果。另外，做菜時也可以加些辣椒、薑等辛香料，能幫助身體發熱，促進血液循環。

許多愛美的女性，喜歡穿著小可愛、短褲及短裙，這樣容易讓寒氣入侵體內，形成手腳冰冷的體質。

翹腳

經常翹腳的女性可得注意了！由於「被壓的腳」長期承受另一隻腳的壓力，將導致膝蓋上腔退化磨損，出現退化性關節炎，還會誘發靜脈曲張、下半身肥胖、腰痠背痛、O型腿、脊椎側彎、脊椎間盤破損突出等。

Point 維持正確姿勢，妳可以這麼做

1. 選擇有椅背的椅子，坐時臀部貼緊椅背，腰後擺個靠枕，用來支撐腰椎，兩腿不要交疊。最好避免臀部坐在椅子的前緣，脊椎直接向後仰的姿勢，以減輕脊椎的負擔。

2. 想翹腳時，不妨起身讓自己動一動，好轉移注意力，或告知親朋好友，請他們留意你是否翹腳，並適時提醒慣性翹腳對身體的傷害很大。

壓力

生活在快速繁忙的都市中，有許多女性必須承受家庭和工作的雙重壓力。這樣的壓力常讓她們被壓的喘不過氣來，長期下來，將會導致便祕型大腸躁鬱症、生理期紊亂、記憶力變差、皮膚老化，甚至落髮等。

Point 減壓，妳可以這麼做

1. 從事可以舒緩壓力的休閒活動，如旅行、書寫、攝影、瑜伽等，來幫助自己轉移注意力，遠離壓力的來源。
2. 多吃些減壓食物，如香蕉、巧克力、葡萄柚、番茄等，只要懂得在飲食上稍作調劑，就能吃出愉快心情，使你變得有活力又健康。

女性在生活中承受的壓力不比男性來得少，自己要懂得調適，當感覺快喘不過氣時，那就遠離煩心的人事物，出去走走吧！

愛穿高跟鞋

現代女性因為追求美觀，多以高跟鞋代步，但若長時間穿著過高或鞋頭過窄過緊的高跟鞋，不僅會造成腳部痠痛、扭傷，還可能造成拇指外翻、腰痠背痛等症狀，嚴重時更會影響行走活動。

Point 穿出舒適，妳可以這麼做

1. 選購高跟鞋時，鞋跟高度最好不超過5公分，並以粗跟為主，讓雙腳可以穩定地支撐體重。另外，也可以在腳前掌或腳跟等受壓處做個軟鞋墊，減低腳底所承受的壓力。
2. 高跟鞋不宜每天穿，需要長時間行走的女性，不妨在辦公室準備一雙舒適的平底鞋，與高跟鞋交替著穿，以減輕局部的疲勞。

久坐不動

現代辦公室女性，上班時間多處於久坐的狀態，同時又缺乏運動，使得氣血循環受阻，造成月經量過少、經痛，也會讓陰部透氣不良，容易形成生殖系統感染。經年累月下來，有可能形成子宮內膜異位症，甚至造成不孕。

Point 多活動，妳可以這麼做

1. 在電腦裡安裝鬧鐘提示，每到一小時就提醒自己起來活動一下，此時不妨做些伸展操，來活絡因久坐而僵硬的身體。
2. 搭乘大眾運輸工具時，可以提前一、兩站下車步行，或上樓時不搭乘電梯，改爬樓梯，以增加運動量。

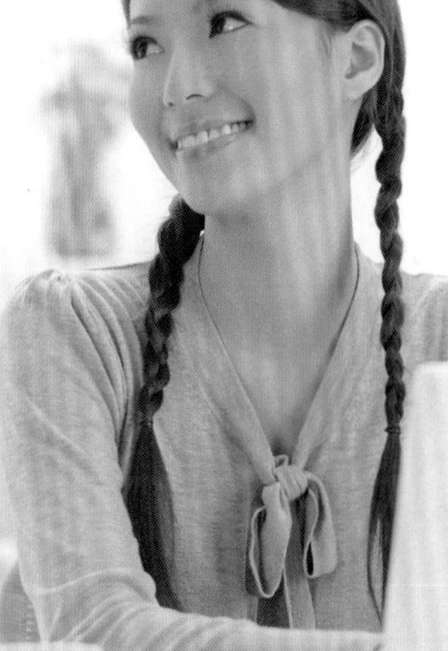

以往在老年人身上才看得到的疾病，卻已有年輕化的趨勢，其中最主要的因素便是久坐不動，現在就趕緊起身動一動，別把健康坐壞了！

妳不能不知道的25大健康迷思

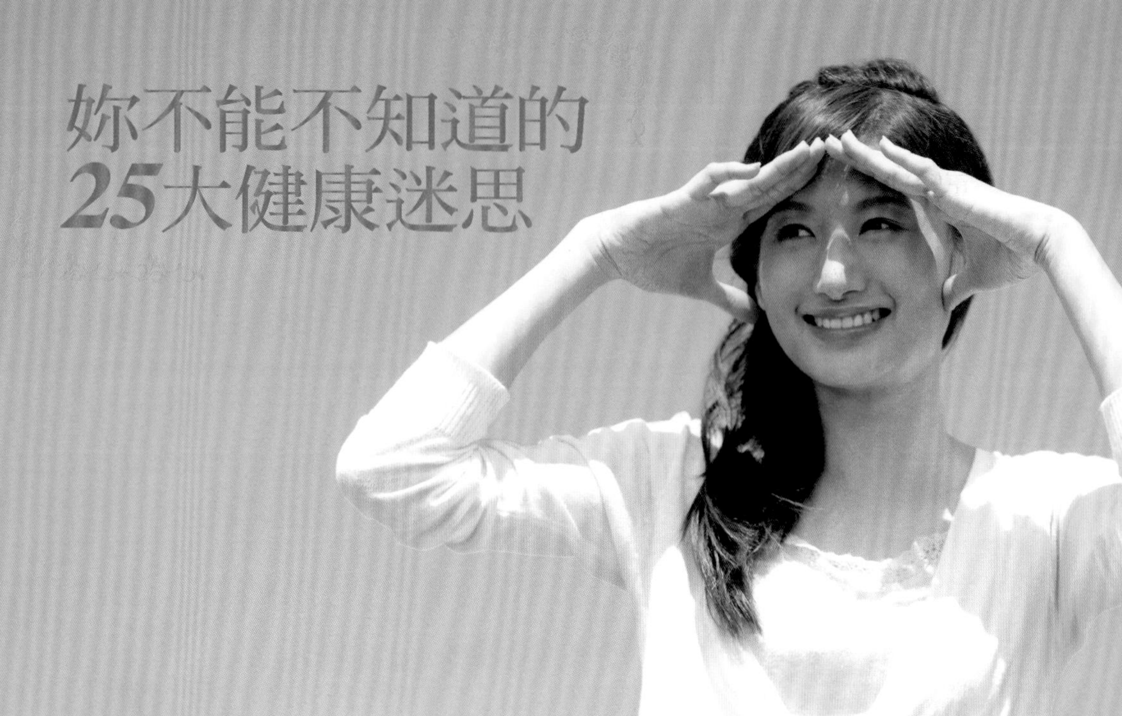

每個人或多或少都有些小毛病，也自有一套身體健康的理論。這些理論的根據卻大多是從網路或廣告而來，像這類唾手可得的資訊，真實性與可信度到底有多少？在此特別整理出女性朋友常見的25個誤解，希望能帶給妳最正確的健康觀念。

迷思1 護墊讓妳好自在、好安心？

正解》*No！*

不少女性因陰道分泌物過多或有異味，感到濕悶、不舒服，於是選擇使用護墊，但不管護墊多輕薄，還是會造成陰部密不通風，若再加上未經常更換，反而容易造成細菌滋生，導致感染。此時不妨多穿著透氣的衣物，以及舒適的棉質內褲，來保持陰部的乾燥，若還是想要使用護墊，建議一定要每小時更換一次，才能確保陰部健康。

迷思2 清潔液全面呵護女性的私密部位？

正解》*No！*

有些女性為了怕髒，會使用清潔液進行沖洗，其實是不必要的，因為我們的身體有正常抵制細菌的機制，若過度使用清潔液，反而會殺死益菌，破壞原先的平衡，造成陰道或陰部感染發炎，真正的消毒殺菌是在平日注意維持外陰部的清潔、乾爽就可以了。

迷思3 治療婦女病，喝四物湯就對了？

正解》*No！*

因人而異，且不一定每個人都適合飲用四物湯，如飲用後出現口乾舌躁、嘴破或失眠等情形，就應停止服用。事實上導致月經異常的原因有很多，不是單用四物湯便可解決，建議尋求醫師診治，以便獲得最正確的處理方式。

迷思4 經痛忍一忍就過去了，沒有必要尋求醫生診治？

正解》*No！*

在試過各種自我照顧的方法後，如熱敷腹部、運動等，仍未見改善，且嚴重影響生活作息者，建議一定要去看醫生，有些女性會擔心吃止痛藥會傷身，但如果在醫生的指示之下服用，是不會造成傷害的。有時小小

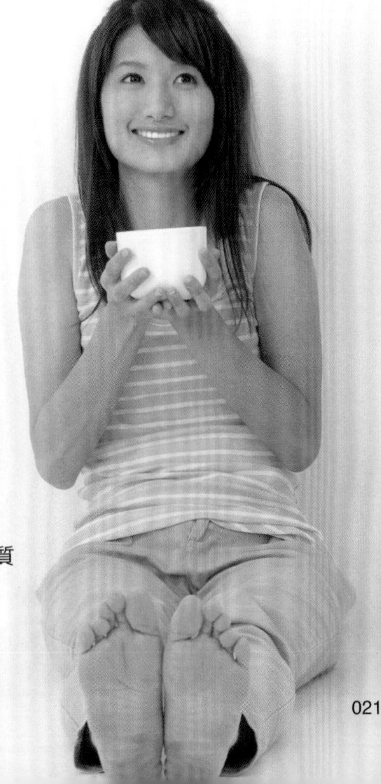

不是每個人都適合飲用四物湯，需視個人體質而定，建議飲用前先詢問專業中醫師。

的不對勁也許只是單純的症狀，但也有可能是更嚴重問題的警訊，為了讓自己及家人安心，必須盡早請教醫生。

迷思5 打子宮頸癌疫苗，就可以防範子宮頸癌？

正解》*No！*

除了施打疫苗外，最重要的是採取多元化的預防措施，如定期作抹片檢查、戴保險套等，才能完全杜絕感染。千萬不要以為注射疫苗後，從此就萬無一失，而忽略了照護自己身體與安全性行為的觀念，為家人也為自己，一定要做好全方位的保護。

迷思6 口服避孕藥會造成體重直線飆升？

正解》*No！*

吃避孕藥容易變胖，甚至造成骨質疏鬆，諸多傳聞令女性服用避孕藥時，心裡多少怕怕的。過去在服用舊式避孕藥時的確有可能發生變胖或骨質疏鬆等問題，但現在新型的藥並不會，女性朋友只要正確用藥，這點是無需太過擔心的。

迷思7 懷孕期間一定會掉牙？

正解》*No！*

相信不少人聽過「生個孩子，掉顆牙」的說法，其實是錯誤的觀念。懷孕的掉牙多半是由牙周病所造成的，這是

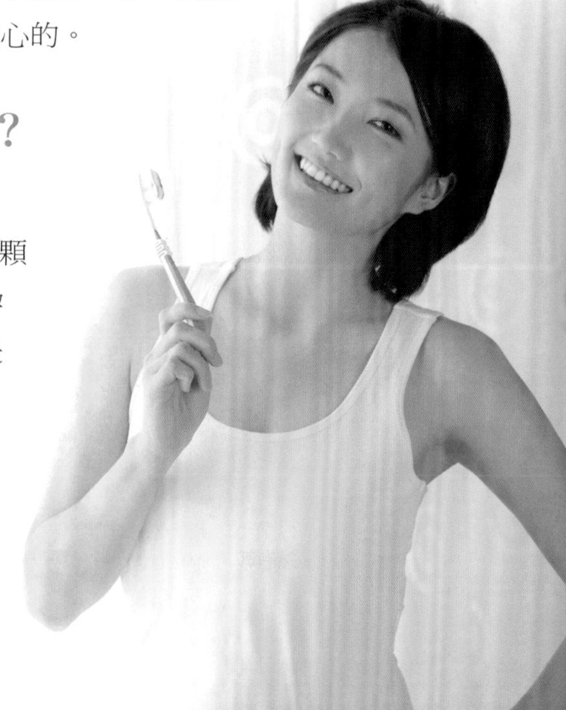

吃完東西後立刻刷牙，是擁有一口健康牙齒的祕訣。

因為女性懷孕後會使體內的荷爾蒙產生變化，讓口腔的環境也跟著改變，若本身有牙周病的準媽媽，牙周病更會加劇，進而造成掉牙，平時就應該做好口腔衛生的清潔及保養，才是最根本解決的方法。

迷思8 產婦要喝米酒水，不能喝水，否則產後腹部脂肪無法消除？

正解》*No！*

根據現代醫學的觀點來看，水中沒有脂肪，因此不會使產後腹部無法消除，而米酒水的成分也與水相同，所以兩者並無差別。建議產婦可使用束腹帶來幫助腹部縮小，還可以幫助惡露排出，如加上適度運動及清淡飲食，相信不久以後，腹部就可以恢復平坦。

迷思9 到了更年期，都該補充女性荷爾蒙？

正解》*No！*

使用荷爾蒙治療之前，必須請醫師進行完整的評估，並非每個人都適用。目前研究發現長期服用雌激素及黃體素的荷爾蒙療法，有可能會增加乳癌，以及心血管疾病的發生機率。但若在停經後出現失眠、情緒失控、記憶衰退等足以影響日常作息的症狀時，短期使用荷爾蒙療法是有幫助的，若擔心有副作用，請和醫師討論。

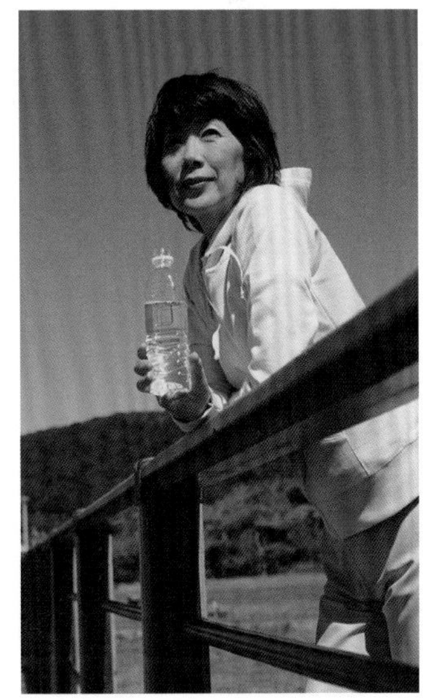

目前，針對更年期所造成的不適，荷爾蒙治療依然有較好的療效，但不宜用於長期的預防上。

迷思10 人老了，尿失禁是無法避免的？

正解》No！

女性因為先天尿路較短、懷孕生產後骨盆肌肉韌帶鬆弛，以及停經後尿道及陰道組織萎縮等老化現象，所以罹患尿失禁的機會較男性高，但尿失禁是可以預防的，平日應有意識地多進行收縮肛門的運動，可防止骨盆腔鬆弛。

迷思11 多喝牛奶就不會得到骨質疏鬆症？

正解》No！

人體需要鈣質來維持骨骼健康，然而過度的攝取鈣質，如喝牛奶等乳製品，卻不一定能夠預防骨折。這是因為牛奶雖然含有大量的鈣質，但前提是鈣質必須被人體吸收才能達到效用。另外，牛奶中的高含量蛋白質會造成血液酸化，使得身體必須釋出骨骼內的鈣質以求中和。因此，不能單靠喝牛奶，應該再多吃一些黑芝麻、髮菜、海帶……等高鈣食物，才能預防骨質疏鬆症。

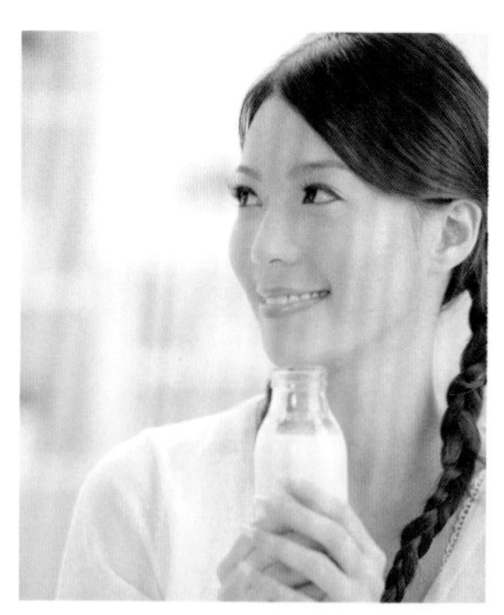

如果對牛奶過敏，可改喝優酪乳或吃優格，較不易引起腹瀉，同時適度的運動及正確攝取鈣質，才能有效預防骨質疏鬆。

迷思12 用茶包敷眼睛，可以讓黑眼圈變淡嗎？

正解》No！

長期用沖泡過的茶包熱敷眼睛，不但容易使皮膚發炎、過敏外，更可能導致色素沉澱，再加上茶包中的單寧酸會刺激你的皮膚，小心黑眼圈會越敷越嚴重。建議深受黑眼圈困擾的女性朋友，不妨到皮膚科就診，請醫師針對個人情況採取合適的方式治療，同時改善睡眠品質，不可熬夜，並多吃水果，加速氣血循環，才能有效改善黑眼圈。

迷思13 貧血是缺鐵女性的專利？

正解》*No！*

多數人普遍認為貧血是女人的專利，其實男性也有貧血的問題，像是胃潰瘍、痔瘡等出血或泌尿道結石等，也有可能誘發貧血，只是他們疏忽了。另外，造成缺鐵性貧血的原因有許多種，如缺乏維生素B_{12}、葉酸、類胡蘿蔔素、維生素C、維生素D……並非都是由缺鐵所引起的。

迷思14 靠洗髮可幫助生髮？

正解》*No！*

事實上，洗髮精主要的功能是減少落髮，而不是再生頭髮或治療掉髮，對於坊間部分號稱能減少掉髮的洗髮精或護髮液等產品，應抱持著它們僅能清潔及保養頭皮，幫助減少毛囊阻塞的心態，而非過分期待有生髮的效果。若要幫助生髮，應著重於平日飲食的均衡完整，才能延遲老化，避免脫髮並有助於頭髮再生。

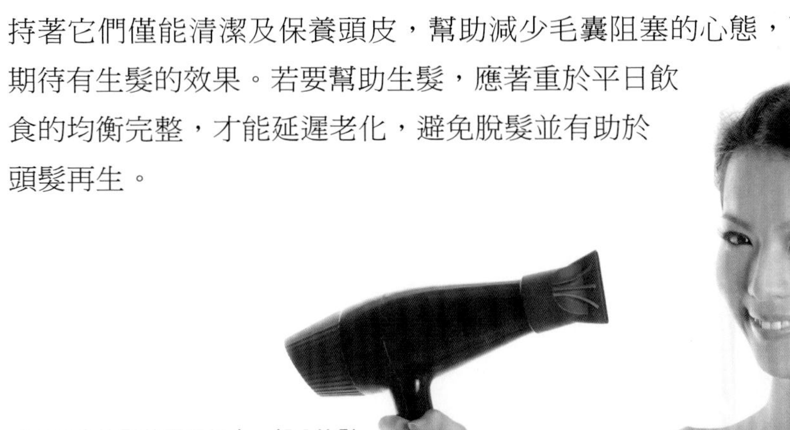

造成異常掉髮的原因很多，部分掉髮的患者會自行恢復頭髮生長，大多數則需要醫師的協助診斷與治療，因此別再過度依賴洗髮精喲！

迷思15 一喝水就會水腫？

正解》*No！*

不少人抱怨自己喝水就會胖，或擔心水腫而不敢多喝水。事實上，水喝太少對健康不利，反倒是日常飲食中吃得太鹹，身體攝取了太多的鹽分，造成體內鈉含量過高，形成水腫，使得體重增加。

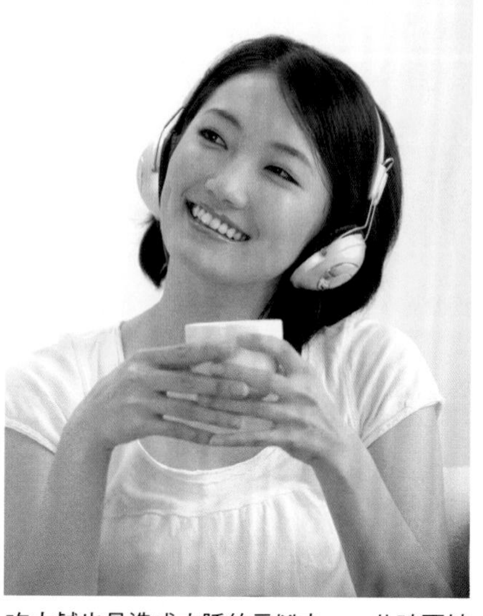

吃太鹹也是造成水腫的元兇之一，此時不妨多攝取一些幫助排水利尿的食物，如綠茶、薏仁水、紅豆、冬瓜、菠菜、西瓜等，對於消腫也很有幫助哦！

一般人喝水量應是體重（公斤數）×40cc，如體重60公斤的人，一天應喝60×40=2400cc）。但若身體有浮腫的症狀，則是前一天排尿的總量加上300cc，便是當天喝水量的上限。譬如，昨天排尿總量是1500cc，今天宜喝1800cc（1500cc+300cc=1800cc），最好不要超過。

迷思16 低過敏的產品適合敏感性肌膚？

正解》*No！*

相信大家一定對「低過敏性」、「敏感性肌膚專用」等用詞不陌生，這些廣告或文宣似乎暗示我們使用這樣的產品不會造成過敏，但其實標榜純天然無負擔的產品中，若還含有香料、酒精等會造成皮膚問題的成分，便不適合使用。建議在選用前先做皮膚測試，以免造成不必要的過敏現象。

迷思17 肩膀痛或舉不高，就是五十肩？

正解》*No！*

許多人常因為不正確的動作，拉傷了肩膀，造成肩膀肌肉或肌腱發炎。由於肩膀疼痛不堪，會讓人刻意避免去動到受傷的肩膀，結果反而使關節慢慢沾黏，只要加強營養，多吃促進氣血循環與退火消炎的食物，如涼寒性的水果或蔬果汁，便能疏通氣血，再加上適當的保健運動，很快就能獲得改善。

迷思18 患有關節炎的人不能吃香蕉？

正解》*No！*

坊間流傳香蕉傷筋骨的說法，讓許多年長者或患有關節炎的人對香蕉退避三舍，其實許多中西醫師都沒有這樣的建議。患有關節炎的人，要好得快一點，與吃不吃香蕉沒有關係。遵從醫囑最重要，同時要注意有無尿酸偏高，若尿酸高便要避開高普林食物，如各種豆類、各種菇類、花生、蘆筍、紫菜、動物內臟……等，以免疼痛加劇。

迷思19 糖尿病患者不能吃糖？

正解》*No！*

糖尿病病人飲食要有所節制，不是禁糖而是少糖，只要把握「適量」的原則就可以。經醫師診斷罹患糖尿病後，建議諮詢營養師，讓他根據病人的生活型態及飲食紀錄，做出最好的飲食計畫。這樣一來即使罹患糖尿病，也和一般人無異。

迷思20 不吃澱粉就會瘦？

正解》*No！*

許多女性朋友視澱粉為減肥的大敵，殊不知當身體缺少澱粉類時，就會開始燃燒儲存在體內的肝醣，如此一來身體就會因為脫水，造成體重減輕的現象。這樣的減肥方式，非但不能持久，也會造成腎

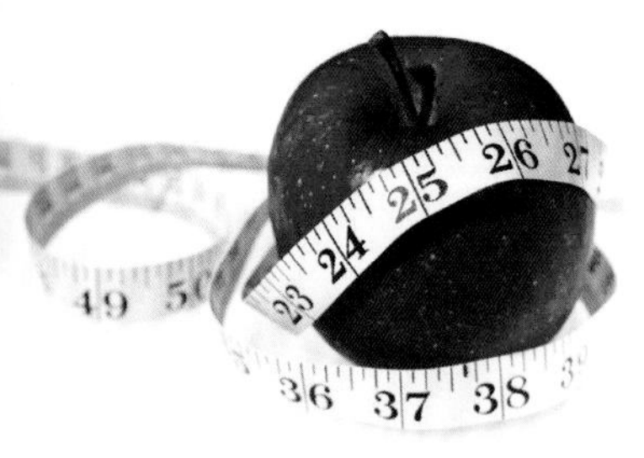

臟的負擔，建議瘦身還是要少油、少鹽、少糖，素多葷少，營養均衡完整，再加上適度的運動，才是正確的減肥之道。

長期不吃澱粉，不但瘦不下來，還可能破壞身體機能，導致內分泌失調，甚至演變成暴食症，反而會越來越胖哦！

迷思21 便祕，吃藥就行？

正解》*No*！

許多人都認為便祕只是小毛病，不要緊，只要服用成藥就能夠緩解症狀，但長期依賴藥物，將會導致直腸肛門反應變慢，造成腸道惰性，日後排便反而更加困難。

建議先從多喝水、多運動、多攝取粗纖維（如小芹菜、西芹、蓮藕、牛蒡、竹筍、蘆筍等）及根莖類（如地瓜、南瓜、芋頭、馬鈴薯等）。另外，最好一天吃三次水果，上午11:00、下午5:00、晚上8:30，每次至少吃200g以上，就能夠通便順暢。

迷思22 服用安眠藥，會成癮？

正解》*No*！

大部分的人都認為，安眠藥具有成癮性，能不吃就不吃，但若失眠已經影響到白天的日常生活，建議可使用安眠藥治療，等找到失眠的確切原因後再停藥即可。早期安眠藥的成分具有成癮作用，而且藥效消退得慢，但新式的安眠藥則不會有這樣的問

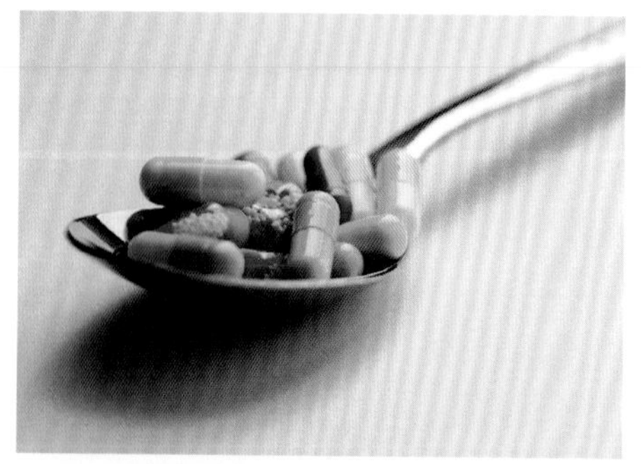

如果你深受失眠所苦，想吃安眠藥時，一定要先諮詢醫生，千萬不要自行購買。

題，因此無須太過擔憂。若有心理障礙，也可改用金針湯（當開水吃，至少日喝1200cc）、小米粥（當晚餐的主食），再加上晚上8～9點進行熱水泡腳，亦能夠安神助眠。

迷思23 嗜吃甜食，會讓頭髮變白？

正解》*No！*

一般來說，人到30多歲時，頭髮毛囊中的黑色素含量是充足的，一過40歲後，毛囊裡的黑色素就會開始減少，造成白髮，因此與甜食的攝取沒有關係。如果年紀輕輕就有白髮生成，可能要小心是否有甲狀腺亢進或缺鐵性貧血等疾病，影響毛囊黑色素的形成，當然甜食還是少吃比較好，因為吃太甜，體質容易變成酸性。

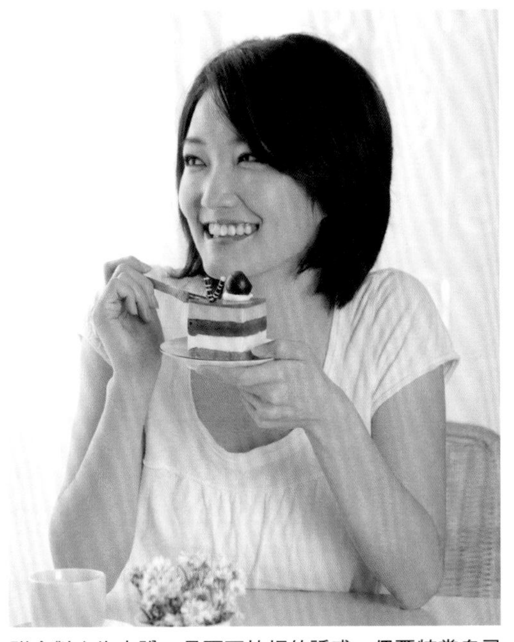

甜食對女生來說，是不可抗拒的誘惑，偶爾犒賞自己一下是無妨的，但可別吃上癮喲！

迷思24 保養品中的成分，濃度越高越有效？

正解》*No！*

濃度高不一定有效，因為皮膚對於成分的接受度有一定的吸收程度，因此過高的濃度對於改善膚況的功效不大，甚至還有可能造成皮膚的傷害與副作用。所以不要自作主張，最好能按照正常的使用量，否則會弄巧成拙。

迷思25 雷射除斑，人人都有效？

正解》*No！*

一般人對雷射除斑常有錯誤的觀念：先看別人有沒有效再決定做與不做，事實上對別人有效，妳不一定有效，反之亦然，因為每個人的黑斑性質不同，體質也不同，結果當然也不一樣。想要接受雷射除斑前，必須先知道自己的黑斑是哪一種，適不適合以雷射處理。其實，只要體內環保做得好，排便通暢，不吃炸、煎、燻、烤的食物，不吃任何加工食品，再加上多吃水果，臉上的斑會自然消退的。

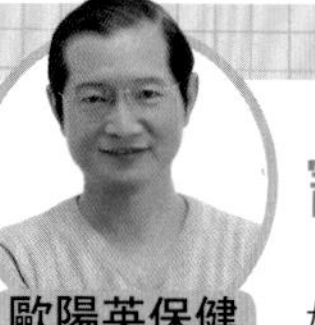

歐陽英保健

寵愛自己，就從婦科檢查開始

妳定期進行婦科檢查嗎？婦科檢查可以幫助妳及早發現疾病、了解身體功能或異常狀況，以便及時進行診治，否則等到出現明顯症狀時才去看醫生，可能要花上比婦科檢查更多的時間與金錢，更重要的是治癒率也會大打折扣，所以定期進行婦科檢查是必須的。

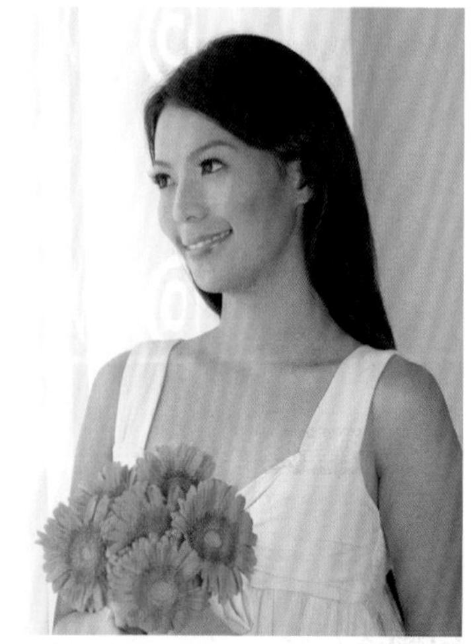

在忙碌緊湊的生活中，除了關心親朋好友之外，也別忘了停下腳步，多疼惜自己一點。

乳房檢查

根據統計，乳癌是台灣女性發生率最高的癌症，為了有效預防乳癌的發生，除了定期至醫院接受乳房攝影及超音波檢查外，也可在家中進行基本的乳房自我檢查，即透過觀察和觸摸，方能及早發現，及早治療！

Check！>> 多久做一次檢查

多久做一次檢查：女性可從20歲開始做自我檢查。30歲以上女性，除了每月自我檢查外，每年也應進行一次乳房超音波檢查。40歲以上女性，每2年輪流進行乳房超音波或乳房X光檢查。若為乳癌高危險群婦女，應與醫師討論定期檢查的時間。

子宮頸抹片檢查

抹片可以篩檢癌症前期的早期病變，適時給予有效治療。另外，由於大部分的子宮頸癌是經由性行為感染人類乳突病毒所致，因此在進行抹片檢查的同時，若能加做人類乳突病毒檢測，將更加安心，保障也加倍。

Check！>> 多久做一次檢查

女性有性行為或30歲以後請每3年至少接受一次子宮頸抹片檢查，如抹片異常時，請務必至醫院接受進一步的檢查，並於6個月後再做一次抹片或人類乳突病毒檢測，時刻呵護自己，方能幸福一生。

骨質密度檢查

根據研究，55歲以上的國人約有2成被醫師診斷出患有骨質疏鬆，然而骨質疏鬆初期多半沒有症狀，加上女性更年期之後，雌激素分泌停止，骨質流失就更快。透過骨質密度檢查，能讓你知道自身的「骨本」還有多少！

Check！>> 多久做一次檢查

停經後女性，或50歲以上年長者最好能每5年進行一次檢查。

披衣菌檢查

根據研究，有性行為的年輕人中，披衣菌的感染發生率為4～17%。但由於披衣菌感染並無明顯症狀，卻會造成不孕症，因此不可不謹慎看待。

Check！>> 多久做一次檢查

有性行為的女性請每年進行一次檢查，若有更換新伴侶，最好能重新檢查一次。

陰道超音波

陰道超音波可以觀察子宮、卵巢的健康狀態，一旦發現該處出現異常時，可以給予最準確的因應措施。

Check！>> 多久做一次檢查

40歲以上，或有卵巢癌家族史等高危險群，以及停經後體重過重的女性，每半年進行一次檢查。

SOS！

讓女性煩惱的疾病

現代女性紛紛走入社會，家庭及工作兩頭燒，壓力與日俱增，久而久之，身體健康就會亮起紅燈。當身體出現了不對勁，除了煩惱，妳還可以有更好的選擇。首先，妳必須先了解各種疾病發生的可能，再來就是學會如何擊退這些疾病。但最重要的還是要在日常生活中時刻呵護自己，不讓疾病有機可乘。

心血管疾病，女性潛在威脅

當大多數的女人擔憂婦癌的侵襲時，卻不知道他們更可能死於心臟病或中風。根據 2011 年衛生署統計，女性十大死因中，心臟病與腦血管疾病是台灣女性第二與第四號殺手！而每年女性死於心臟病或腦血管疾病的人數是婦癌（乳癌及子宮頸癌）的 1.7 ～ 2.5 倍（2011 年衛生署針對女性死因的統計：心臟病 6608 人、腦血管疾病 4428 人、乳癌 1852 人、子宮頸癌 681 人），因此女性更該懂得照顧自己的心血管健康！

女性罹患心血管疾病，常被忽略

對於心血管疾病，女性具有先天優勢，在更年期前，受到荷爾蒙的保護，可以避免血管硬化，但在進入更年期後（台灣女性約在48歲左右），荷爾蒙逐漸減少，罹患心血管疾病的機率也較以往大幅提升3倍。

男性罹患心血管疾病多與過勞有關，會出現胸悶、胸痛、手臂疼痛、氣喘等症狀，女性心臟病發作的症狀則並不明顯，約有40％的患者無明顯的自覺症狀，以失眠、疲倦、頭暈、背痛、焦慮等表徵為主，這些症狀常常被女性忽略，甚至認為是壓力過大所導致。

此外，女性罹病的高峰期，常在更年期前後，容易被誤診，造成延誤就醫，甚至在就診時症狀往往比男性嚴重。更令人擔憂的是，女性較可能在心臟病發作後驟死，根據估計，約有3～4成的女性在病發後一年之內離世，最主要的原因，除了女性患病的平均年齡比男性大約9歲，有較多健康問題外，也與女性未能及時接受治療有關。

守護健康，從「心」做起

過去認為男性才是心血管疾病高危險群，其實男女比率一樣高，尤其是台灣女性每三位就有一人死於心血管相關疾病，因此女性更要積極控制心血管疾病，一旦有不舒服，就要馬上就醫，以降低心血管疾病的危害，千萬不要隱忍。

建議更年期後的女性，每年應進行心電圖或運動心電圖檢測，若有家族病史等高危險因子，可加做心臟超音波或心導管檢查，以確保心血管健康。同時維持均衡

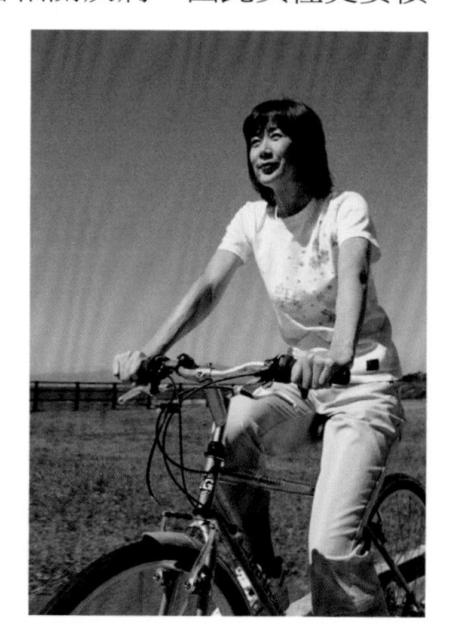

女性停經後，因雌激素的減少，發生心血管疾病的危險也大幅提升，因此更年期的婦女朋友須謹慎留意，才能守護心臟的健康。

飲食、規律運動、正常社交活動及人際關係，將有助降低心血管疾病風險，活出零負擔的「心」生活。

婦科炎症，女性說不出口的心事

根據統計，達到生育年齡的女性中，每十位就有三位患有婦科疾病，其中又以婦科炎症是婦產科門診中最常見的病症之一，如陰道炎、子宮頸炎、骨盆腔炎等輕重不同的病症。世界衛生組織調查也顯示，約有6成以上的女性患有婦科炎症。

婦科炎症為何如此普遍存在於女性身上，主要原因有兩方面，首先，由於女性獨特的生理結構和功能，病菌很容易由陰道進入子宮，引發各類婦科炎症。其次，許多女性雖然感覺私密處不適，卻因為不好意思就醫，或抗拒內診，寧可自行處理，如前往藥局購買藥膏塗抹，或服用抗生素，使得原本輕微症狀惡化成嚴重陰道炎、尿道炎。其實很多婦科炎症不及時治療，會影響到女性的生育，甚至導致癌症的發生，不可不慎。

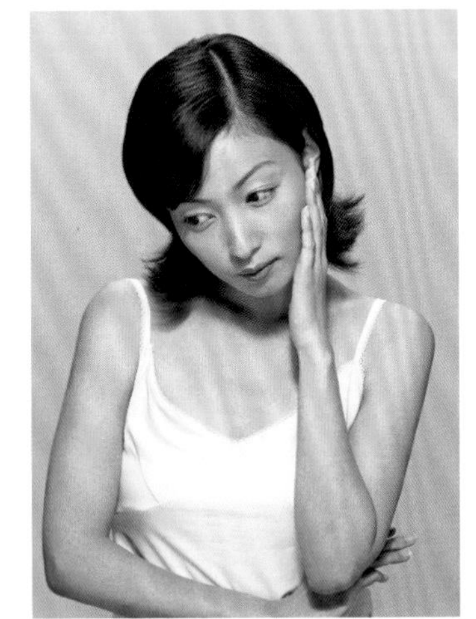

惱人的婦科感染，是不少女性共同的困擾，儘管感到不適，卻經常隱忍著不肯就醫。

常見的婦科炎症二三事

台灣，每到夏季天氣潮濕悶熱，婦科搔癢感染問題相對增加，特別是陰道炎最讓女性困擾不已，最明顯的特徵為分泌物變多有異味，由於女性的尿道位於陰道開口的正上方，一旦陰道炎未能及時治療，很容易引發泌尿系統感染。

子宮頸炎常見於已婚婦女，如延誤就醫，將有機會發展成為癌前期或子宮頸癌，對健康的威脅極大。子宮內膜炎，則有可能導致繼發性不孕或多發性流產。另外，有統計指出，全球每年約有6500萬婦女遭受骨盆腔炎的侵襲，假如沒有徹底治療，就會反覆發作，常令人感到苦不堪言。

保養下半身，感染不再來

要防止下半身感染，一定要重視陰部的清潔、乾爽。由於陰部溫暖潮濕的特性很適合病菌生長，因此盡量避免穿著緊身不透氣的褲子，並選擇純棉、吸汗的內褲。值得注意的是，女性生理期時，陰道黏膜抵抗力降低，此時應勤換衛生棉，以防病菌滋生。

另外，在選擇沐浴用品時，以不含香精和防腐劑的產品為主，以免刺激敏感的陰部肌膚。同時，在健康的狀態下，只要用溫水清洗外陰部，再用乾淨毛巾擦乾即可，無須以灌洗的方式進行清潔，以免造成不必要的感染。

婦癌，女性揮之不去的陰影

根據2011年國民健康局統計，惡性腫瘤蟬聯十大死因的首位（占總死亡人數比例的28％）。台灣女性乳房與生殖器官癌症，佔了十大婦女癌症中的三名，分別是乳癌、子宮頸癌，以及卵巢癌，每四位死亡女性，就有一人死於癌症，令人深感恐懼。因此，女性應該懂得愛惜身體，留意身體的各種變化，並定期參與篩檢，才能避免婦癌來敲門。

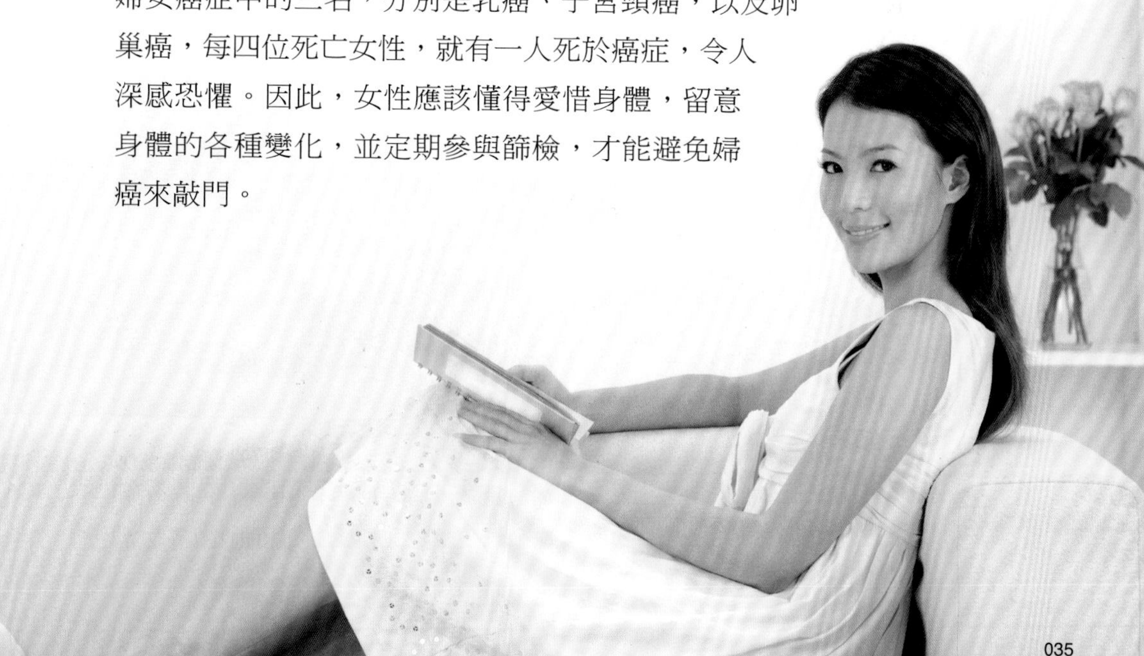

正視四大婦癌，勇敢面對

隨著生活型態的改變及飲食習慣的日益西化，台灣有越來越多的女性罹患乳癌，且高峰期多在45～64歲。因此一旦發現乳房有異常變化時，如出現硬塊、乳頭有異樣分泌物等，務必前往醫院進行檢查，早期發現的好處是治癒率高，但是國人因生性保守或誤解，以致早期乳癌治癒率只佔15～20%，相當令人惋惜。

子宮頸癌好發年齡在35歲以上的婦女，初期的子宮頸癌多半沒有症狀、不會疼痛，也因為如此，讓許多人錯失了治療的時機。好消息是近5年來，子宮頸癌的發生率降幅達約30%，全賴子宮頸抹片篩檢實施的結果。

相較於子宮頸癌，大家對於子宮內膜癌較為陌生，其實被子宮內膜癌奪走的生命正悄悄地增加，女性朋友若出現陰道不正常出血時應提高警覺，尤其是停經後的出血更該留意，其中可能隱藏了10%的子宮內膜癌。

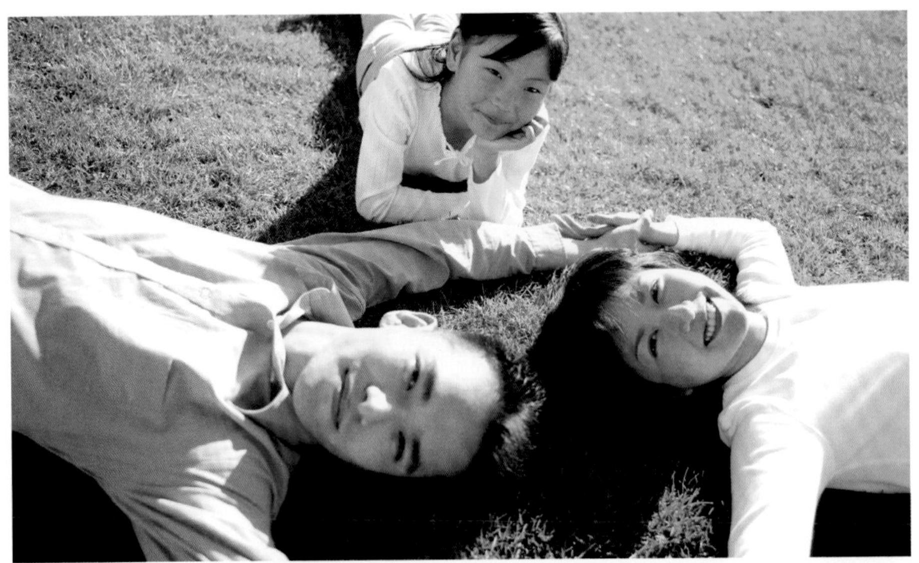

女性朋友經常因為工作、家庭兩頭燒，而忽略了自身的健康，因此身為老公及其他的親朋好友的你我，要多體恤、多關懷、多呵護她們。

卵巢癌即使在醫療發達的今天，仍尚未擁有準確的檢測方法。據統計指出，高達2/3的卵巢癌發現時，癌細胞往往已有擴散的現象。加上症狀出現時，女性可能因不明顯而忽視，這也是為什麼卵巢癌的死亡率會一直居高不下的主因。

年年篩檢，婦癌遠離我

在臺灣，乳癌發生率仍高居婦女癌症的第一位，子宮頸癌則為第二位。癌症的威脅雖然難以避免，但是多數癌症透過早期篩檢，是可以及早治療的。

基本上，癌症的發生是循序漸進的，初期多半沒有任何症狀，因此定期檢查很重要，如只要花6分鐘的抹片檢查，就可以早期發現子宮頸癌，其治癒率高達95%以上。

而子宮內膜癌及卵巢癌，雖然不像子宮頸癌有一套理想且有效的篩檢方式，但對於高危險群的婦女，如吸菸、肥胖、有家族史、停經較晚，以及任何不正常出血的現象，都應該到醫院進行婦科檢查，以確保身體健康。

更年期症候群，女性共同的經歷

臺灣婦女，約在45～55歲進入更年期，更年期是指由於卵巢功能衰退，體內荷爾蒙下降，引起女性生理及心理的一系列變化。大約85％的婦女會出現不同程度的症狀，但只有約1/4的人嚴重到需要尋求醫師協助。

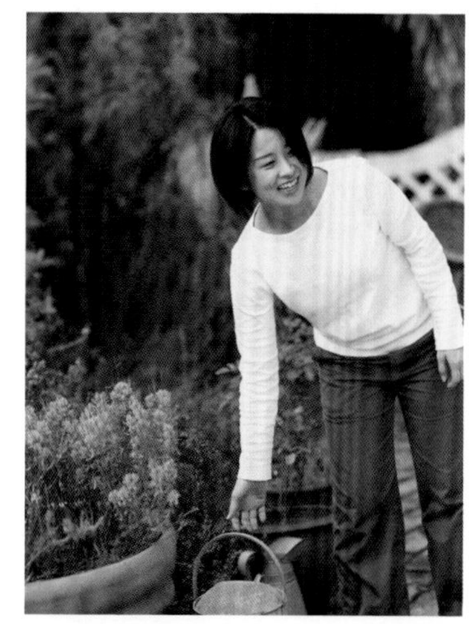

從事自己喜歡的休閒活動，如園藝栽培、攝影踏青等，都可以讓人心情愉悅，忘卻更年期所帶來的不適。

台灣地區女性平均壽命超過80歲，這也表示約有30年的時間，婦女都是在更年期後度過，為家人、工作辛苦了大半輩子的你，該是放慢腳步，好好照護自己的時候了。

更年期，該調適的身心變化

更年期產生的身體變化，包含熱潮紅、夜間盜汗、背痛、關節痛等典型症狀。特別是熱潮紅，時常會感覺臉部、頸部和胸部陣陣發熱，頻率因人而異，有時一天兩三次，也有可能每小時就有幾次，且會冒冷汗。另外，約有80%的女性在停經後會出現生殖系統及泌尿系統老化不適的情形，出現頻尿、尿失禁、排尿困難、子宮脫垂等困擾，以及因荷爾蒙不足時，造成骨本流失，導致腰痠背痛、骨質疏鬆、骨折等現象，進而影響到生活品質。

在情緒方面則可能有失眠、情緒不穩、焦慮不安、憂鬱、記憶力減退或注意力不集中等。女性在更年期所面臨的心理課題很多，如青春不再、空巢期來臨、配偶退休或生病等，可能需要改變自己的生活步調，對於空出來的時間，若能好好利用，相信對於情緒的調適會有很大的幫助。

TIPS

避免婦女病的青春長壽飲食要訣

1. 少吃炸、煎、燻、烤的食物。
2. 少吃有添加物的加工食品（包括香腸、蜜餞、罐頭等）。
3. 少吃刺激性的食物或嗜好品，如香菸、酒、檳榔、辣椒、濃茶、咖啡等。
4. 飲食清淡、少油、少鹽、少糖（癌症朋友更應該少油、少鹽、嚴格禁糖）。
5. 當身體出現痠痛、腫、癢時，請立刻減少葷食，週一、三、五全素；週二、四、六、日素多葷少。
6. 任何食物不要天天吃，吃3天停1天，或吃6天停1天。例如有人天天將豆漿當開水喝，結果造成痛風，並非豆漿不好，而是沒有節制。
7. 每天至少喝水2500cc，包括果汁、菜湯等，可利尿排毒通暢。
8. 每天多吃新鮮蔬果，最好排便兩次以上。

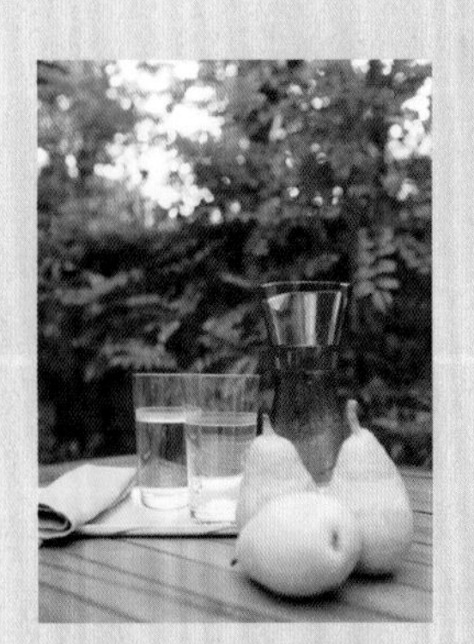

多喝水、多吃新鮮蔬果，不但能幫助排便順暢，也能減輕身體的負擔。

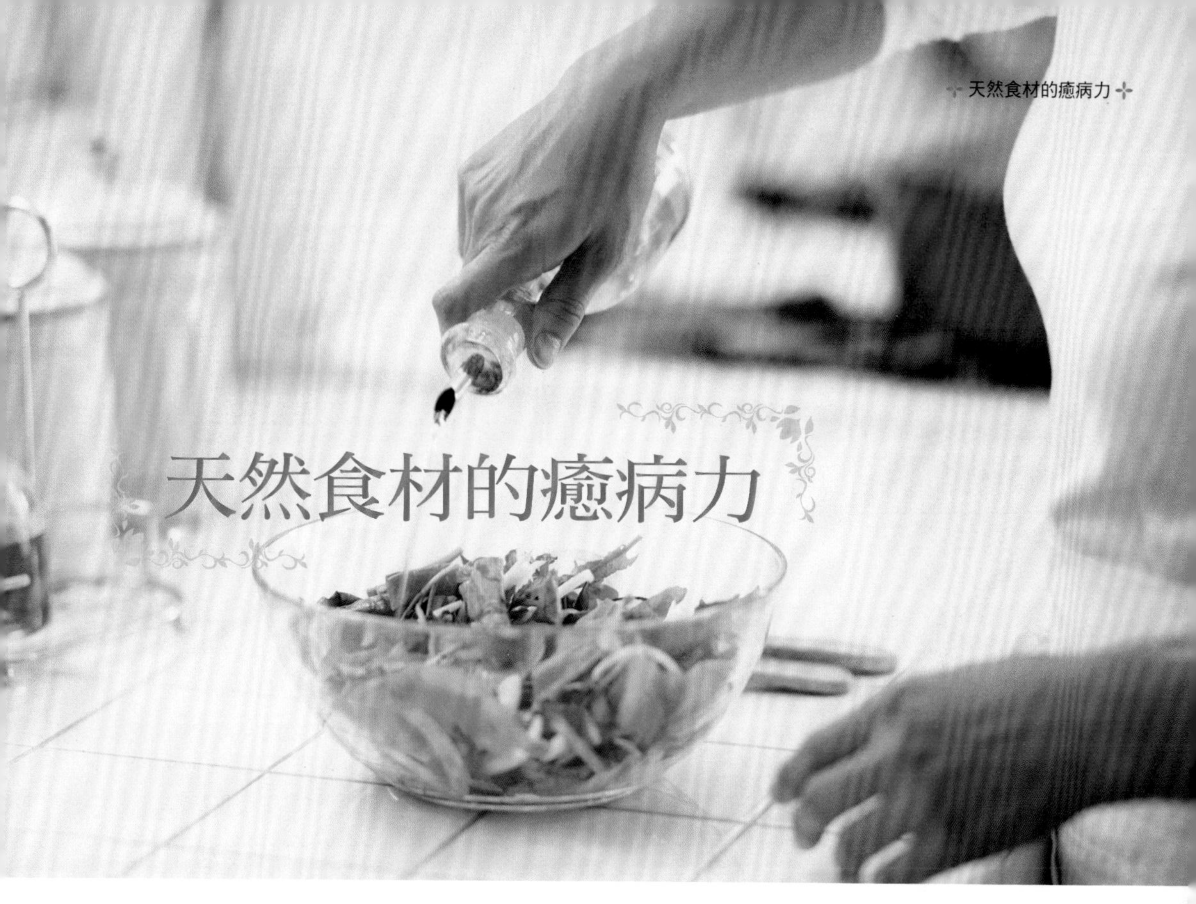

天然食材的癒病力

生機飲食，指的是不吃動物性食品，也不吃人工程序干擾或污染的食品（包括化學農藥、化學添加物、輻射或冷凍保存食品），並避免食用精緻加工食品，也可稱為天然飲食或樂活飲食。

好食材是健康的源頭

生機飲食的最大特點為能夠有效改善、甚至治癒各種各式的症狀與疾病。為什麼？它們比藥物還有效嗎？

生機飲食有沒有比藥物有效雖然見仁見智，但從實證效果來看，能夠讓人健康卻是無庸置疑的。原因很簡單，因為運用天然食材的生機食療是盡量生食新鮮的芽菜、有機蔬菜水果、核仁、種子、熟食全穀的米麥豆雜糧。另外，配合溫和的藥草與天然保健飲料，秉持飲食清淡（少油、少鹽、少糖）原則，力求食物多元化，多攝取五顏六色的天然食物。

同時，還遵循中國傳統醫學的陰陽調和與酸鹼平衡，再參照個人的體質，選定對症的食物，並視身體所需，漸次提高生食比例，按照正確的進食原則，使體質得以改善，增強並恢復自癒能力，重建免疫系統，達到健康長壽的終極目標。

而對女性來說，從初經開始，一直到更年期，甚至老年期，飽受不同疾病和健康問題的磨難，所以更需要生機食療的呵護與照料，才能好好地走下去。

生機飲食的原則

生機飲食的食材取得容易，但營養成分卻絕不簡單，再加上天然無毒沒負擔，且低度加工最自然，只要各位女性朋友依據本書81頁所提的體質判斷法，找出自己的體質後，再依據食譜提供的特性和對症性質，就可以吃出越來越美麗、越來越勻稱、越來越健康的自己。

以下為進行生機食療的一些原則和建議，都是經由眾多案例（見證者有男有女，但都極具效果）實證出來的，能夠幫助我們延年益壽的飲食法。

越自然越沒有加工的食物越好

生機食療的最大優點是無毒、無副作用，並能將身體裡不好的物質排出體外，同時促進各式營養素能被身體完全吸收。因為，各項研究顯示，如果越缺乏攝取粗食中的微量元素，罹患各式症狀和疾病的機率就越高。

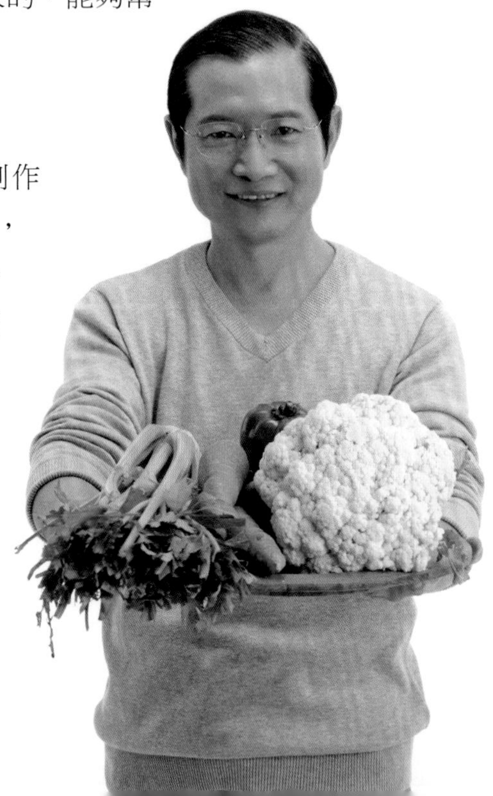

青菜、水果等鹼性食物，有助於人體的血液循環，使人感到清爽、活力充沛，自然也就能健康長壽。

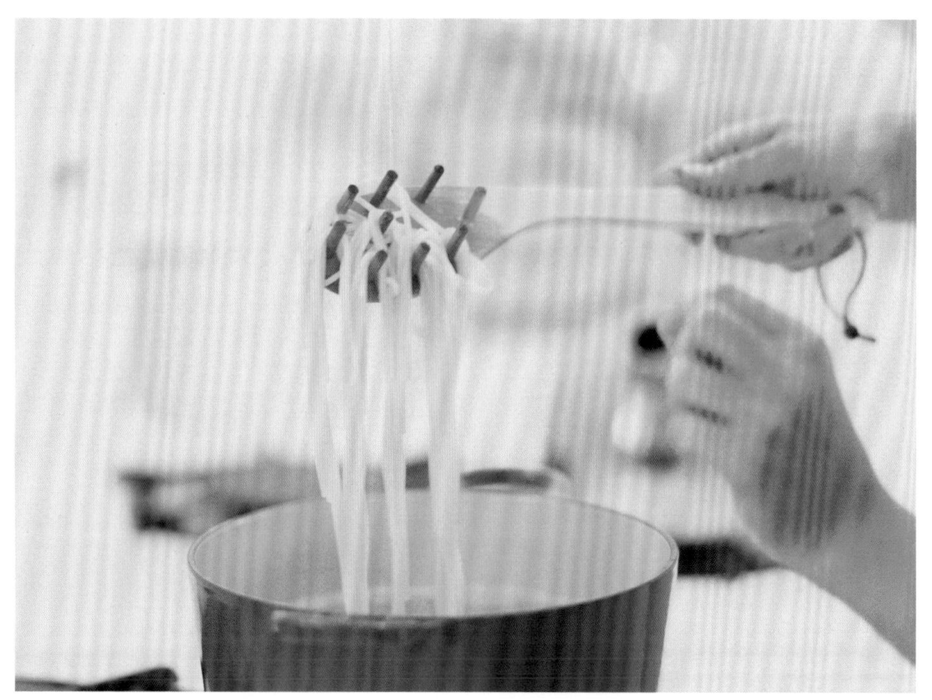

烹調時清淡簡單，享受食物最天然的原味，健康也就唾手可得。

所以，只要能夠適當、適量、適時地攝取蔬食，生機食療反而可以利用強化消化吸收和新陳代謝的作用，成為各種疾病的剋星，尤其女性身體如果因為生機食療調整好了後，自然就能因應經期、懷孕、老化……等狀況自行調整，使得健康情形維持在最佳狀態，讓自癒力發揮到極限。只要大家持之以恆，生機食療絕對能夠發揮以上所講的最大效用。

在食材的選擇上，最好選用栽種後直接收成就拿來烹煮的，如米就用糙米，不要精米；菜以原味烹煮，盡量汆燙、水煮、清蒸，不要炸、煎、燻、烤。另外，食材能有機就有機，沒有辦法也要越自然越好，不要經過加工。另外，八分飽就好。生機飲食就是要好吃又吃得剛剛好，這才是健康飲食的一貫原則。

盡量不吃葷食

由於個人深深體會蔬食的好處無窮，自然呼籲女性朋友也以蔬食為主要的飲食來源，因此在食材的挑選上，最好要懂得選擇無受污染的新鮮蔬果。同時，這樣的飲食方法，也才能咀嚼出食物原來的味道。再加上本書是專為女性所設計的，所以會依據食材的屬性搭配出原味的菁華，讓女性完全吸收到其中的能量，如此一來才能真正地吃出美麗和苗條。

簡單講，生機食療就是一種生活方式和生活態度，只要遵循這個好的方式實行，就能將女性的身體，尤其是生殖器官，調整到與天地契合的程度，達成「天人合一」的境界，天地精華自然會藉由食物匯集到身上，孕育出最好的元神。因此，正確攝取蔬食的營養後，身體就會慢慢改變，排便順暢、身材變苗條、精力更充足、睡得好、壓力消除等各種好處也會跟著出現，身體自然健康窈窕。

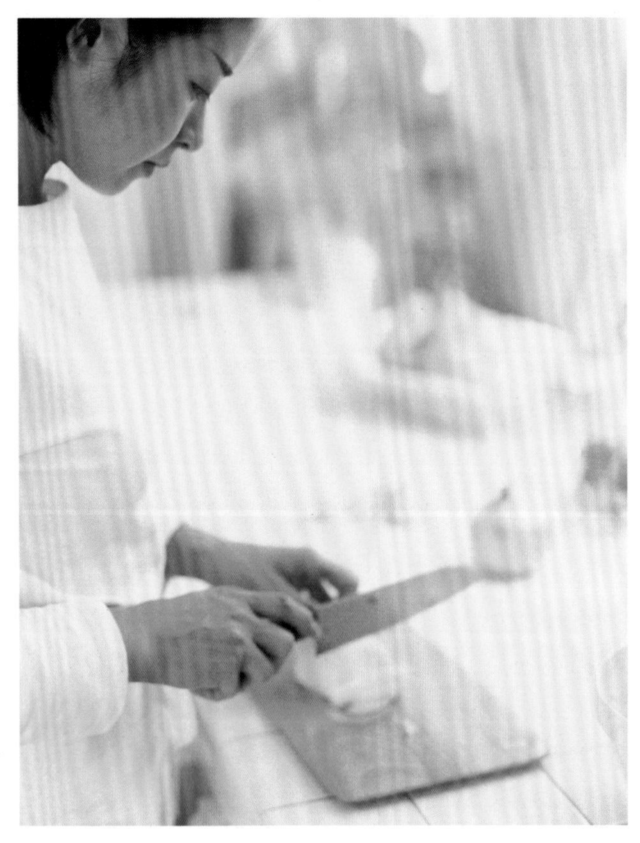

各種研究都已經明白指出，蔬食能使身體減少許多不必要的負擔，進而感到精神奕奕，建議大家多多益善。

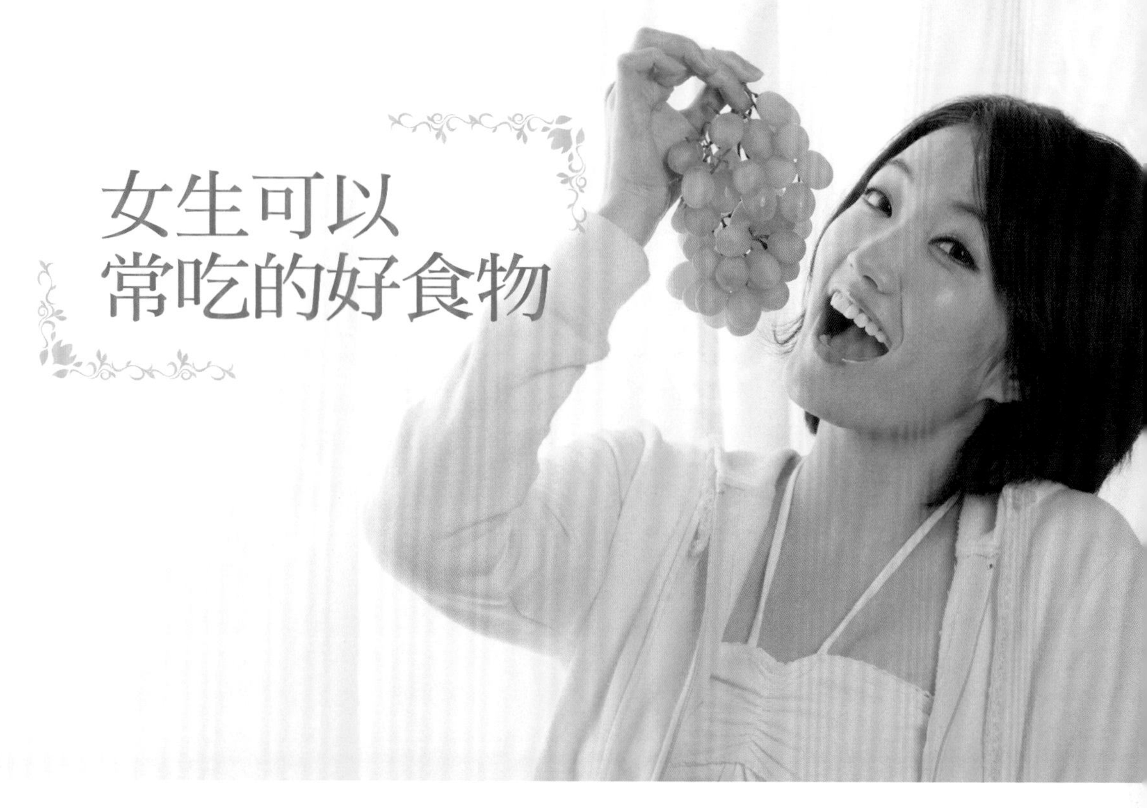

女生可以常吃的好食物

只要在日常生活中，從飲食的攝取上多注意一點點，就可以把身體調節到最佳狀態，讓美麗由內而外自然散發出來，享受一輩子輕盈健康之感，活出神采奕奕的美好人生。

吃對了，變瘦變美不生病

藉由好食物中的纖維素、碳水化合物等營養素，清理體內各器官組織的廢物、毒物，達到強化消化系統的吸收能力、促進血液等運送系統的功效，讓各種組織液在細胞和組織中加快進行汰舊換新，提高新陳代謝的運作，以維持身體機能。在健康的情況下，以下所列的好食物是可以適量攝取的，對健康有不錯的助益，不過，若身體有任何的不適，建議先詢問醫生會比較好！

山藥 Chinese yam

山藥中特有的黏蛋白成分，可以防止脂肪沉澱，保持血管彈性，阻止動脈的硬化，非常滋補，特別適合食慾不振、容易疲倦、沒有元氣的人。而所含澱粉酶則可改善糖尿病，對人體的好處多多。購買時可摸摸山藥的切面，摸起來越黏的，表示功效較佳，反之，若是喜歡較鬆軟的口感，就不要買黏稠度太高的山藥。

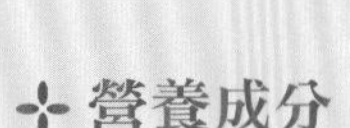

✢ 營養成分

現代研究發現，山藥營養豐富，有植物蛋白和 17 種氨基酸，其中包括 8 種人體必需氨基酸外，還含有脂肪、糖類、黏液質、膽鹼、澱粉酶、植酸、維生素，以及多種微量元素，如鈣、磷、鐵、銅、鋅、錳、鈷、鉻等。山藥塊莖則含薯蕷皂甙。

✢ 對女性的功效

健脾胃、止瀉、改善食慾不振、健忘、肺虛、久咳、糖尿病、頻尿、白帶、預防更年期、降血糖、使骨質具彈性等好處。

✢ 其他作用

山藥裡面的黏液質，具有潤滑和滋潤的作用，可以用來治療肺虛、有痰的咳嗽及久咳不止，通常感冒退燒後，會因為久咳不止而困擾，此時吃山藥就可以達到清肺潤喉的效果。

如果不喜歡吃它的黏液，可用乾燥的山藥煮水飲用，亦能得到相同功效，但對胃潰瘍的人來說，還是用鮮品效果較佳；腹部脹氣、膨滿感者不宜服食。若是為了健胃，最好採用生品，假如要烹煮，時間也不宜太長，因消化酵素會受高溫破壞而失去功能。

食用新鮮的山藥，可以使受損腸黏膜恢復，這些好處都是因為山藥內含豐富的黏質，除了治腹瀉以外，也可以改善免疫力、降血糖，黏液質中的澱粉酶是消化酵素的來源之一，可以分解蛋白質和碳水化合物，所以多吃山藥也可以幫助消化。

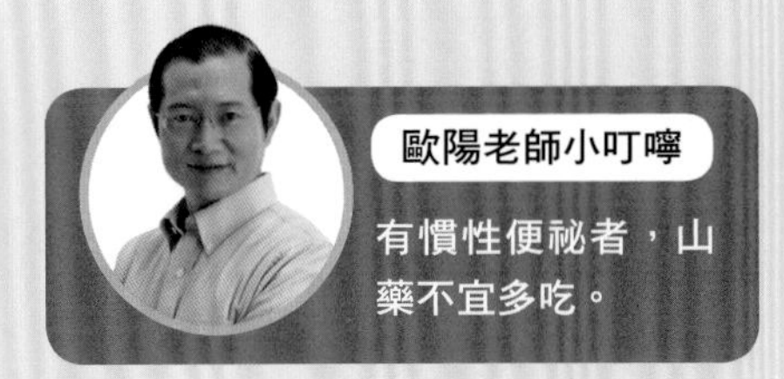

歐陽老師小叮嚀

有慣性便祕者，山藥不宜多吃。

牛蒡 Lappa

牛蒡是菊科二年生草本植物，是中藥也是食材，原產地在歐洲、西伯利亞及中國大陸等地。《名醫別錄》稱其「久服輕身耐老」，為可以幫助身體維持良好工作狀態的營養食物。

營養成分

牛蒡雖然價格低廉，但是營養價值卻很高。含有豐富的水分、醣類、牛蒡甙、配糖體、維生素A、B1、C、纖維質，以及鈣、磷、鉀、鐵等微量元素。並且從牛蒡中還可以分離出一種抗癌物質「牛蒡酚」，以及特殊的養分「菊糖」。

✣ 對女性的功效

牛蒡具有抗衰老的作用，能對人體進行必要的滋補和調理，促使體內細胞的新陳代謝，防止老化，使肌膚美麗細緻，消除色斑、黑斑等，幫助維持體內系統的平衡。更有通經絡活血化瘀的作用，《本草綱目》中記載牛蒡能「通十二經脈，除五臟惡氣」，調整女性經期，對於改善女性氣滯血瘀的症狀有很好的幫助。

✣ 其他作用

牛蒡內含的胡蘿蔔素很多，蛋白質、鈣質的含量也非常豐富，非常適合糖尿病患者食用，為促進性荷爾蒙的好食材，有助人體的筋骨發達，並且能增強體力。

另外，牛蒡中的「菊糖」，屬於可溶於水中的膳食纖維，不但能促進腸道蠕動，同時也是腸道益菌的營養來源，可抑制壞菌的生長，調節腸胃道菌相，腸道健康了，排便自然順暢。對於減重的人而言，高纖維的牛蒡可以增加飽足感，每天食用牛蒡，就不必花冤枉錢去買代餐或減肥茶了。

臨床上，有人單用牛蒡治療多種癌症，取得一定的療效。牛蒡亦具有保肝與消炎作用，此作用可能與其抗自由基機轉有關。在其他生理活性方面，牛蒡尚有抑菌及降血膽固醇等功效。牛蒡除作食材亦可入藥，有利尿、解熱、消腫與解毒之功效，對風熱感冒、咽喉腫痛、痰多咳嗽不止，具有一定的效果；對金黃色葡萄球菌、流感病毒、副流感病毒等，則有抑制作用；此外，尚有舒展毛細血管、促進血液循環、鎮咳祛痰等作用。

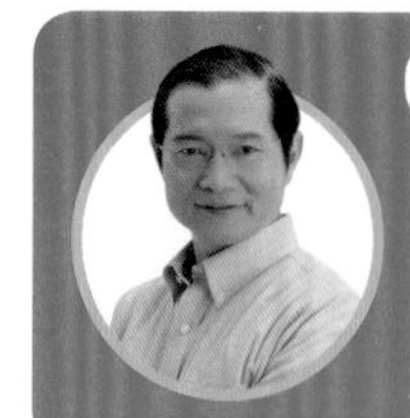

歐陽老師小叮嚀

婦科腫瘤（乳癌、子宮癌、卵巢癌）及腺體腫瘤（如前列腺癌、淋巴癌等）患者不宜吃牛蒡，非腺體腫瘤患者（如肝癌、骨癌等）才可以吃。

花椰菜 Green cauliflower

花椰菜味甘性涼，是非常普遍的食用蔬菜之一。它的熱量低、纖維多，更含有數種強力抗癌效果的化合物，因此防癌功效深受醫界肯定。

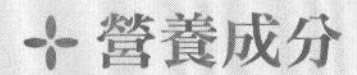

營養成分

含有豐富的維生素A、維生素C、芥蘭素，以及葉酸、鈣、鐵、鉀等微量元素。

對女性的功效

花椰菜中含有大量的抗癌酶，以及預防骨質疏鬆的鈣質，有助於防止乳腺癌雌激素激增，對於抗癌防癌的意義重大。

花椰菜同時也是攝取葉酸的良好來源，它是製造和保護DNA的重要成分，胎兒神經系統的發展、製造新血、新細胞與合成蛋白質也都需要葉酸，是孕婦重要的營養需求。此外，葉酸也可以促使體內血清素增加，改善憂鬱症。

花椰菜中的芥蘭素能降低罹患乳癌和子宮頸癌的風險，抑制癌細胞擴散，黃酮山萘酚則可以對抗卵巢癌。另外，花椰菜是天然的利尿劑，還可以幫助減輕經前症候群所造成的腹脹問題。

其他作用

花椰菜能促進肝臟解毒，增強人的體質，增加抗病能力，提高人體免疫功能。更具有防止動脈硬化、美膚、促進骨骼牙齒的發育、預防貧血、胃腸潰瘍、便祕、心臟病、腸癌及攝護腺癌等。並且，每一盤花椰菜的熱量不高於30卡路里，但卻能夠幫助愛美的女性獲取足夠的纖維。

花椰菜還含有黃酮醇，能增強體質達到防癌的作用。美國明尼蘇達大學研究人員對34000名女性進行調查研究後證實，花椰菜所含的黃酮醇能有效地保護心臟，並降低心肌梗塞15～20％的發病率，對更年期後容易罹患心肌梗塞的女性而言，無疑是個福音。不過，其他的生物黃酮醇，例如茶葉或蘋果所含的生物黃酮醇，卻沒有這種特殊的防病效果。

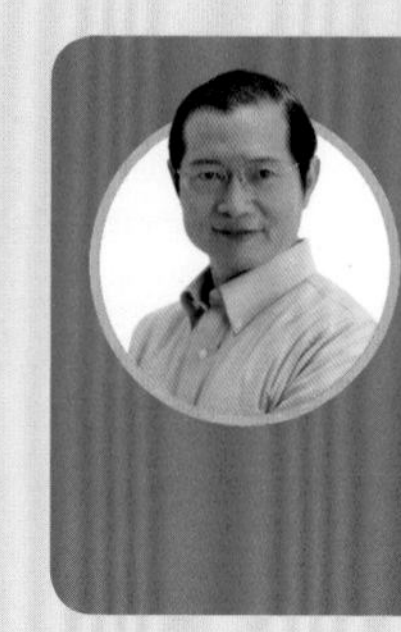

歐陽老師小叮嚀

經常排氣的人，不宜生吃花椰菜，必須煮熟再吃，因花椰菜富含磷元素，容易在腸道產生大量氣體。
同時為了理想的口感及保留營養，蒸煮花椰菜時不要超過5分鐘，可以搭配初榨橄欖油、檸檬和鹽巴調味。

洋蔥 Onion

洋蔥性溫、味辛甘，除了是好吃的食物以外，更是一種保健聖品，具有降低血脂、血糖及血壓的功效。

✦ 營養成分

含有豐富的鉻、維生素C和膳食纖維，也是攝取錳、維生素B_6、色氨酸、葉酸和鉀的良好食物來源。另外，更含有蛋白質、糖類、粗纖維、微量元素鈣、鐵、磷、維生素A、B_1、B_2、前列腺素A、多種的氨基酸，以及會讓它發出氣味的硫化物、大蒜素等成分。

對女性的功效

洋蔥具有一般預防和治療骨質疾病藥物的效果，但卻沒有藥物的副作用。它可以殺死蝕骨細胞（osteoclasts），對女性的骨質疏鬆很有幫助。和花椰菜一樣，洋蔥也是具有抗癌效果的食物，大量食用可以降低罹患乳癌與子宮頸癌的風險。

另外，更含豐富的鈣，可以有效避免鈣質流失及骨質疏鬆。同時，因為是低熱量食物，幾乎不含脂肪，能幫助女性朋友維持輕盈體態。多吃洋蔥還可以延緩細胞的衰老，促進損傷細胞的修復，使皮膚光滑、紅潤而富有彈性。

其他作用

洋蔥能抗炎、抗菌，是天然的血液稀釋劑。能用來對抗癌症、關節炎和骨質疏鬆症，幫助抵抗細菌感染、發燒、氣喘，有助於防止便祕、促進血液循環、改善消化系統和保護心臟。

洋蔥有天然殺菌劑之稱，生吃洋蔥可以預防感冒，因為它會將細菌通通殺光、使病毒失去毒性，對於傷風感冒特別有效，加上感冒時通常聞不到味道而食慾不振，此時洋蔥辛辣的味道就可以確保我們的呼吸順暢。

洋蔥裡面的硫化物、氨基酸有降脂及降血糖的效果，可以提高血液裡胰島素的濃度，輔助治療糖尿病，並使血液中好的膽固醇含量提升，壞的則下降；前列腺素A則可以使血管擴張，降低外周血管阻力和血液的黏稠度，使血壓降低。另外，洋蔥裡的成分，也是強效的抗氧化劑，可以對抗自由基，直接抑制癌細胞，具有強大的殺菌功能。

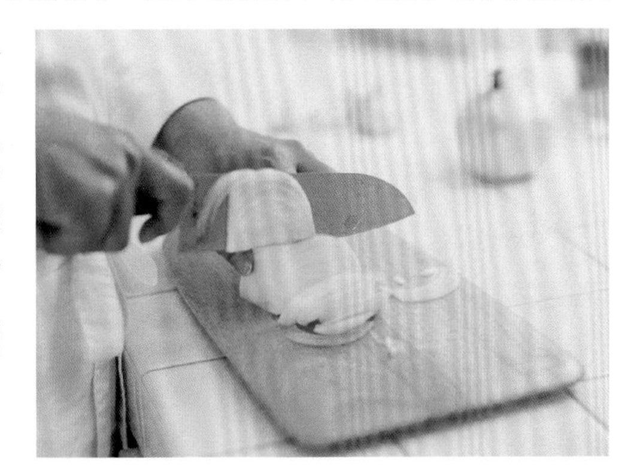

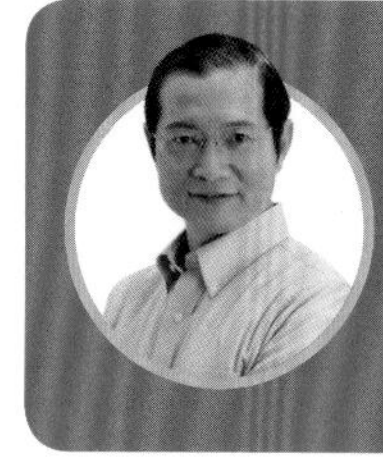

歐陽老師小叮嚀

洋蔥不可過量食用，因為它含有揮發性氣體，吃多了會產生脹氣，造成不適。選購時以球體完整、外觀沒有腐爛、傷痕、龜裂者為佳，至於保存方面，尚未去皮的洋蔥不耐寒，擺在陰涼的通風處保存即可，但若是切開過的洋蔥，則要放在冰箱冷藏，並且盡速食用。

黃豆 Soy Beans

黃豆，又稱大豆，不僅味美，用途更是廣泛，亦是大家最常吃的健康食品之一，經過現代醫學研究發現，更是女性的保健聖品。

營養成分

黃豆含植物性優質蛋白質、不飽和脂肪酸、大豆甙（水解為大豆甙元）、染料木甙（水解為染料木甙元）、大豆皂醇（水解為葡萄糖、木糖、半乳糖及葡萄糖醛酸）。此外，黃豆中鐵、鎂、鉬、錳、鋅、硒等微量元素的含量也比較高。更含有人體內不能合成的8種必需氨基酸，以及豐富的天門冬氨酸、穀氨酸和微量膽鹼。

對女性的功效

黃豆是攝取纖維質最好的食物來源，不但能促進消化，還能降低壞的膽固醇濃度，有助於控制體重，預防糖尿病，降低婦女在更年期時罹患心臟病的風險，同時舒緩更年期潮熱。

中醫則認為黃豆味甘、入脾，大補脾胃之氣，兼能生津潤燥止渴，利水消腫袪濕，非常適合體虛病後、產後及腫瘤術後患者食用。

而針對更年期前、接近更年期和更年期後婦女的諸多研究顯示，黃豆內含的大豆異黃酮也可以改善骨質疏鬆症，其所含的微量元素鉀，更對身體裡各種細胞的健康、骨骼的強度、肌肉和神經功能相當重要，能使骨骼健壯，達到預防骨質疏鬆的功效。

再者，黃豆中所含的天然雌性素，可以減緩更年期婦女因缺乏女性荷爾蒙所造成的各種症狀，為女性最佳的雌性素補充食品。

✣ 其他作用

黃豆中含有優良的蛋白質，可增強體質，提高機體免疫力達百倍以上。而所含的微量元素硒，具有較強的抗氧化能力（比維生素E抗氧化能力強500倍），可抑制致癌因子過氧化物和自由基的形成，阻斷致癌物和DNA的結合，發揮抗癌作用。

黃豆中豐富的卵磷脂可消除附著在管壁上的膽固醇，維持血管的軟化，防止肝臟內積存過多的脂肪；它所含的可溶性纖維也有助於降低體內的膽固醇。

另外，黃豆中含有抑胰酶，對糖尿病有一定療效，因此是糖尿病患者的食療佳品。加上含有較多的纖維質，可以吸收毒性物質，並促進腸蠕動，縮短糞便在腸道停留的時間，防止腸內致癌因子刺激腸黏膜，誘發大腸癌。

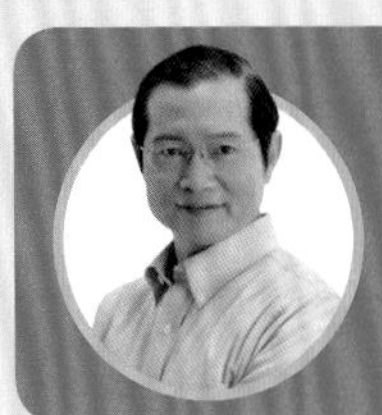

歐陽老師小叮嚀

黃豆生食或沒煮熟容易引起脹氣，所以一定要熟食，以提高黃豆蛋白質的消化率。另外，購買時，以豆粒完整、飽滿為主。乾扁或發黑的豆粒，表示存放已久，品質可能有變。

薏仁 Pearl Barley

薏仁，或稱薏苡仁，是常見且運用廣泛的天然食材，在我國古代醫書《神農本草經》中已被列為上品，稱其：「主筋急攣，不可屈伸，風濕痺，久服輕身益氣。」

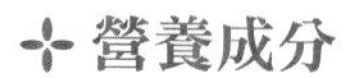

營養成分

薏仁含有豐富的碳水化合物，其主要成分為澱粉及糖類，並含有脂肪、蛋白質、薏苡素、豆甾醇、維生素B_1等營養物質。另外，含有α、β穀甾醇及鐵、鈣等微量元素，且構成蛋白質的氨基酸是穀類中質量最佳者。

對女性的功效

薏仁含有的維生素E與硒，能幫助抗氧化，減少皺紋、改善膚色。對於常見的雀斑、老年斑及曬斑等色素沉澱，具有預防及變淡的功用。另外，薏苡仁酯有抑制子宮頸癌癌細胞的作用。

對於長期便祕的女性朋友來說，食用薏仁後也有助於排便，並能促進體內血液和水分的新陳代謝，有利尿、消腫的作用，因而達到瘦身的效果。

其他作用

薏仁對於癌症患者的虛弱體質來說，其吸收率高，是補充營養的良好來源。而且，服用薏仁會增強利尿功能，對治療浮腫有效。因此，對癌症患者術後體虛，或放射線療法、化學療法所導致的白血球下降，以及食慾不振、腹脹、腹瀉等消化道反應，或出現癌性腹水、面浮肢腫等，建議可以用薏仁佐餐。

薏仁因含大量的維生素B_1，可以預防腳氣病；另外，亦可用於治療贅疣及美容。當皮膚粗糙特別是面部長疙瘩時，如青年性扁疣、尋常性贅疣、傳染性軟疣、青年粉刺疙瘩及其他皮膚營養不良疾患，均可用薏仁治療。

此外，對於風濕性關節炎及肩膀痠痛都有止痛的效果，薏仁裡的氨基酸、維生素等，具有抗腫瘤、降低血脂及血糖的作用，而高血脂通常是引發心臟的原因之一，所以多吃薏仁也可以減少罹患心臟病的可能。實驗發現，薏仁降血脂的效果，甚至優於過去公認降血脂最佳的燕麥。

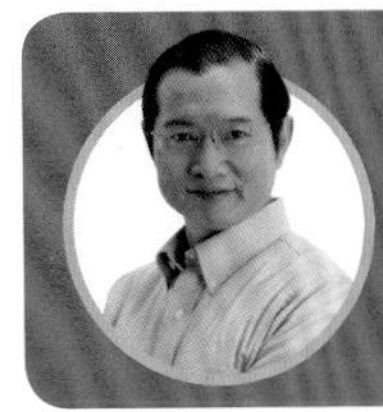

歐陽老師小叮嚀

薏仁有收縮子宮的作用，影響胎兒發育，並對孕婦會有不良的影響，所以孕婦不宜食用。另外，薏仁也不容易消化，腸胃不好的人別吃太多，以免便祕。

黑芝麻 Black Sesame

黑芝麻又稱為「胡麻」，因其沖服方便、香醇可口、便於攜帶、貯存，且功效非常廣泛，因此非常受人喜愛，成為最普遍的健康養生食品之一。

✣ 營養成分

現代醫學研究證明，黑芝麻的營養非常豐富，含有蛋白質、脂肪、纖維質、卵磷脂、鈣、鉀、鈉、磷、鐵、維生素

A、D、E、B_1、菸酸、葉酸、芝麻素、芝麻酚等。其中脂肪的主要成分為甘油酸、亞油酸等不飽和脂肪酸。另外，含有胡麻甙、芝麻醣、蔗糖和細胞色素C。

✧ 對女性的功效

黑芝麻中含有頭髮生長所需的必需脂肪酸及多種微量礦物質，因此能有效的防止白髮、脫髮，使頭髮常保烏黑亮麗。其中所含的亞麻油酸也能協助產婦子宮的收縮、惡露的排除。另外，黑芝麻更具有減肥塑身的作用，能夠加快人體的代謝功能，促進人體的新陳代謝，正在減肥中的女性，適量食用黑芝麻，更能達到事半功倍的效果。

✧ 其他作用

黑芝麻因為富含油脂和纖維質，能滑腸治療便祕，並具有滋潤皮膚的作用。 中醫認為「黑芝麻味甘、性平，入肝、腎二經，具有補肝腎、潤五臟之功效。」《神農本草經》載其能「治傷中虛羸，補五臟，益氣力，長肌肉，填腦髓」、「久服輕身不老」；《名醫別錄》 稱「有堅筋骨，明耳目，耐飢渴，延年」等功效。

同時，黑芝麻所含的維生素E、卵磷脂等成分是抗衰老要角，具有抗氧化作用，經常食用能清除自由基，延緩衰老。另外，還有可防止動脈硬化的不飽和脂肪酸、菸酸、葉酸及卵磷脂，因此能減少動脈硬化的機會，改善心、腦功能，以及能防癌抗癌的維生素A和E。

再者，黑芝麻的鉀（降血壓的主要因子之一）含量甚高，所以常吃也可以預防或緩解高血壓。

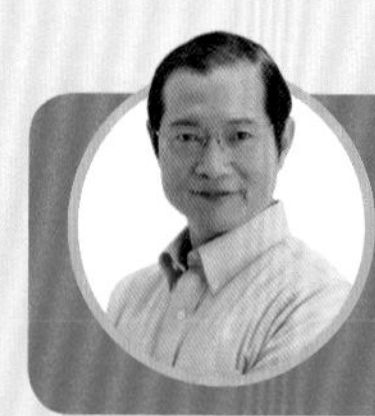

歐陽老師小叮嚀

黑芝麻顆粒雖然小卻不易全部嚼碎，不但難以消化也影響吸收，尤其是老年人，因此最好研末再吃。

番茄 Tomato

番茄性甘酸、微寒，生津止渴，同時兼具實用及藥用價值，有清熱解毒、降低血壓的效果，每天吃一、兩顆番茄，就可以補充一天所需的微量元素，番茄中含有的茄紅素，還有抑制細菌的效果，是很棒的食物。

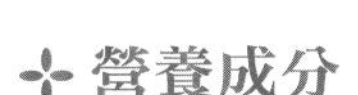

營養成分

番茄營養素非常豐富，含有植物性蛋白質、維生素A、B_1、B_2、C、P、胡蘿蔔素、檸檬酸、蘋果酸、鈣、鋅、鉀、鐵、碘、銅、錳、硼、鎂等微量元素，且番茄裡面的維生素C是西瓜含量的2.5倍，紅番茄的維生素A則是青番茄的3～4倍。

對女性的功效

研究發現番茄能有效預防乳腺癌，保護女性乳房的健康。因為番茄中含有豐富的茄紅素，能抗氧化，減少或阻止乳腺癌、胰腺癌、子宮頸癌等癌變，同時可以抵禦太陽紫外線的傷害，讓人看起來更年輕，亦含有維護細胞正常代謝的維生素P，具有漂白、去斑、防止色素沉澱等效果，是美容不可或缺的水果。

其他作用

番茄中豐富的維生素C可以預防感冒，加上番茄性質屬寒冷，所以在罹患風熱感冒時吃一點也有不錯的效果，可以提高免疫力。

生津止渴的番茄在食慾不振時也很容易下嚥，可以保護心血管、防治高血壓，以及眼底出血；其清熱解毒的效果也可以保護肝臟、幫助消化，加上熱量較低又富含纖維質，可以促進腸胃蠕動，減少便祕。還有護膚養顏、控制體重等功效。

歐陽老師小叮嚀

食用烹煮加熱後的番茄，不但能提高茄紅素的含量，更容易被人體吸收。另外，番茄皮中含有大量的茄紅素，因此在食用時最好不要去皮。還有色青未成熟的番茄不要吃，因為裡面含有毒性的番茄鹼，吃完可能會有頭暈、嘔吐、噁心等症狀。

檸檬 Lemon

檸檬是世界上最有藥用價值的水果之一，炎炎夏日來一杯檸檬汁，不僅可保護身體，也很消暑。其葉片可抽取香精油，聞起來清香怡人，廣泛應用於飲料、糖果、肥皂及洗滌劑等。

✢ 營養成分

檸檬含有維生素B_1、B_2、C等多種營養成分，此外，還含有豐富的有機酸、檸檬酸及高度鹼性等成分，具有很強的抗氧化作用。因為味酸，很少直接食用，多用於調味或打汁。

✢ 對女性的功效

檸檬中的檸檬酸，可促進腸道蠕動，改善便祕，因此被視為減肥的聖品，加上具有安胎的效果，因此獲得「宜母子」的美名。

另外，檸檬不僅具美白的功效，更能去斑、防止色素沉澱，令肌膚光滑細緻，同時也能改善臉部皮膚的瑕疵。

其他作用

檸檬具有化痰、生津、健脾的功效，對於人體的血液循環，以及鈣質的吸收助益良多，能強化記憶力及思考力。其所含的枸櫞酸，能刺激味蕾，增加消化液分泌，提高胃腸消化功能，增進食慾。

另外，檸檬中豐富的維他命C有助於除去人體內的有毒物質，幫助淨化血液，保持人體免疫系統的平衡，不但能夠預防癌症、降低膽固醇、消除疲勞，更能改善糖尿病、高血壓、貧血、感冒、骨質疏鬆等疾病。

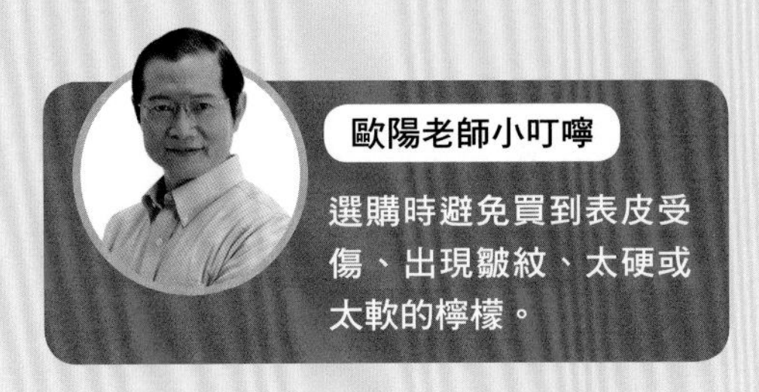

優格 Yoghurt

牛乳、羊乳等乳品加入乳酸菌發酵後的產品即是優格。嚐起來味道酸酸甜甜的，很受大眾的歡迎，若能分多次配合有機蔬果食用更好。當然，它還有諸多健康的功效，才能成為美味的養生聖品。

營養成分

優格主要的營養成分為鈣質、乳酸，以及每毫升含有至少1億隻活性乳酸桿菌（即所謂的「優質益生菌」），

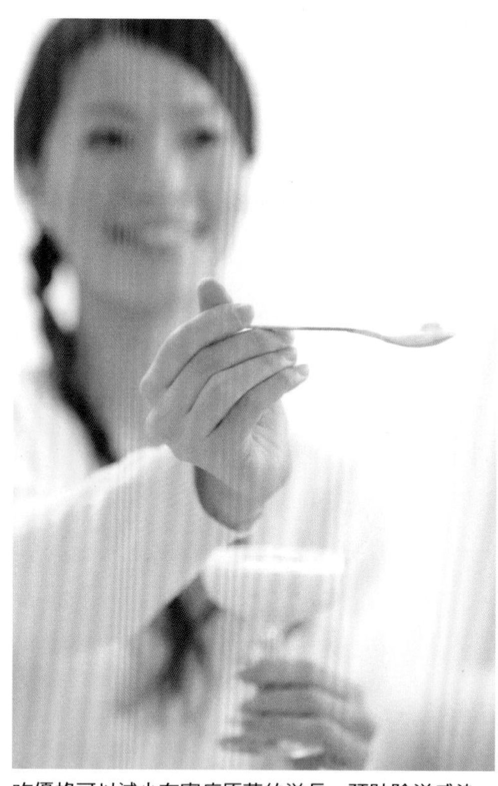
吃優格可以減少有害病原菌的滋長，預防陰道感染。

還具有能夠還原體內酵素的活性物質。

對女性的功效

優格含有豐富的鈣，對我們的骨骼有好處，一份優格能滿足女性的每日鈣需求量的1/4。對於女性來說，優格有促進胃液分泌、加強消化的功效，緩解腸胃問題，防止便祕，幫助維持體態。

其他作用

統計顯示，在營養成分上，優格優於一般的鮮奶和各種奶粉，最大的特點就是含有大量的乳酸，能夠提高人體所必需的微量元素，如鈣、磷、鐵的利用率，延緩組織細胞的衰老，也能防止腐敗菌分解蛋白質產生的毒物堆積，從而預防癌症的發生。

飲用含有大量活性菌的優格可以幫助改善乳糖不耐、腹瀉、腸炎、幽門螺旋桿菌感染等病症，也能重建腸道環境，提高免疫力。

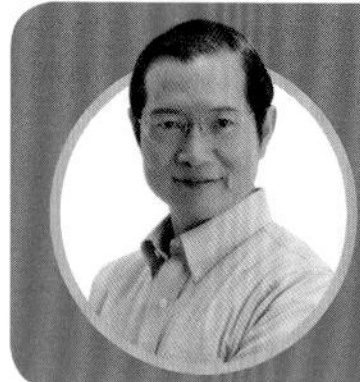

歐陽老師小叮嚀

選購優格時要特別注意含糖量，有些產品含糖量非常高，如果你喜歡甜味優格，但又擔心熱量超標，建議選擇使用代糖或最好自己動手做。

其他好食材大公開

食材名稱	對女性的功效	其他作用&注意事項
馬鈴薯	馬鈴薯含有豐富的維生素B_1、B_2、B_6和泛酸等B群維生素，以及纖維素等營養。經常食用馬鈴薯能增元補氣、體力增強。另外，每天吃馬鈴薯，也能通便順暢、整腸健胃、減少皺紋，以及清除色斑的作用。	馬鈴薯味甘性平，有和胃調中、健脾益氣等功效，可用於消化不良、食慾不振等症狀。同時，馬鈴薯含有豐富的纖維素，能預防大腸癌。 注意食用馬鈴薯時要去皮，並挖去芽眼的部位，以免中毒。
蓮藕	蓮藕除了含有大量的碳水化合物、維生素及礦物質外，也含有豐富的膳食纖維，對治療便祕，促使有害物質排出，十分有益。 蓮藕補血養顏又祛痘，特別適合因血熱而長痘痘的女性食用，經常食用蓮藕，可以達到美白肌膚、擊退色斑、暗沉的功效，還可促進肌膚細胞的新陳代謝，對於改善女性的氣色大有益處。	生藕味甘性寒，能清熱解渴及止血，如鼻血、尿血、便血、子宮出血等，但產婦不宜過早食用生藕，一般產後1～2週後再吃為宜。 然而，蓮藕經煮熟後，性由涼變平，具有養胃健脾，益血、止瀉的功效。另外，蓮藕的利尿作用，能加速體內廢物快速排出，有助於淨化血液。
菠菜	女性朋友經常有缺鐵性貧血的困擾，因菠菜中富含葉酸，經常食用，可以改善頭暈、臉色蒼白。另外，菠菜也具有抗衰老、促進細胞增殖的作用，能提振內臟機能，防止大腦老化。 再者菠菜也含有大量的植物纖維，能促進腸道蠕動，幫助消化促進排便。	菠菜味甘性涼，具有養血、止血、斂陰、潤燥的功效。適量食用菠菜，可以調整血壓、保護視力、舒緩疲勞感、滋潤肌膚，對於有高血壓、糖尿病、夜盲症、肺結核等患者，能幫助改善病情。 由於菠菜中含有大量草酸，容易形成泌尿系統的結石，因此食用時，應先用沸水燙煮一分鐘，再烹煮。

食材名稱	對女性的功效	其他作用&注意事項
紅鳳菜	紅鳳菜具清熱活血、止血等功效，可改善血崩、貧血、生理痛、氣血不順及產後腹痛。且富含磷、鐵、蛋白質，對發育中的女孩有很大助益。但體質本身虛寒及腎功能有問題者不宜過量進食，以免造成不適。	紅鳳菜味甘性涼，富含鐵質，能幫助造血，並含鉀可促進體內的水分代謝，消除浮腫，達到降低血壓的功效，也能防止視力減退。
空心菜	空心菜含有豐富的粗纖維，能促進腸胃蠕動，達到通便解毒的作用，更能降低膽固醇，幫助降脂減肥。 另外，空心菜中豐富的葉綠素能幫助清潔牙齒、預防齲齒，以及去除口臭。	空心菜味甘性寒，菜汁對金黃色葡萄球菌、鏈球菌等有抑制作用，可預防感染，因此夏季食用能防暑清熱、涼血解毒。 空心菜為鹼性食物，能降低腸道的酸度，有效預防腸道內的細菌群失調，對防癌有益。但脾胃虛寒、低血壓患者不宜多吃。
核桃仁	核桃仁富含大量的維生素E，經常食用，可以使肌膚潤滑、頭髮烏黑亮麗。另外，多吃核桃仁，也能強身健體，又能抗衰老。	核桃仁味甘性溫，能供給腦細胞營養，達到益腦健腦的作用，還能防止動脈硬化、補血養氣等，具有預防冠心病、中風及老年癡呆等功效。但因屬性偏溫且含有較多脂肪，所以一次不宜吃得太多，以免上火並增胖。
甜菜根	充滿天然紅色維生素B_{12}、鐵質與鈣質的甜菜根，是女性朋友與素食者補血的最佳天然食品。另外，孕婦食用甜菜根，能補充足量的葉酸，促進胎兒生長發育。 再者，甜菜根中還含有一種皂角類物質，能排除腸內的膽固醇，幫助瘦身。	甜菜根味甘性涼，含有豐富維生素A、B、C、鉀、磷、鈉、鐵、鎂、甜菜鹼及鋅酶素，能幫助消化，疏通氣血循環，改善脂肪肝，並防止血管梗塞，預防心臟病。 另外，當感冒發燒、身體虛弱時，甜菜根也能提供營養，使身體盡早恢復元氣。

食材名稱	對女性的功效	其他作用&注意事項
燕麥	燕麥中含有蛋白質、維他命E，可促進體內正常的新陳代謝及滋潤保養。此外，燕麥富含膳食纖維，能給人飽足感，幫助女性控制體重，維持良好體態，也能促進排便，使腸道健康。	燕麥味甘性溫，富含水溶性纖維，能達到降低壞膽固醇及三酸甘油脂的功效，對心血管有益。除了降低血脂以外，燕麥也能維持血糖穩定，對糖尿病患者有所幫助。但對麩質過敏者不宜食用燕麥。
桑椹	桑椹，具有補血的功能，不但可以提神明目，還能帶來烏黑亮麗的頭髮，也能改善更年期因為荷爾蒙不足所帶來的不適感，更可以使皮膚細嫩，是女性最天然的化妝品。	桑椹味甘性寒，富含維生素C，能預防感冒，提高免疫細胞的數量，促進免疫功能。另外，還可以改善慢性的消化道疾病，消除腹脹、腹瀉及便祕等功效。但脾胃虛寒及腹瀉者不宜食用。
酪梨	酪梨含有豐富的蛋白質、維生素E及胡蘿蔔素等，可使皮膚細緻有光澤、預防皮膚老化，同時對紫外線有較強的防禦力，因此具有護膚防曬與保健作用。加上糖分甚少，糖尿病患者可安心食用，其營養為水果之冠，為嬰兒與孕婦最佳的補給品。	酪梨味甘性平，其脂肪為單元不飽和脂肪酸，能降低血液中膽固醇含量，防止動脈硬化、預防腦細胞衰退、心血管疾病及中風、改善貧血、高血壓。但由於酪梨的熱量比較高，不宜多吃、特別是肥胖者。
蔓越莓	蔓越莓是天然的抗生素，能有效預防泌尿道感染，其特殊的馬尿酸成分，能夠殺死附著於尿道、膀胱、腎臟及前列腺等泌尿系統的病毒、細菌，對女性來說，是不可多得的婦科保健食物。	蔓越莓味甘性涼，富含維他命A、C及原花青色素，具有超強的抗氧力，能去除自由基，幫助抗癌。另外，蔓越莓也能預防腎結石。對於心臟、口腔，以及皮膚的保健特別有幫助，但虛寒者不宜多吃。

食材名稱	對女性的功效	其他作用&注意事項
黑巧克力	黑巧克力中所含的咖啡因能促進人體新陳代謝，抑制食慾。適量食用巧克力可製造飽足感，有效控制體重。 當感覺煩躁不安時，吃片黑巧克力能適時安撫情緒，達到緩解壓力的作用。	黑巧克力吃過量時會造成胃酸過多，甚至頭痛或便祕，因此不宜吃太多。 另外，黑巧克力還具有降血壓、抗發炎、抗血小板凝結等功效。但容易出現胃灼熱、頭痛，以及便祕者，盡量少吃巧克力。
蜂蜜	蜂蜜含有醣類、維生素、微量元素等營養成分，可以使皮膚光滑細緻、減少皮膚皺紋、去斑、保濕，也能預防因更年期來臨，所引起的骨質疏鬆。	蜂蜜味甘性平，具有解毒潤燥、清熱止咳、預防便祕，更能保護肝臟，達到修復損傷的作用。也可緩解神經緊張，促進睡眠及消化，調節血壓。 注意飲用蜂蜜水時，不可使用超過35℃的開水，以免破壞其營養。
橄欖油	橄欖油含有脂肪酸和多種天然脂溶性維生素，能幫助滋養肌膚。直接使用橄欖油護膚，能使皮膚光澤柔嫩，並防止烈日曝曬對皮膚的傷害。 另外，橄欖油的熱量較一般食用油來得低，有助於預防肥胖，維持體態。	橄欖油含單元不飽和脂肪酸，能幫助降低壞膽固醇，維持好膽固醇，可有效的預防心血管疾病、癌症、糖尿病等發生。 注意使用橄欖油時，不宜採用煎炸等高溫烹調方式，以免產生反式脂肪，造成自由基傷害，危及健康，「水煮後加油」或「涼拌」會比較符合健康用油原則。
黑木耳	脾胃虛弱者，氣血不足，黑木耳可滋陰養胃、益氣活血，能改善子宮出血及經血異常等婦科疾病，加上富含蛋白質與鈣、磷、鐵等維生素，有助於造血，對貧血頗有助益。 由於富含的纖維素，不但可以增加飽足感，也可以促進腸胃蠕動，預防便祕。	黑木耳味甘性平，經常食用，能降低血液黏稠度、防止動脈硬化、心臟病和腦梗塞的發生。更富含多醣體，有助於預防癌症。 但經常排稀便者，不宜進食，易腹瀉者，更要少吃。

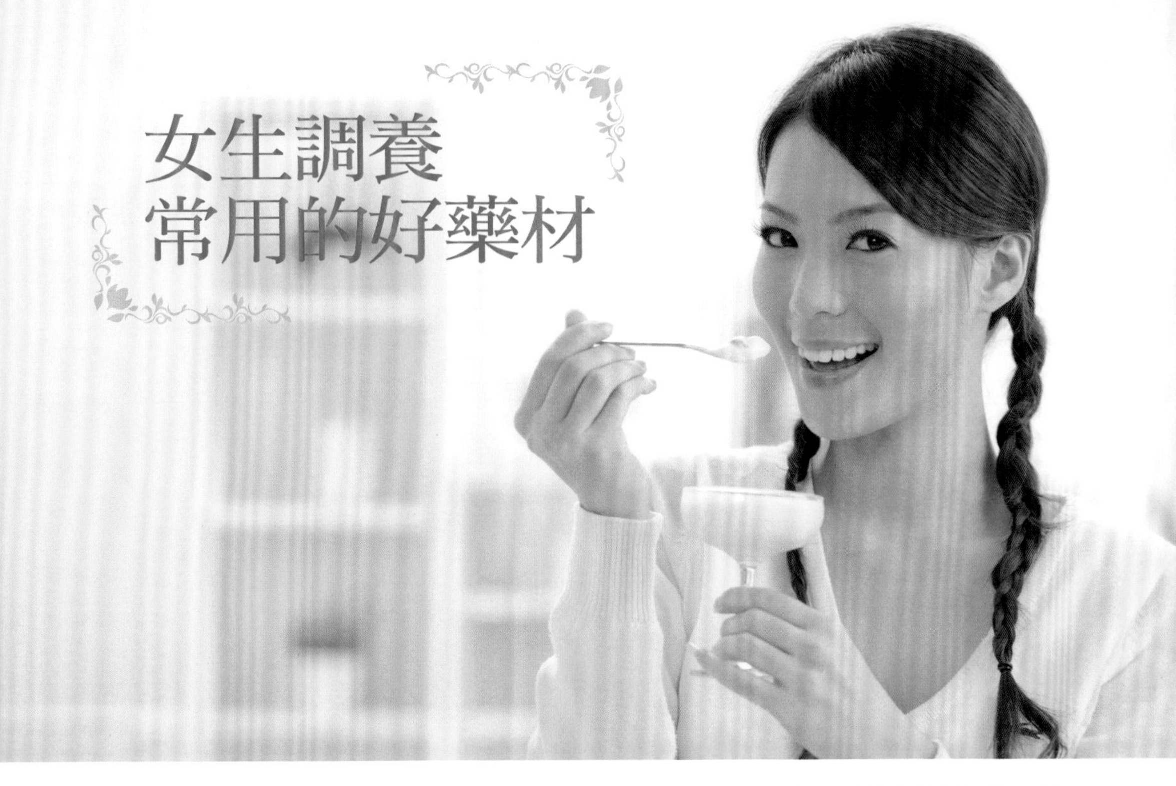

女生調養常用的好藥材

每位女性都希望自己能變得更美，除了攝取天然食材外，也可以藉由藥材調養，幫助自己滋補養顏，改善臉色暗沉、手腳冰冷等現象，調整體質，預防疾病的發生。

補對了，給妳健康好氣色

女性因為生理構造的關係，很容易感染一些婦科疾病，需要特別的呵護。此時，中草藥常常能發揮一定的作用，幫助女性舒緩不適，改善症狀，以下介紹幾種對女性朋友不錯的中藥材，若沒有把握，建議還是詢問中醫師，找出適合自己的中藥材，達到最佳的養身效果。

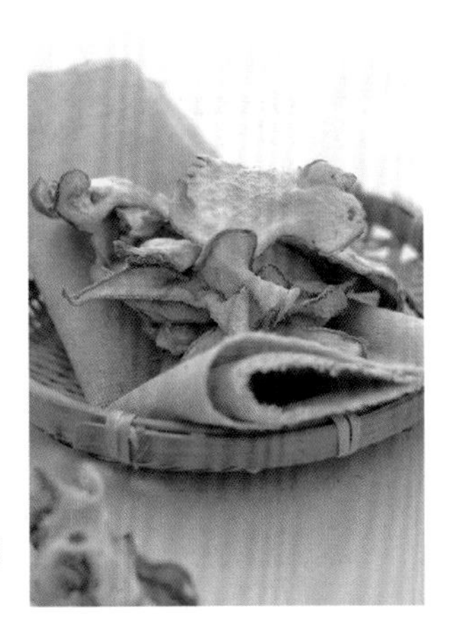

選擇適合自己的中藥材不但能幫助改善體質，還能有效地調節免疫力，從此遠離婦科疾病的困擾。

魚腥草 Houttuynia

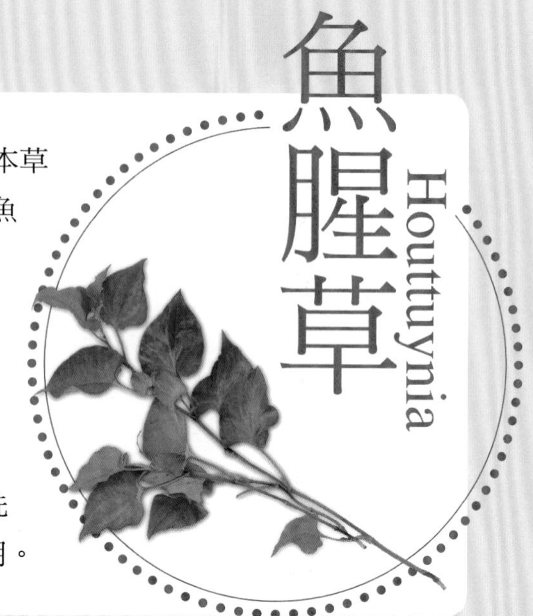

又稱蕺菜、臭腥草等，《本草再新》：「入肝、肺二經。」魚腥草有藥草之王的美名，為多年生草本植物，由於葉子會散發魚腥味，因此以此命名。若想除去魚腥草的腥味，可以把採來的魚腥草洗乾淨，用少許食鹽醃漬30～40分鐘，反覆泡洗去其鹹味，瀝乾水分後便可使用。

✣ 營養成分

新鮮的魚腥草營養價值高，含有鉀、鈣、鎂、磷、鐵、鋅、維生素A、C，雖然聞起來有腥味，水煮後卻口感鮮美，能幫助開胃理氣。

✣ 對女性的功效

能夠促進血液循環，改善女性浮腫、鬆弛的肌膚，具有非常顯著的減肥功效。同時也有很強的利尿作用，能增加腎的血流量及尿液分泌，所以對於因尿路感染引起的尿道炎有很好的療效。

✣ 其他作用

魚腥草具有清熱解毒、利尿消腫、鎮咳祛痰等功效，並對濕疹、香港腳等皮膚病也有效果，還有鎮痛、止血、抗菌、抗病毒、抗氧化、降血壓等諸多作用，也常用於支氣管、肺部、鼻部及癌症等治療。用途廣泛，因此被視為很重要的藥材。但也因為味道難聞，一般人需要一段時間適應。

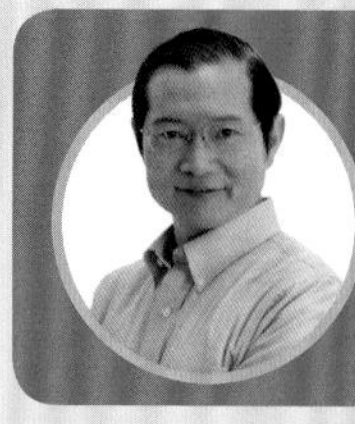

歐陽老師小叮嚀

一般人均可食用，特別適合流行性感冒患者、習慣性便祕、脾胃濕熱、噁心嘔吐者，但是虛寒性體質者，必須加紅棗一起煮，才能長期飲用，並見功效。

艾草 Wormwood

又稱艾絨、灸草、餅草，《本草綱目》記載：「艾草氣味苦、微溫、無毒、治百病，止吐血、婦人漏血、利陰氣、辟風寒、使人有子。」而有「醫草」的美名，為多年生草本植物。莖和葉子都有特殊香味，此香味具有驅蚊蟲的功效，所以，古人常在門前掛艾草，用於避邪及驅趕蚊蟲。

營養成分

艾草富含葉綠素和膳食纖維外，也含有維他命A、B_1、B_2、C及鐵、鈣等礦物質。由於具有抗氧化、淨化血液等功效，因此常被大量運用在料理中。食用新鮮的艾草時，要先用水煮過，以去除澀味。

對女性的功效

艾草為婦科良藥，主要功效為活血止痛、祛濕散寒。對於治療子宮出血、月經失調、閉經、虛寒陰冷、貧血、安胎止崩、惡露不盡等婦科疾病療效極佳。

其他作用

根據研究，艾葉具有抗菌及抗病毒作用，可以鎮咳祛痰，並有鎮靜及改善皮膚過敏，以及護肝利膽等功效，也對呼吸系統疾病有很好的療效。艾草除了常見的驅蟲、針灸、泡澡外，也可以製成艾草粿、艾葉茶、艾葉煎蛋等藥膳，增加人體對疾病的抵抗力。

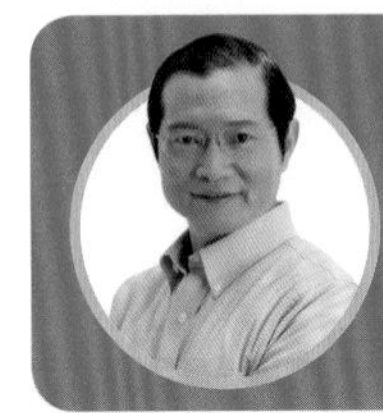

歐陽老師小叮嚀

艾草雖然有藥用價值，但是不宜長期連續食用，否則容易產生口乾舌燥、腸胃不適等，反而不利於人體健康。

紅棗 Red Date

又稱大棗、乾棗、棗子，《本草綱目》記載：「紅棗有潤心肺、止咳定喘、補五臟、治虛損、調營衛、緩陰血、生津液、悅顏色、除腸胃邪氣之功用；久服輕身、養顏、益發、延年。」紅棗味甘性溫，含有豐富的維生素C，因此又有「天然維生素丸」的美名。

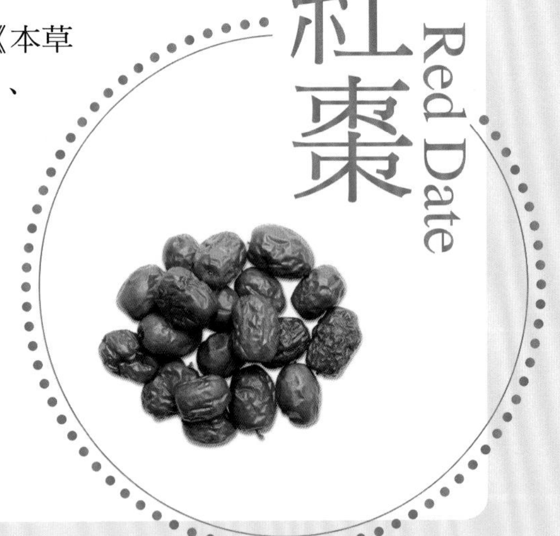

營養成分

紅棗含多種氨基酸、碳水化合物、維生素A、B_2、C、P和微量元素、有機酸、胡蘿蔔素、多酚類物質等營養，可增加血中含氧量，滋養全身細胞。適合營養不良、心慌失眠、神經衰弱、貧血頭暈及心血管疾病者等食用。

對女性的功效

女性若出現躁鬱症、哭泣不安、心神不寧等情緒問題時，紅棗能幫助養血安神。另外，常吃紅棗能防止黑色素在體內累積，有效地減少老年斑的產生，還可益氣健脾，促進氣血循環和抗衰老，為廣受歡迎的美容養生食物。

其他作用

紅棗中的維生素及微量元素，能提升免疫力，達到預防感冒的目的。當腸胃蠕動不佳或消化吸收差時，可以吃點紅棗改善。若遇到藥性較強的藥物時，且擔心會造成胃脹、嘔吐等不適，此時加點紅棗，就能幫助保護脾胃。另外，紅棗還具有鎮靜、催眠、降壓、抗老延壽等效用，為極佳的營養滋補品。

慢性肝炎或肝硬化者經常食用紅棗，能保護肝臟，減少其他藥物對肝臟的損害。紅棗對降低血中膽固醇、三酸甘油脂也很有效，有助於改善心血管疾病。

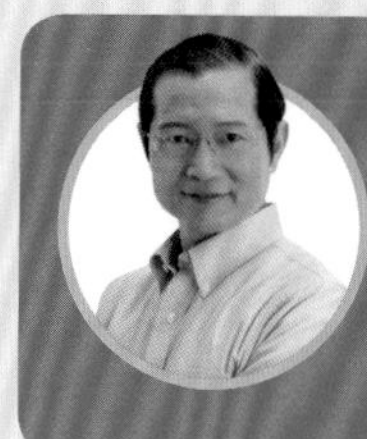

歐陽老師小叮嚀

每天不要生吃過多的紅棗，因為紅棗皮會刺激胃腸黏膜，生吃過多容易導致腸胃不適。尤其是經期時，應避免食用過量，以免適得其反。

益母草 Motherwort

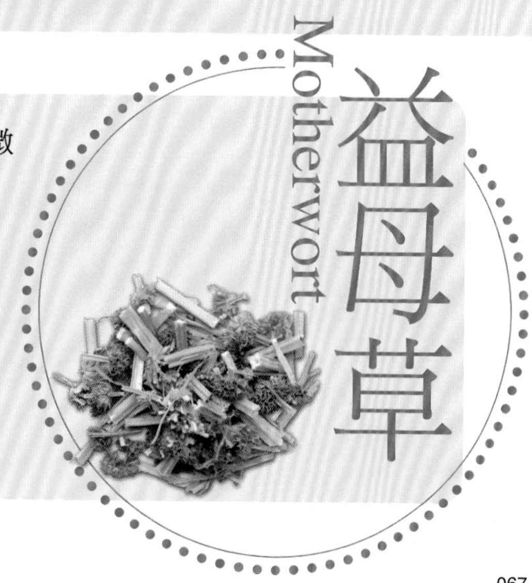

又稱茺蔚、坤草等，性微寒，味苦辛。《本草綱目》記載：「活血、破血、調經、解毒。治產前產後諸疾行血養血。」可去瘀生新，活血調經，利尿消腫，益母草自古以來廣泛地被運用於婦產科用藥。

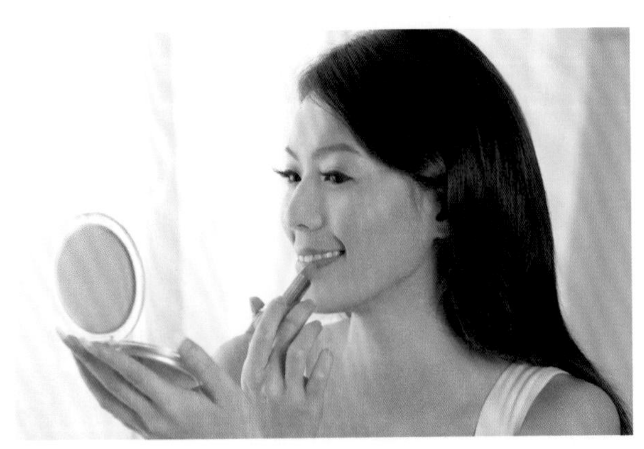
化粧固然可以帶給女性明亮動人的外表，但由內而外、不經修飾的好膚質，才是女性應該要追求的目標。

✣ 營養成分

現代醫學研究證明，益母草含益母草鹼、水蘇鹼等多種生物鹼及苯甲酸、延胡索酸等成分。已證實確有活血、調經、利尿、消腫和解毒的功效。同時也含有多種微量元素，如硒有助於增強免疫力、降低動脈硬化的發生等；錳則能抗氧化、減緩衰老、消除疲勞及抑制癌細胞的增生。

✣ 對女性的功效

民間藥草中，凡是對女性身體有幫助或對婦女病有療效者，多以「益母」相稱。益母草對於治療子宮收縮不良引起的出血和腹痛、產後出血、子宮復原不全等症有效，也對月經失調、經痛、不孕、尿血、白帶、子宮癌及乳癌等具有顯著的功效。同時可以幫助女性駐顏防老。

✣ 其他作用

許多研究證實，益母草具有保護心肌、抑制血栓形成等功效，能促進心血管的健康。同時，也能利水消腫，修復腎小球，對於腎炎及腎功能問題，有顯著的療效。此外，還可加速體內毒素的排泄，暢通大小便。

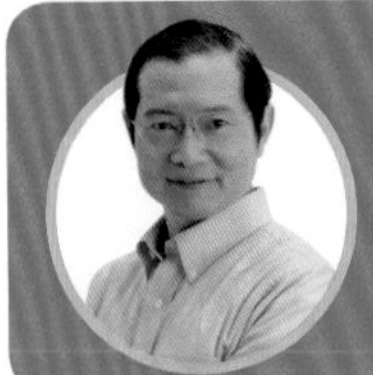
歐陽老師小叮嚀

由於益母草有促進子宮收縮的功效，因此懷孕的人要慎重服用，最好先詢問專業合格的中醫師，以確保安全性。

枸杞 Wolfberry

又稱甜菜子、枸杞子、枸杞豆等，《本草綱目》記載：「枸杞，補腎生精，養肝，明目，堅精骨，去疲勞，易顏色，變白，明目安神，令人長壽。」枸杞味甘性平，集醫療、養生於一身，深受醫家、養生家喜愛。

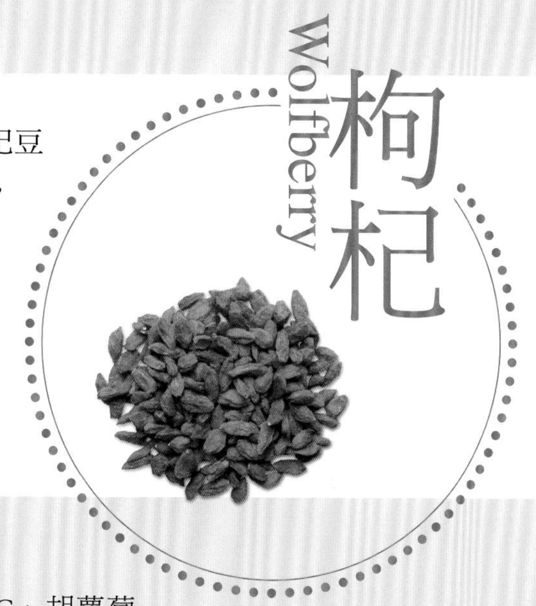

營養成分

枸杞含有維生素A、B_1、B_2、C、胡蘿蔔素等維持眼睛健康的必需營養素，可明目，治療眼疾，富含亞油酸可以滋補五臟、潤腸通便，並含有錳、鎂、鋅、銅、鈣、磷、鈉、鐵、鉀、鍺等微量元素，有助於脾臟造血。

對女性的功效

女性到了更年期，身體上各方面都呈現衰老的現象，此時來上一杯枸杞菊花茶，可以改善月經不調、頭暈失眠、暴躁易怒、煩熱口渴等更年期症候群。至於女性最在意的皮膚問題，多吃枸杞可以養顏美容，讓氣色紅潤。

其他作用

枸杞能提高人體免疫力，預防感冒，也可以降低血清膽固醇，防止動脈硬化、並保護肝臟，減少脂肪肝的發生。更具有健胃整腸、促進消化及潤腸通便等功效，還可以增強體力、改善睡眠及食慾、延緩衰老、促進新陳代謝。

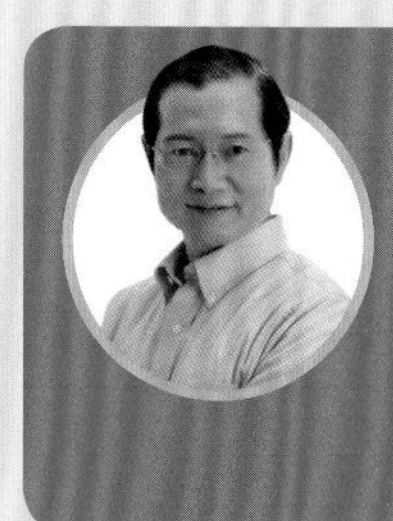

歐陽老師小叮嚀

枸杞性質溫和，具有良好的滋補作用，但進食過多也會令人上火。至於正在感冒發燒、身體有炎症、腹瀉的人不宜多食。

當歸 Angelica

又稱太芹、文無、山蘄等，本草綱目記載：「補血和血，調經止痛，潤燥滑腸。治月經不調，經閉腹痛，瘕結聚，崩漏……」當歸味甘辛、性溫，為國人熟知的中藥之一，除了是四物湯的主角之外，也常出現於補氣的方劑中。

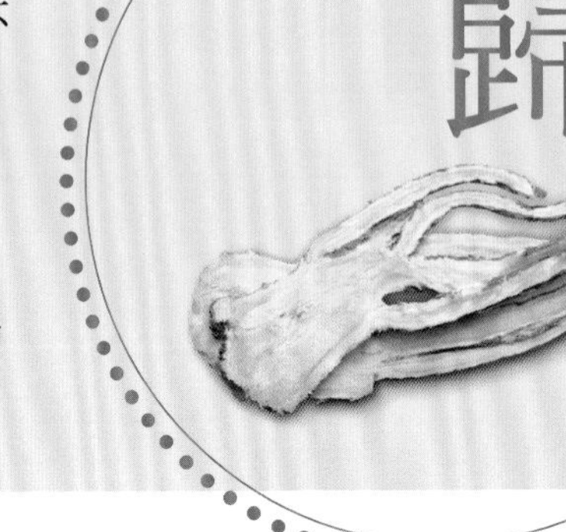

營養成分

當歸含有揮發油、維生素A、B_{12}、E，以及有機酸等多種有機成分及微量元素。其揮發油可使子宮弛緩，具有安胎作用，而生物鹼為水溶性物，能收縮子宮，可幫忙排出產後惡露。

對女性的功效

當歸能抑制黑色素的形成，對治療黃褐斑、雀斑等成效良好，具有抗衰老和美容作用，並能預防皮膚粗糙，防治粉刺，使人常保青春，還能促進頭髮生長，使用含有當歸成分的洗髮精或護髮乳，能使頭髮柔軟發亮，易於梳理。

當歸是婦科常用中藥，具有補血活血、調經止痛、潤燥滑腸等功效，可促進骨細胞的生長，減少骨質疏鬆症的發生率，對子宮有雙向調節作用，使用時，務必詢問中醫師，才能達到最大的效益。

其他作用

當歸是補血暖身的聖品，常用於冬季進補中，怕冷的人吃了，身體會暖烘烘的，手腳也不易冰冷。女性朋友若血液循環不好，容易有腰痠、手指發麻，或吹到冷風就頭痛等現象，在食用加了當歸的四物湯之後，都可獲得顯著改善。

另外，當歸能增強免疫力，預防感冒，也能降血脂及避免動脈硬化，具有保護心血管的效果。

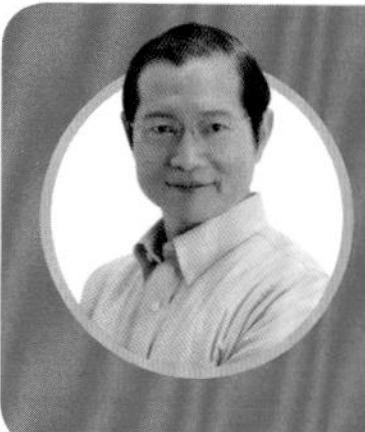

歐陽老師小叮嚀

當歸最主要是補血，但並非人人都適用，如果屬於容易長痘痘或便祕等體質燥熱者就不能多吃，以免上火。另外，也不要在晚上或睡前食用當歸，以免睡不著或影響睡眠品質；有婦科腫瘤者（如乳房、子宮、卵巢有異常組織者）更是不能吃當歸。

何首烏 Polygonum

又稱赤首烏、地精等，本草綱目記載：「何首烏，氣溫味苦澀，苦補腎，溫補肝，能斂精氣。所以能養血益肝，固精益腎，烏髭鬚，為滋補良藥。」何首烏味甘微苦、性溫，為固精補腎、養髮烏髮的最佳中藥。

營養成分

何首烏含卵磷脂及蒽醌衍生物，主要為大黃酚和大黃素，其次為大黃酸，大黃素甲醚和大黃酚蒽酮等。此外，還含有澱粉、卵磷脂、粗脂肪、鞣酸，以及鋅、鐵、鈣、錳、銅、鍶、鎳等微量元素。

對女性的功效

何首烏含有豐富的卵磷脂等成分，具有調節神經、內分泌與營養毛髮的作用，可促進黑色素生成，經常食用何首烏，對神經衰弱、白

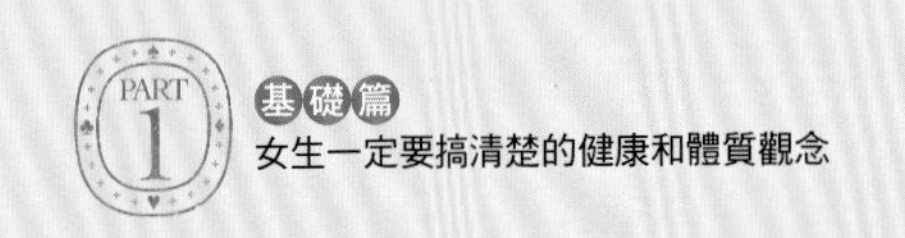

髮、脫髮、貧血等病症有治療的作用。

中西醫共同研究發現，腎虛與衰老有密切關係，而何首烏具有補腎的作用，不但能延緩衰老的症狀，更能加強抗氧化力，有助於減少脫髮、白髮等老化現象。

其他作用

根據研究證實，何首烏中的蒽醌類物質，具有降低膽固醇、降血糖及血脂、預防動脈硬化、促進血液循環等功效，對心腦血管疾病有一定的防治作用，也能促進腸胃蠕動、幫助消化，降低便祕的可能性。

此外，何首烏能減輕肝細胞損害，防治脂肪肝和膽固醇的沉積，達到良好的保肝療效，同時有助於鎮靜安眠，改善失眠。

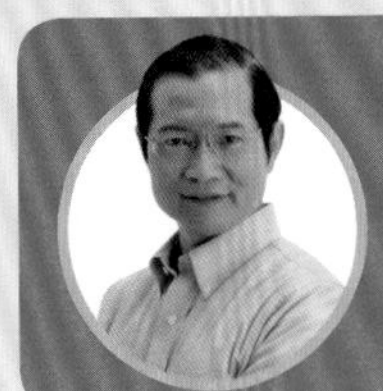

歐陽老師小叮嚀

大便溏瀉、脾胃欠佳者、孕婦，以及女性月經來時，何首烏宜少吃；過敏體質者也不宜多吃，以免皮膚發癢。

甘草 Licorice

又稱美草、蜜甘、密草等，本草綱目記載：「補脾益氣、清熱解毒，祛痰止咳，緩急止痛，協和助藥，用於脾胃虛弱、倦怠乏力、心慌氣短、咳嗽痰多、脘腹、四肢痛疼、緩解藥物毒性。」甘草味甘性平，通常用來調和藥性，加上使用頻率十分高，又有「國老」的美名。

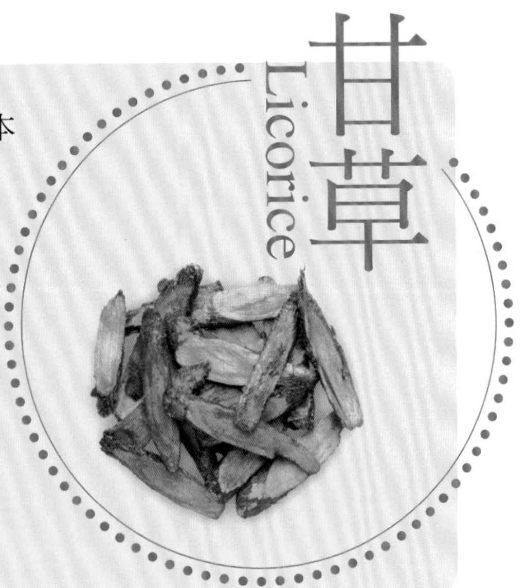

營養成分

甘草含有甘草甜素、甘草酸、甘草素及甘草次酸等成分，甘草甜素是甘草甜味的主要來源，甜度高，具有調解免疫力及抵抗病毒的作用。至於甘草黃酮、甘草浸膏及甘草次酸則有明顯的鎮咳、祛痰的功效。

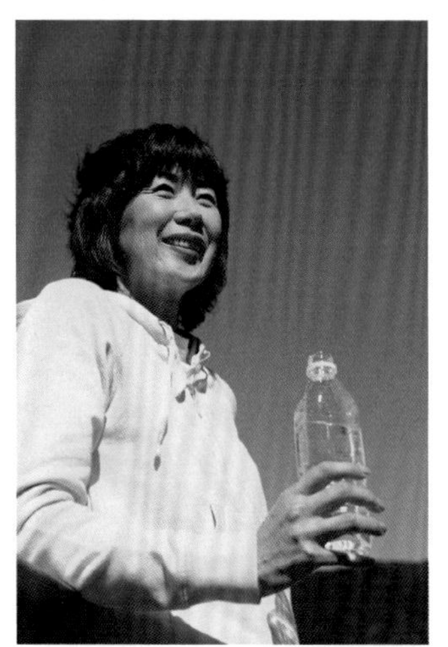
女性進入更年期後會出現身心疲憊、失眠等症狀，此時不妨用甘草等中藥泡水喝，以減緩更年期不適。

對女性的功效

根據研究表示，食用甘草可以治療更年期婦女熱潮紅和夜間盜汗等問題，因為甘草中含有天然雌激素的作用。而女性更年期後，雌激素逐漸下降。因此，甘草可有效緩解更年期症候。另外，還可促進頭髮黑色素的生成，有效防止頭髮乾燥、變白。

其他作用

甘草可以潤肺、解毒，對於胃腸方面的疾病，如脾胃虛弱、胃炎、胃潰瘍、胃痛及十二指腸潰瘍等症狀都有顯著的療效。還可以改善哮喘、心悸等，明顯減輕肝細胞壞死和病變，從而降低肝硬化的發生率。

另外，甘草有廣泛的醫療功效，像是補脾益氣、清熱解毒、倦怠乏力、緩急止痛、四肢疼痛都有療效。其它如感冒、喉痛、支氣管炎、過敏，甚至肺結核，也能予以改善。

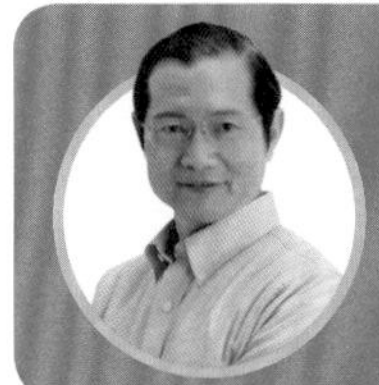

歐陽老師小叮嚀

甘草所含的甘草甜素會使血壓升高，因此高血壓患者在未經醫師同意前，請勿自行服用甘草。另外，有經前症候群的女性也不宜在生理期前食用甘草過量，以免引起身體不適。

芡實 Gorgon

又稱雞米頭、水雞頭等，本草綱目記載：「主治濕痹、腰脊膝痛、補中、除暴疾、益精氣強志、令耳目聰明、開胃助氣、止渴」。芡實味甘性平，有「水中人參」的美名，常見於四神湯之中，也是秋季進補的首選食物。

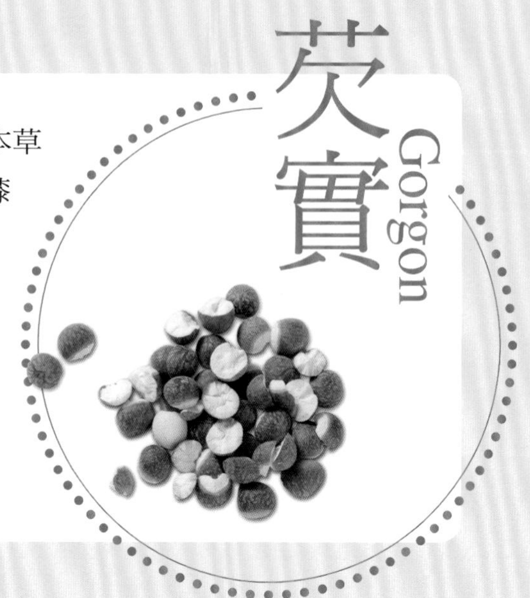

✧營養成分

芡實富含碳水化合物、脂肪、蛋白質、粗纖維、鈣、磷、鐵等營養成分，容易被人體吸收。秋天進食芡實，可改善被炎夏所消耗的脾胃功能，待脾胃恢復後，再行進補，人體自然就能順利吸收消化，健康就會更上一層樓。

✧對女性的功效

芡實可以改善生殖系統的循環狀況，調理女性體質虛弱、白帶過多、性冷淡、腰痠背痛等症狀。根據研究，芡實中含有美容必須的維生素A、B、C，經常食用，可以美化肌膚、防老抗衰，並消除皺紋。

✧其他作用

芡實非常適合老人、腎虛體弱、消化不良及食慾欠佳的人食用，不僅能健脾益胃，還能補充營養。中醫認為，芡實具有收斂止瀉、鎮痛安神的作用，其功用與蓮子相似，但食性更為平和。

除了補脾、止瀉外，芡實常被用來治療男性腎虛早洩、滑精夢遺。另外，若有頻尿的困擾，芡實的收澀作用，可有效地加以改善。

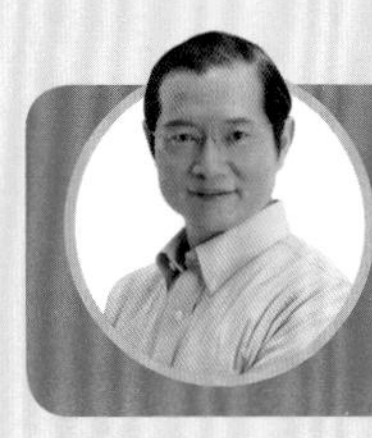

歐陽老師小叮嚀

芡實的最佳食用方法是煮粥食用，一般人均可食用，但切忌食用過量，否則難以消化；平時有腹脹或便秘等症狀的人不宜多吃。

山楂 Hawthorn

又稱山楂果、山梨、紅果等，本草綱目記載：「山楂化飲食，消肉積，症瘕，痰飲，痞滿吞酸，滯血痛脹。」山楂味酸甘、性微溫，具有養生、食療、藥用價值，山楂營養豐富，酸甜可口，深受大家的喜愛。

營養成分

山楂雖然不起眼，卻富含維生素C、B_2與E。另外，它還含有豐富的氨基酸以及鈉、鉀、錳等礦物質。

對女性的功效

由於山楂能活血化瘀，抑制癌細胞的生長，有助於改善婦女生殖系統的惡性腫瘤、痛經及月經不調，還具有抑菌、收縮子宮等作用，因此適用於產後瘀阻腹痛、惡露不盡。另外，山楂抗衰老作用位居水果之首，多喝山楂檸檬水，就能達到最簡單的美容效果，駐顏防老的功效。

其他作用

山楂含有豐富的有機酸、膳食纖維，有助於促進胃液分泌和胃腸蠕動，幫助脂肪的分解，對高血壓、高血脂及冠心病等都有顯著的療效。

此外，山楂中的果膠有降低膽固醇和血糖、預防膽結石的功效。特別適合飽食傷胃、腹滿胃脹、減肥者食用，尤其是吃了過多的肉類食物後引起的消化不良，幫助最大。

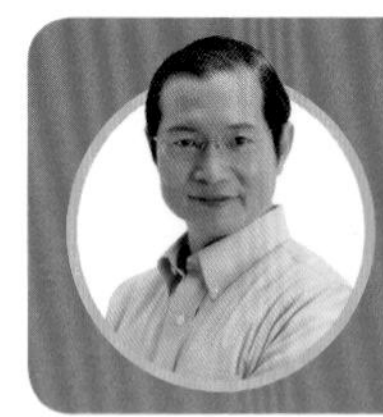

歐陽老師小叮嚀

孕婦不宜多吃山楂，因為山楂有收縮子宮的作用，有可能誘發流產。另外，山楂還會促進胃酸的分泌，因此不宜空腹食用過量；胃酸過多或有消化性潰瘍的人不宜多吃。

百合 Lily

又稱重邁、中庭等，本草綱目記載：「主治邪氣腹脹心痛，利大小便，補中益氣。」百合甘微苦、性平，由於其鱗莖瓣片緊抱，因而得名，為常用的保健食品和中藥材，四季皆可食用，但以秋季尤佳。

✣營養成分

百合含有鈣、磷、鐵、胡蘿蔔素、維他命B_1、B_2、C，以及秋水仙鹼（Colchicine）等多種生物鹼，這些有效成分運用於人體中，有良好的營養滋補效果，對病後體弱、神經衰弱等很有益處。

✣對女性的功效

女性朋友若在更年期出現皮膚乾燥、頭暈、失眠不安、發熱盜汗等情形，此時用百合調理身子，可改善更年期的不適。另外，新鮮百合富含黏液及維生素，可以滋陰化燥，給予肌膚水分，為很好的食補材料，對皮膚細胞新陳代謝有益，經常食用百合，具有一定的美容作用。

其他作用

百合可補中益氣、潤肺止咳、清心安神，也能養五臟。舉凡陰虛久咳、痰中帶血、虛煩驚悸、失眠多夢、精神恍惚都有顯著的療效。對神經衰弱、慢性支氣管炎、肺結核、肺氣腫、精神官能症，以及初期的憂鬱症也有改善的作用。此外，百合含有果膠及磷脂類物質，服用後可保護胃黏膜，治療胃病。

百合含多種生物鹼，對化療及放射性治療後白血球減少有治療的功效，還能提高人體的免疫力，因此百合對肺癌、鼻咽癌、皮膚癌、惡性淋巴瘤等多種癌症均有助益，也能治療癌症患者的食慾不振、口乾口苦、心情煩躁、夜寐不寧等症狀。

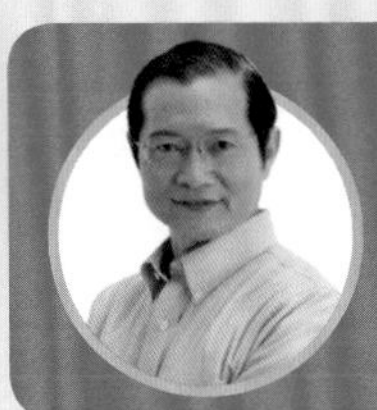

歐陽老師小叮嚀

百合適合體虛肺弱者、更年期女性、神經衰弱及失眠的人，但風寒咳嗽、脾胃虛寒及大便稀溏者不宜多吃。

菊花 Chrysanthemum

又稱黃花、家菊、重陽花等，本草綱目記載：「性甘、微寒，具有散風熱、平肝明目、清熱解毒之功效。」菊花為菊科多年生草本動物，是常用中藥材之一，經常飲用菊花茶有避暑除煩、清心明目的功用。

營養成分

菊花含有腺普林、17種氨基酸、維生

素及鐵、鋅、銅等微量元素，是一般蔬果所無法比擬的，也含有較多類黃酮成分，對自由基有很強的清除作用，在抗氧化、防衰老等方面成效卓越。

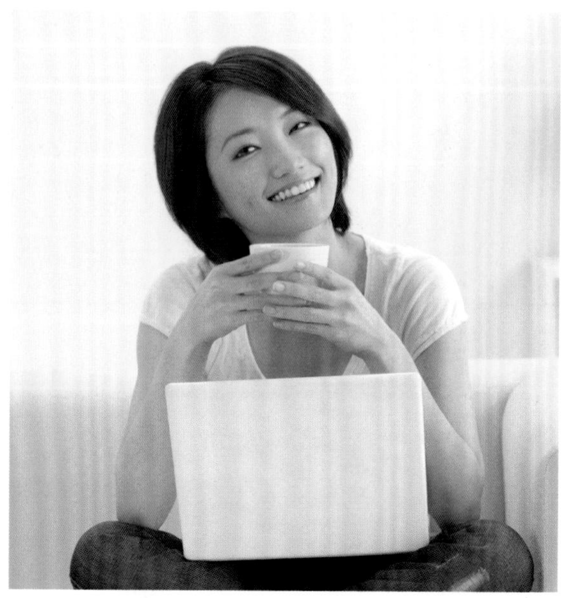
將菊花茶當作日常茶飲，有助於舒緩情緒、清熱明目。

對女性的功效

菊花中含有豐富的香精油和菊色素，可有效地抑制皮膚黑色素的生成，使表皮細胞柔化，去除皮膚的皺紋，令臉部皮膚白嫩。長期飲用菊花茶，可以改善粉刺、肌膚缺水等狀況，幫助減緩掉髮，達到駐顏美容的效果。另外，餐後飲用可以去火解膩，有助於維持身材。

其他作用

菊花具有降血壓、抑制癌細胞、擴張冠狀動脈的功效，對於防治冠心病、高血壓、動脈硬化都有不錯的效能。此外，對肝火旺、長時間用眼過度導致的雙眼乾澀及模糊也有較好的療效。

菊花有抗菌及抗病毒作用，多用在治療或預防風熱感冒上，多喝菊花茶有清熱解毒的效果，可以驅毒散火。同時，菊花茶香氣濃烈，能提神醒腦、舒緩情緒。其他像是止痢、消炎、降脂、強身、水腫尿少、胃痛等，都具有顯著的療效。

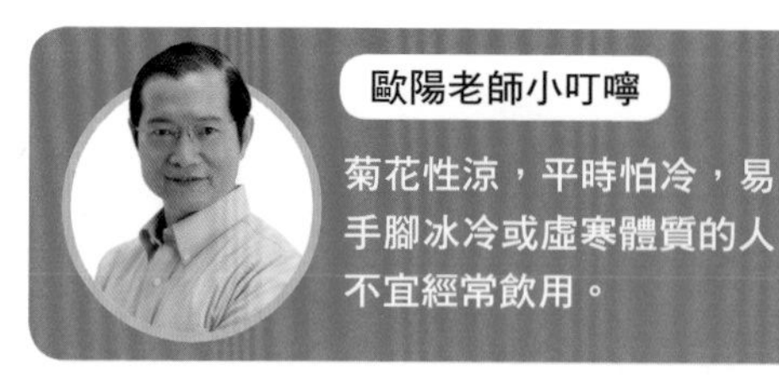
歐陽老師小叮嚀

菊花性涼，平時怕冷，易手腳冰冷或虛寒體質的人不宜經常飲用。

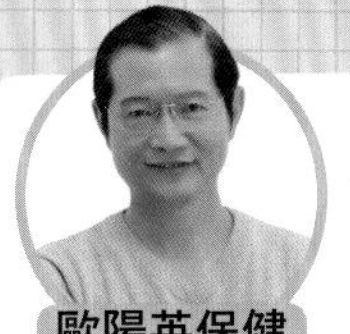

女性專用食品健康嗎？

歐陽英保健

「含鐵，給你好氣色！」、「高鈣，讓你輕鬆存好骨本」、「葡萄糖胺，你的關節潤滑劑」……走進大賣場，不難發現市面上出現越來越多女性專用，而且標榜添加某些營養素的營養食品，這些營養食品對女性而言，真的有必要嗎？還是只是噱頭呢？

其實，如果懂得從天然食物中去獲得多種維生素、礦物質及各種營養素，就不需要刻意再吃這些營養強化食品，像是補鐵不妨多吃紫菜或綠色蔬菜；補鈣可以吃些黑芝麻或海帶，從日常生活中均衡飲食，自然就不虞匱乏。有些人擔心自己缺乏某些營養素，便一味地大量補充，一旦攝取過量，就會為身體帶來負擔，甚至危害健康。

另外，天然食物中所含的各類營養素較人工添加的營養食品來得完整，迄今也還有許多尚未發現或不了解的成分，因此就目前而言，這些營養食品是無法取代天然食物的。與其過度依賴營養食品，倒不如先學會正確的飲食習慣，對自己的身體負責才是最根本的。

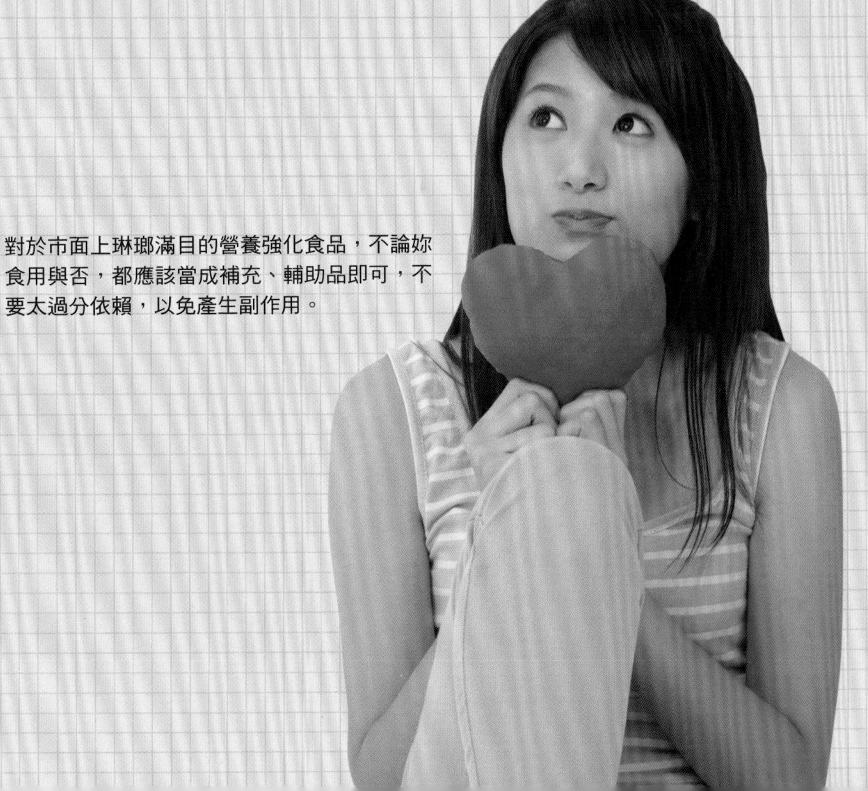

對於市面上琳瑯滿目的營養強化食品，不論妳食用與否，都應該當成補充、輔助品即可，不要太過分依賴，以免產生副作用。

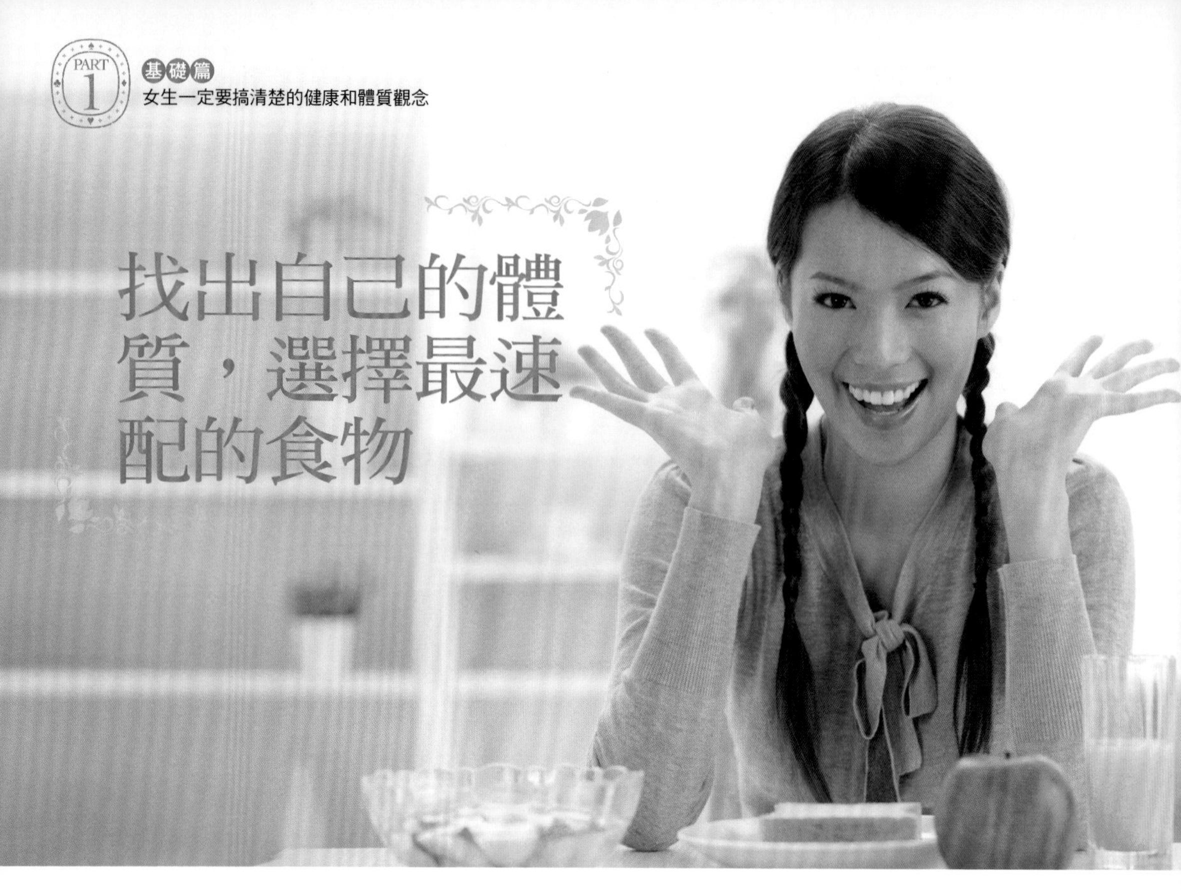

找出自己的體質，選擇最速配的食物

一般人的體質可概分為六種，不同體質有不同的適宜食物與禁忌食物，並非每個人都千篇一律。了解自己的體質是哪一類之後，再依據各種食材的屬性對症調養，才能產生預期的食療效果，改善個人體質，強化身體機能，使身體達到酸鹼平衡的最佳狀態，疾病自然無機可乘。

認識六大體質

或許有些人會困惑，發生在自己身上的症狀有些屬於熱性體質，如便祕、口乾舌燥，有些卻又屬於寒性體質，如手腳冰冷、貧血怕冷，於是不知該如何歸類自己的體質。其實判斷體質很簡單，應以最近10天內所發生的顯著症狀為依據，假設身體有30%的症狀屬於熱性體質，70%的症狀屬於寒性體質，則八九不離十，目前的身體狀況是偏向寒性體質，應選擇溫性食物進行對症調養。

現在來判斷看看，你是屬於六大體質中的哪一類！

Let's Check！自我判斷最近體質

請以最近10天內的自覺症狀，依六大體質類別勾選☑

屬性	症狀	嚴重	普通	輕微
熱性體質	易興奮緊張			
	口乾舌燥			
	便祕			
	嗜喝冷飲			
	顏面潮紅			
	眼睛充血			
	身體易上火發炎			
	尿量少而色黃			
	婦女生理週期常提早			
	青春痘			
寒性體質	抵抗力減弱			
	手腳常冰冷			
	臉色蒼白			
	嗜喝熱飲			
	貧血怕冷			
	精神萎靡			
	行動無力			
	尿量多而色淡			
	婦女生理週期常過遲			
	常腹瀉下痢			
實性體質	排便、排尿、排汗均有困難			
	體力充沛而無汗			
	便祕			
	尿量不多			
虛性體質	經常盜汗			
	手心常溼			
	晚上常流冷汗			
	臉色蒼白			
	行動無力			

備註：每種症狀若一週內出現5天以上者，為「嚴重」，若出現3天左右為「普通」，偶爾出現1天為「輕微」。

燥性體質	口渴體燥			
	婦女月經量少			
	經常便祕			
	空咳無痰			
溼性體質	體內水分滯留，排泄不出			
	血壓高			
	身體浮腫			
	常腹鳴			
	多痰			
	經常下痢腹瀉			

六大體質的自我判斷範例（輕微者✓普通者✓✓嚴重者✓✓✓）

從勾數多寡可判斷出你目前的體質狀況：

1. 以熱寒兩組合併判斷，體質偏向熱性。
2. 以虛實兩組合併判斷，體質偏向虛性。
3. 以燥溼兩組合併判斷，體質偏向溼性。

結論：體質為熱、虛、溼

屬性	症狀	嚴重	普通	輕微
熱性體質	易興奮緊張		✓✓	
	口乾舌燥		✓✓	
	便祕	✓✓✓		
	嗜喝冷飲		✓✓	
	顏面潮紅			
	眼睛充血		✓✓	
	身體易上火發炎		✓✓	
	尿量少而色黃		✓✓	
	婦女生理週期常提早		✓✓	
	青春痘		✓✓	

寒性體質	抵抗力減弱			✔
	手腳常冰冷			✔
	臉色蒼白			✔
	嗜喝熱飲			
	貧血怕冷			
	精神萎靡			
	行動無力			✔
	尿量多而色淡			✔
	婦女生理週期常過遲			
	常腹瀉下痢			
實性體質	排便、排尿、排汗均有困難			
	體力充沛而無汗			
	便祕			✔
	尿量不多			✔
虛性體質	經常盜汗			✔
	手心常溼		✔✔	
	晚上常流冷汗			✔
	臉色蒼白			✔
	行動無力			✔
燥性體質	口渴體燥			✔
	婦女月經量少			✔
	經常便祕			✔
	空咳無痰			
溼性體質	體內水分滯留，排泄不出			✔
	血壓高			✔
	身體浮腫		✔✔	
	常腹鳴			✔
	多痰			✔
	經常下痢腹瀉			

＊可計算✔的數量，譬如上表中“燥性體質”有三個✔，“濕性體質”有六個✔，故結論是「濕性體質」的✔比較多，體質判斷為濕性。

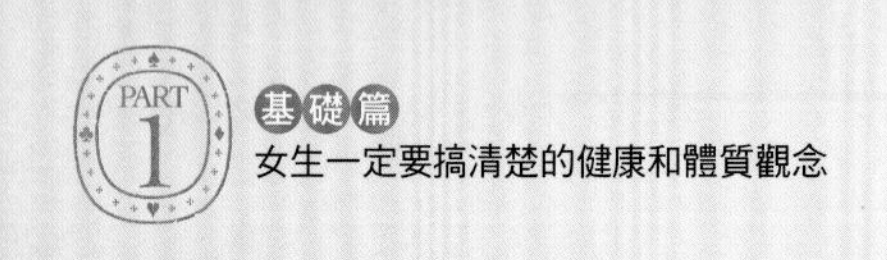

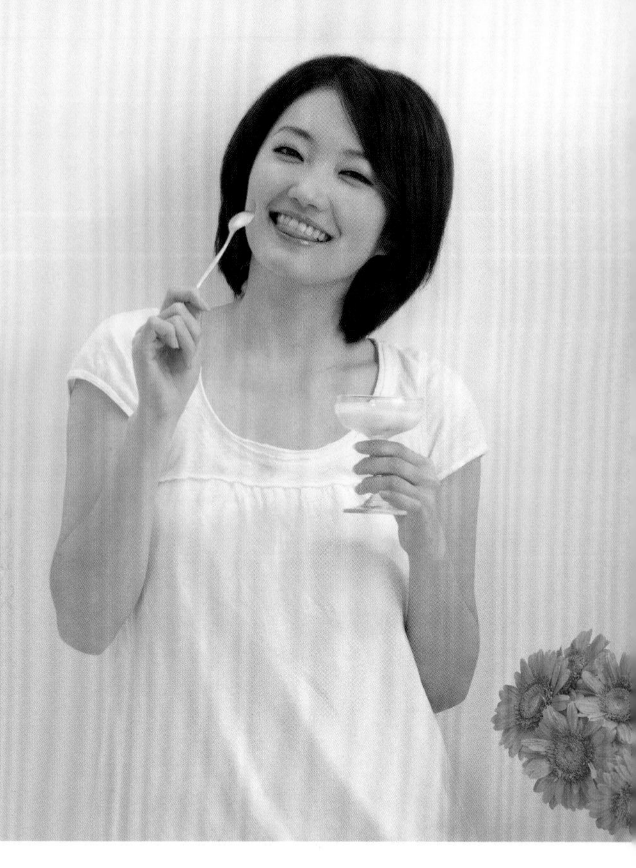

對症食物隨體質而異

中國人講究食療養生的歷史源遠流長，除了根據春夏秋冬四季均有不同的飲食原則外，也要針對體質的不同，食療配方也需做調整。我們應該了解自己的身體症狀與體質，選對對症食物，掌握保健先機。

常發現有些食療配方，別人吃時很有效，但到了自己吃時，就好像失效了，那是因為每個人的體質、病情不同，一定要先針對自己的體質選擇對症的食物，調整食療配方，才會產生預期的食療效果。例如：熱性體質要多攝取涼性食物，

但所謂宜多攝取，並非指完全避開性質相異的食物，倘若體寒陰虛的人只攝取熱性食物，或體質燥熱的人只攝取涼性食物，將其他食物視為禁忌而完全避食，則極可能因矯枉過正，造成營養不均衡，反而不利健康。寒性體質要多攝取溫性食物；實性體質要多攝取瀉性食物；虛性體質要多攝取補性食物；燥性體質要多攝取潤性食物。

了解食物的各種屬性

根據食物的特性及對人體的作用，可將食物分為：涼性、溫性、瀉性、補性、潤性、燥性等性質，茲介紹如下：

涼性食物

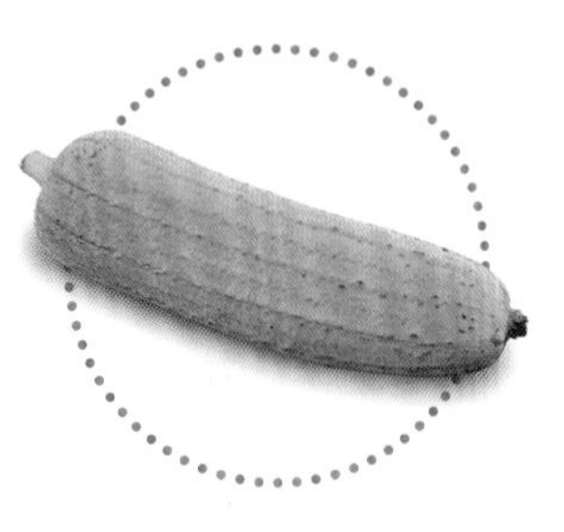

○：**適合熱性體質者吃**，食後對身體機能具有鎮靜、清涼消炎作用，並改善不眠、腫脹及炎症。

×：若讓寒性體質者吃，反而使冷症及貧血現象更加嚴重。

食物舉例：如小米、大麥、絲瓜、冬瓜、茄子、綠豆、海帶、梨、菱角、車前草、菊花，大多數的蔬果類皆為涼性。

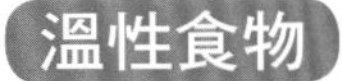

溫性食物

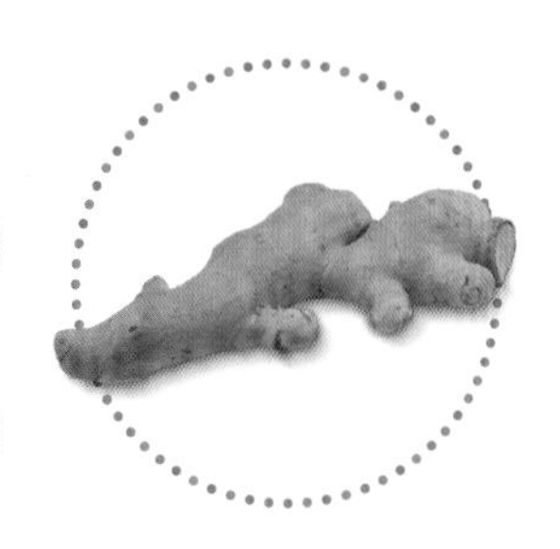

○：**適合寒性體質者吃**，食後可生熱，使身體機能興奮、增加活力。

×：若讓熱性體質者吃，反而容易因過度興奮亢進而造成充血、發腫或便祕等症狀。

食物舉例：如龍眼、荔枝、當歸、薑、大蒜、洋蔥、花生、杏仁等。

瀉性食物

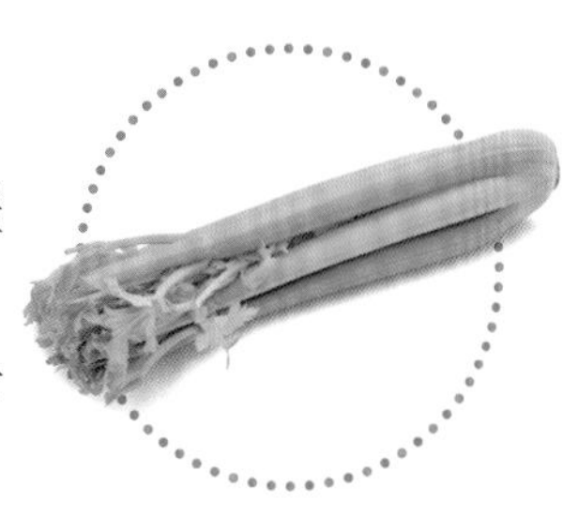

○：**適合實性體質者吃**，食後可幫助病毒排出體外、改善便祕。

×：若讓虛性體質者吃，食用過量則容易造成下痢，使身體更加虛弱，對病毒的抵抗力降低。

食物舉例：如蘆筍、芹菜、蘆薈、傳統豆腐、香蕉、西瓜、鳳梨、蜜柑、木瓜等。

補性食物

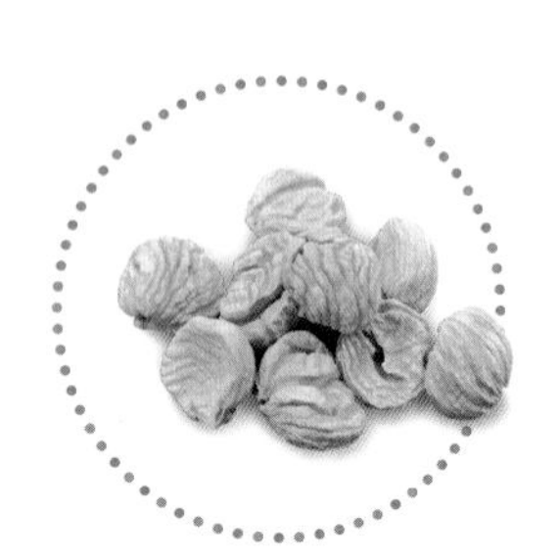

〇：**適合虛性體質者吃**，食後具有增加體力、恢復元氣的作用。

×：若讓實性體質者吃，食後容易造成便祕、汗難排出、病毒種於體內，而引起高血壓、中毒、發炎等症狀。

食物舉例：如栗子、紅棗、高麗蔘、胡麻、山藥、櫻桃、蓮藕、小麥等。

潤性食物

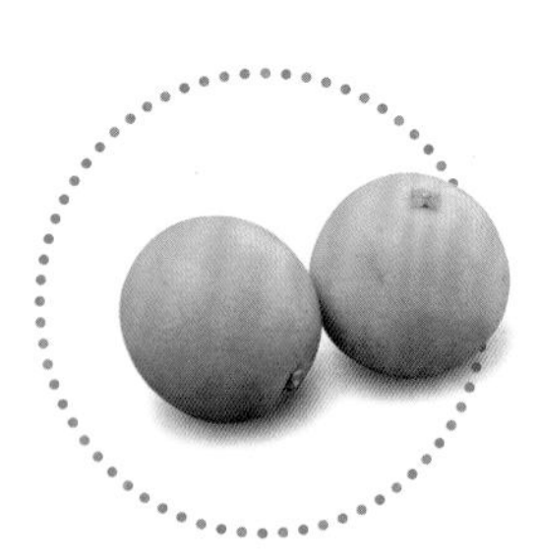

〇：**適合燥性體質者吃**，食後具有補給水分、滋潤身體等作用。

×：若讓溼性體質者吃，食後容易使身體更為腫脹、體毒難消。

食物舉例：如蜂蜜、甘蔗、柳丁、牛乳、茶等。

燥性食物

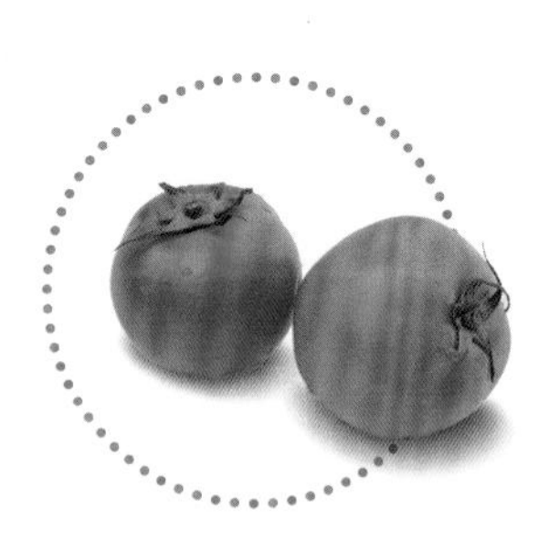

〇：**適合溼性體質者吃**，食後具有排除積水、利尿消腫等作用。

×：若讓燥性體質者吃，食後容易使咳嗽加劇。

食物舉例：如冬瓜、大黃瓜、紅豆、薏仁、番茄、西瓜、魚腥草等。

六大體質營養對策與禁忌

體質類別		
熱性體質	症狀	1.身體易上火發炎、常便祕、顏面潮紅、眼睛充血、口乾舌燥 2.腺體亢進、身體機能代謝活動過度、容易興奮緊張 3.女性生理週期常提早 4.喜歡冷飲、尿量少而色黃
	對症食物	**涼性食物：**（宜多攝取，但勿過量） 火龍果、梨、蘋果、楊桃、山竹、葡萄柚、草莓、枇杷、番茄、西瓜、香蕉、奇異果、哈密瓜、柚子、柿子、椰子水、桑椹、小麥、大麥、蕎麥、薏仁、菠菜、芹菜、慈菇、葵瓜子、黃花菜、黃瓜、冬瓜、蕪菁、牛蒡、涼薯、萵苣、菱角、大白菜、花椰菜、金針、龍鬚菜、豆瓣菜、水芹菜、青江菜、紅鳳菜、珍珠筍、大頭菜、蒟蒻、髮菜、絲瓜、車前草、薄荷……
	禁忌食物	**溫性食物：**（少量無妨，不吃最好） 榴槤、黑棗、辣椒、蒜、胡椒、乾薑、荔枝、桃子、龍眼、紅毛丹、金桔、李子、水蜜桃、板栗、釋迦、椰子肉、烏梅、櫻桃、紅棗、糯米、高粱、黑糯米、核桃、熟芝麻、花生、杏仁、韮菜、南瓜、檳榔、白鳳豆、刀豆、蔥、九層塔、酒、酒釀、桂花、肉桂、麥芽糖、八角、芥末、黑糖、醋、當歸、蜂蜜、陳皮、山楂、龍眼肉、紫蘇、艾葉、黃耆、茴香……
寒性體質	症狀	1.身體機能代謝活動衰退、抵抗力減弱 2.體溫不足、手腳常冰冷、臉色發白、貧血怕冷 3.精神萎靡、行動無力 4.女性生理週期常過遲、常腹瀉下痢 5.喜喝熱飲、尿量多而色淡。
	對症食物	**溫性食物：**（宜多攝取，但勿過量） 榴槤、黑棗、荔枝、桃子、龍眼、紅毛丹、水蜜桃、板栗、釋迦、椰子肉、金桔、烏梅、櫻桃、紅棗、李子（微溫）、糯米、高粱、黑糯米、核桃、栗子、熟芝麻、葵瓜子、腰果、花生、杏仁、韮菜、生薑、香菜、洋蔥、薤菜、南瓜、檳榔、白鳳豆、皇帝豆、芥菜、刀豆、蔥、九層塔、茼蒿、酒、酒釀、桂花、肉桂、麥芽糖、八角、芥末、黑糖、醋、當歸、蜂蜜、陳皮、山楂、龍眼肉、紫蘇、艾葉、黃耆、茴香……
	禁忌食物	**涼性食物：**（少量無妨，不吃最好） 番茄、火龍果、水梨、蘋果、楊桃、山竹、葡萄柚、草莓、枇杷、西瓜、香蕉、奇異果、甜瓜、柚子、椰子水、桑椹、綠豆、蕹菜、海帶、紫菜、蓮藕、茭白筍、竹筍、綠豆芽、苦瓜、西洋菜、蘆筍、莧菜、菜瓜、茄子、白蘿蔔、秋葵、蘆薈、馬齒莧……

依照個人體質選擇適合自己的食物，能幫助身體達到酸鹼平衡，同時強化生理機能，不讓疾病找上門。

體質	項目	內容
實性體質	症狀	1.身體排毒功能較差、排便、排尿、排汗均有障礙，經常便祕、尿量不多 2.體力充沛而無汗、抗病力強、對病邪仍具有足夠撲滅能力 3.內臟積熱、淤積大量廢物 4.臨床上，雖有病症，但體力仍然強壯者，多屬實證
	對症食物	**瀉性食物：**（宜多攝取，但勿過量） 芹菜、蘆薈、傳統豆腐、蘆筍、西瓜、茶葉、蜜柑、地瓜葉、香蕉、鳳梨、昆布、菊花、車前草、柚子、梨、冬瓜、絲瓜、芒果……
	禁忌食物	**補性食物：**（少量無妨，不吃最好） 栗子、紅棗、高麗蔘、糙米、山藥、櫻桃、胡麻、蓮藕、小麥……
虛性體質	症狀	1.排便、排尿、排汗均正常，但臉色蒼白，行動無力 2.體虛盜汗、手心常溼、晚上常流冷汗 3.元氣不足、對病毒的抵抗力減弱、免疫力差 4.臨床上，體弱多病者多屬虛症
	對症食物	**補性食物：**（宜多攝取，但勿過量） 高麗蔘、紅棗、栗子、山藥、櫻桃、胡麻、糙米、小麥、生薑、香菇、桃子、蘋果、花生、龍眼、胡桃、葡萄、牛乳、蜂蜜、紫蘇、石榴、黃耆……
	禁忌食物	**瀉性食物：**（少量無妨，不吃最好） 芹菜、蘆筍、西瓜、茶葉、蜜柑、地瓜葉、香蕉、鳳梨、木瓜、傳統豆腐、昆布、車前草、冬瓜、絲瓜……

體質	項目	內容
燥性體質	症狀	1.體內水分不足、口渴體燥 2.經常便祕 3.女性月經量少 4.空咳無痰
	對症食物	**潤性食物：**（宜多攝取，但勿過量） 蜂蜜、甘蔗、柳丁、茶、蘋果、柚子、牛乳、梅子、桃……
	禁忌食物	**燥性食物：**（少量無妨，不吃最好） 紅豆、冬瓜、薏仁、番茄、葡萄、西瓜、梨、綠豆、韭菜、大黃瓜、紫蘇、橘子、石榴、魚腥草……
溼性體質	症狀	1.體內水分過剩、身體浮腫 2.血壓高 3.常腹瀉、經常下痢腹瀉 4.多痰
	對症食物	**燥性食物：**（宜多攝取，但勿過量） 紅豆、冬瓜、薏仁、番茄、葡萄、西瓜、梨、綠豆、韭菜、大黃瓜、紫蘇、橘子、石榴、魚腥草……
	禁忌食物	**潤性食物：**（少量無妨，不吃最好） 蜂蜜、甘蔗、柳丁、茶、蘋果、柚子、牛乳、梅子、桃……

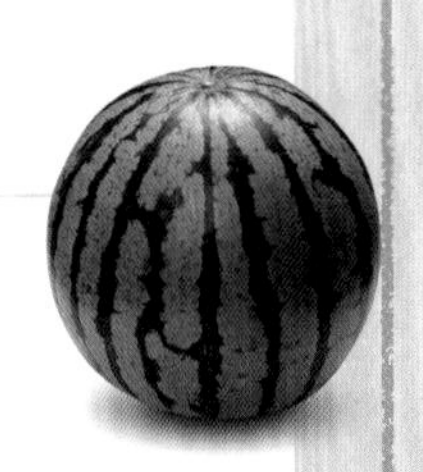

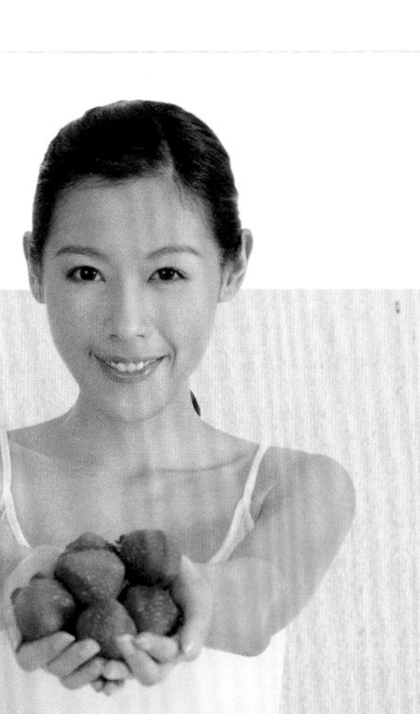

如果膳食結構不均衡、飲食不合理，日積月累就會導致體質偏頗，此時應多攝取天然蔬果，以調養體質。

專欄 對症食療成功訣竅大公開！

1. 對應體質

每人的病情與體質一定有所不同，假設能夠針對體質提供對症驗方，就可以很快看到食療效果。例如：出現口乾舌燥、便祕、機能亢進，就不能吃榴槤、黑棗、黃耆紅棗枸杞湯等熱性食物，應該多吃海帶、薏仁綠豆湯、魚腥草薄荷茶等涼性食物，以免身體內火旺盛，使病情加劇，發炎更甚！對應不同的體質，就要提供不同的吃法，這是十分重要的食療原則。

2. 謹守疾病營養

各種疾病都有其飲食原則，特別是禁忌的食物，一定忌口。例如：痛風者要避免黃豆、黑豆、香菇、蘆筍、筍乾、花生、腰果、紫菜、優酪乳、啤酒酵母、小麥胚芽、白木耳等普林食物。

患有疾病時只要能顧全營養，勿吃禁忌食物，生活作息要規律，早睡早起，清晨運動，排泄正常，適當地舒解壓力，就一定可以在短時間內，憑藉人體的自癒力，逐步恢復健康的。

3. 少量多餐

病人的食慾多數會減退，因此必須提供少量多餐，才能讓病人得到足夠的營養，單靠三餐的營養是不夠的，因為病人吃得太少，無法得到均衡完整的營養，必須設計一天7餐、9餐，甚至更多餐。

最好能設計全天多餐的食譜，病人才能補充到長期所欠缺的營養素，健康才會逐日改善。透過「少量多餐」讓病人的腸胃慢慢地適應，消化功能就會逐漸提升，食慾也會逐日好轉，同時也是病人在療養過程中最重要的食療要訣。

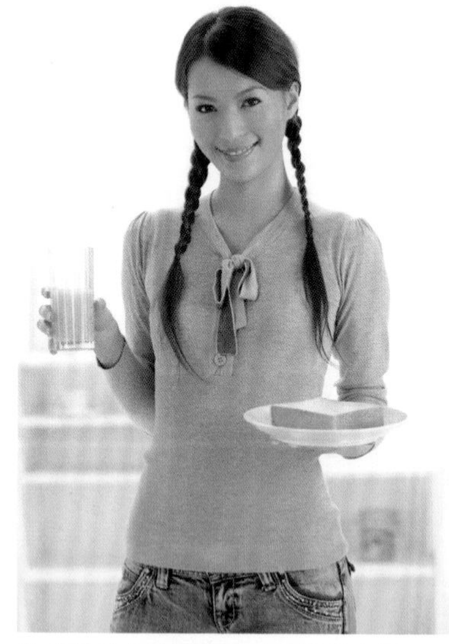

許多慣於吃油膩重口味食物的人們，只要改吃秉持口味清淡（少油、少鹽、少糖）的天然飲食後，確實就能讓症狀減輕，有助於恢復健康。

專欄 怎麼吃，才有健康的弱鹼性體質

根據一項健康調查結果顯示，生活在都會區的人，竟有高達80%以上的民眾，體質傾向不健康的酸性。許多疾病如癌症、中風、心肌梗塞、高血壓、糖尿病……，都會接踵而來。

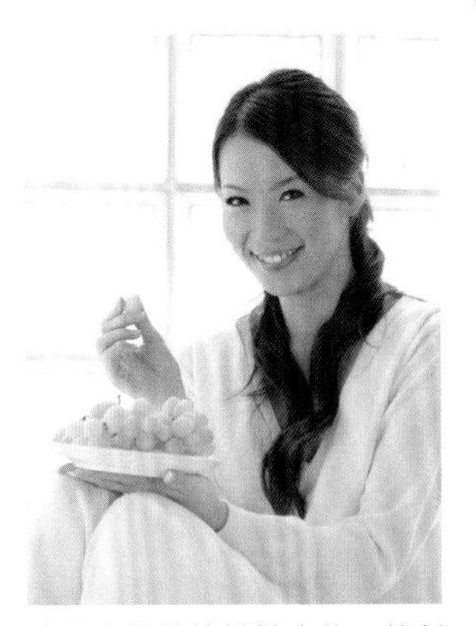

適量吃葡萄等鹼性食物，能幫助維持人體內酸鹼度的平衡，消除疲勞感，維持健康。

一般而言，人體會透過腎臟、肺臟的運作，將血液維持在穩定的弱鹼性（介於ph值7.35至7.45之間）。但在循環代謝的過程中，負責滲透、運輸的體液，包容、負擔了許多一時之間排不出去的老舊廢物。這些物質累積得越多，組織液便會變酸，再加上熬夜、缺乏運動、抽菸、飲酒過量、嚼檳榔等不當生活習慣，也大幅加速了身體酸化的可能性。

然而，平時補充含有較多礦物質的鹼化食物，可有助於體質的調整。建議可對照下表所列之鹼化食物群，做為三餐飲食的調配，調整酸性體質：

	水果	蔬菜
強鹼化食物	檸檬、梅子	海帶、紫菜、蒟蒻、洋蔥、新鮮蔬菜汁、生芫菜、生菠菜、生花椰菜、生大蒜、生青椒、地瓜葉、空心菜、茼蒿、龍鬚菜、油菜、小白菜
中鹼化食物	柳橙、大棗、木瓜、無花果、葡萄、奇異果、芭樂、西瓜、藍莓、莓果、蘋果、生橄欖、水梨、無糖葡萄乾、無糖蔓越莓乾	香菇、秋葵、黃瓜、芹菜、紫蘇、芥藍菜、生菜（萵苣）、義大利脆瓜、苦瓜、大白菜、高麗菜
弱鹼化食物	橘子、香蕉、草莓、櫻桃、鳳梨、芒果、水蜜桃、哈密瓜、酪梨、蘋果泥、龍眼乾、泡橄欖	番茄、蘆筍、玉米、香菇、金針菇、杏鮑菇、黑木耳、白木耳、茄子、辣椒、南瓜、小黃瓜、絲瓜

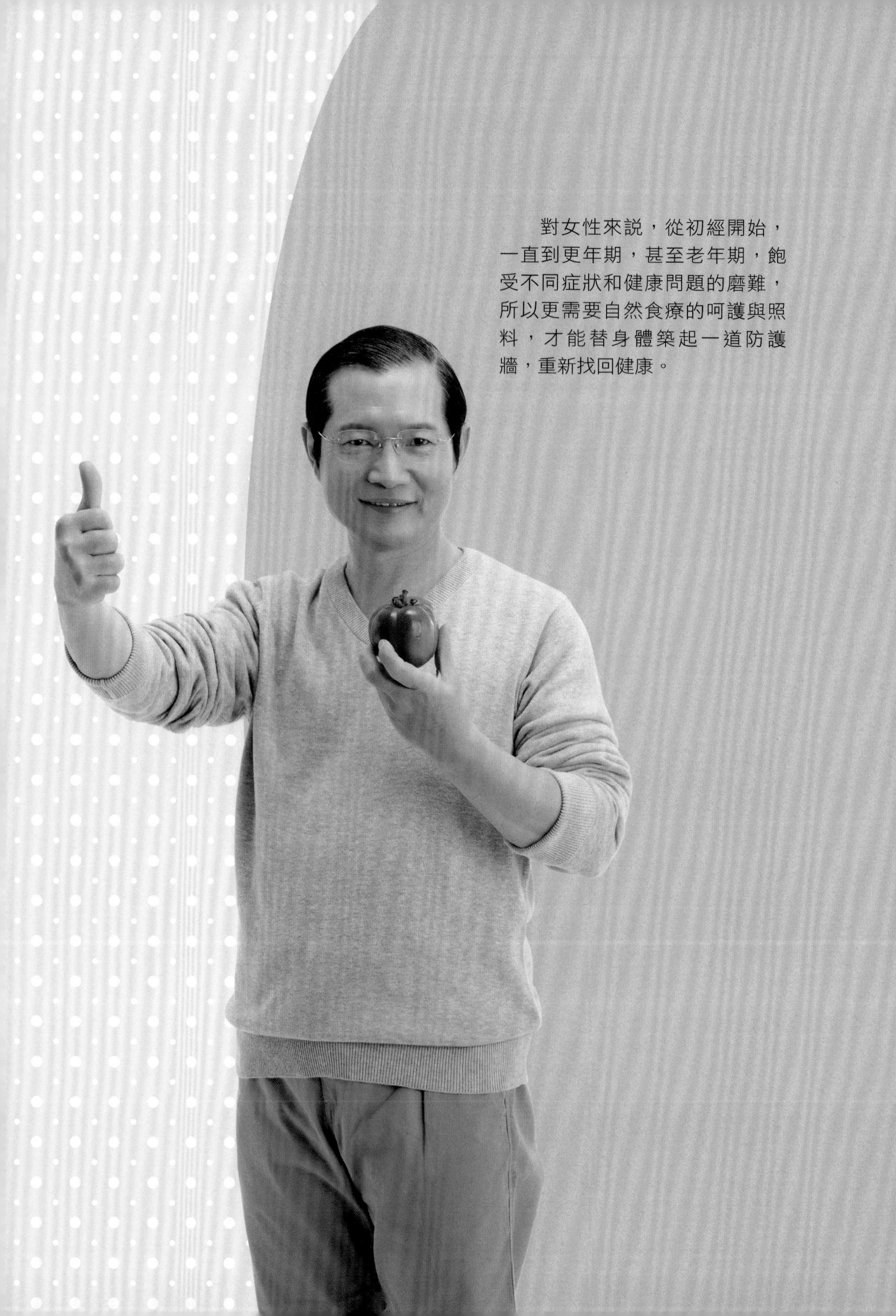

對女性來說，從初經開始，一直到更年期，甚至老年期，飽受不同症狀和健康問題的磨難，所以更需要自然食療的呵護與照料，才能替身體築起一道防護牆，重新找回健康。

症狀篇

用食療擊退惱人問題

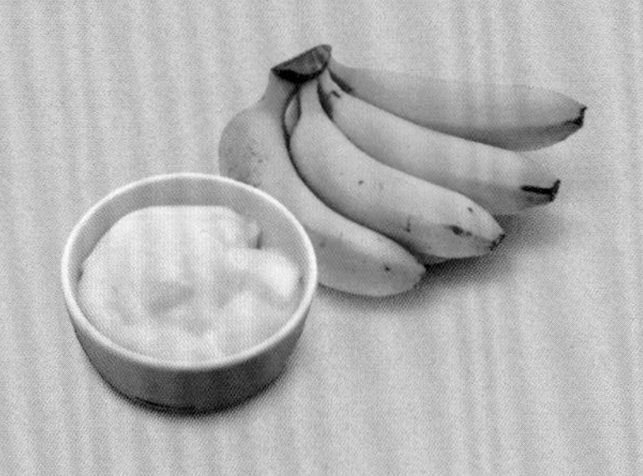

問題01

白髮

頭髮的顏色取決於髮中的色素多寡，一般上了年紀的人因為機能衰退，使得髮中缺乏色素，頭髮才會由黑變白。也有年紀輕輕就已經有了白髮，可能是遺傳所導致的少年白。另一種是因為長期的營養不良、壓力、情緒緊張、生活作息失序所引起的內臟機能障礙，導致髮根的毛囊乳突異常，使色素細胞不再分泌黑色素而引起的白髮。

頭髮主要是由蛋白質組成，除了要有良好的衛生習慣，經常清洗乾淨、適當的梳頭按摩之外，飲食上多吃富含泛酸、葉酸、維生素B_1、B_2與B_6…等天然食物，以及均衡營養，持之以恆，就能重現一頭烏髮。

預防及改善白髮問題的紅、黃、綠燈大公開

紅燈食物

此類食物為低營養、高熱量、高油、高糖或調味、加工較複雜的食物，容易造成白髮&禿頭，平時應忌口。

- **炸煎燻烤食物：**油條、炸排骨、牛排、燻豬肉、烤鴨等，脂肪只要經過高溫，就會變質形成反式脂肪，在體內較難消化分解，容易導致身體內臟機能日益衰退，白髮必然越來越多，因此要忌口。
- **辛辣刺激性調味料：**辣椒、咖哩、芥末醬、沙茶醬、胡椒粉等，經常食用會造成肝火旺盛，內臟機能亢奮失序，對恢復健康狀態、白髮轉為黑髮，必然是一種阻礙。
- **油膩食物：**肥豬肉、奶油、醃製品等，吃下過多的油脂易使脂肪代謝不良，影響血液酸鹼值，不利頭髮生長。

黃燈食物

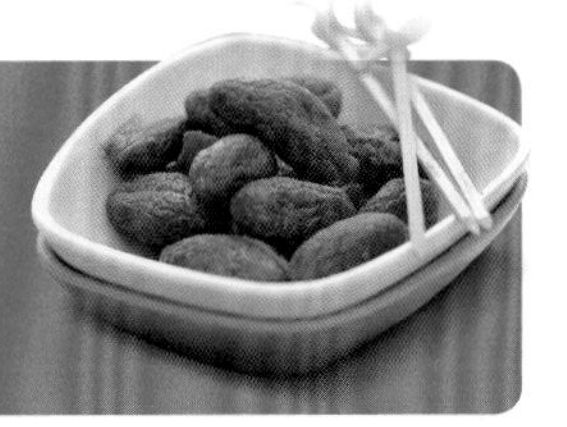

此類食物營養、熱量適中，含油、糖稍高，同樣不利於白髮患者，平時應少吃。

· **加工食物：**香腸、臘肉、罐頭、蜜餞、泡麵，以及精緻加工的素料等，吃進體內會增加肝、膽負擔，白髮一定長更多。

· **嗜好品：**酒、檳榔等。

綠燈食物

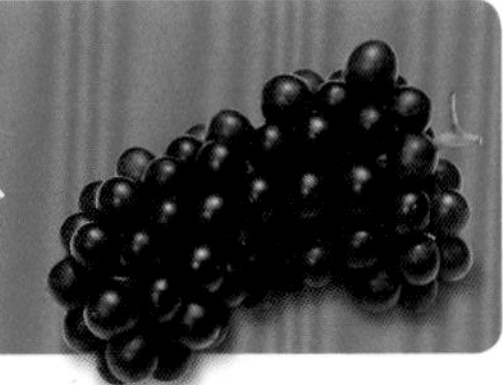

此類食物營養豐富，低熱量、低油、低糖，多為新鮮、天然、原味的食物，平時應多攝取，但不宜過量。

· **五穀：**黃豆、黑豆、黑芝麻粒及全穀類等。

· **水果：**蘋果、奇異果、桑椹、葡萄、藍莓、櫻桃、鳳梨等。

· **蔬菜：**芹菜、菠菜、胡蘿蔔、洋蔥、馬鈴薯等。

· **特效食物：**何首烏、海帶、黑木耳、優酪乳、三寶粉（大豆卵磷脂、小麥胚芽、啤酒酵母）、紫菜、糖蜜。

· **其他：**枸杞、花生、南瓜子、杏仁、核仁、栗子、酵母、花粉、桑白皮、藍藻等。

TIPS

擊退白髮，有撇步！

· **呵護秀髮，從日常生活做起**

平時應盡量減少風吹日曬、綁頭髮、燙髮及染髮，避免損傷秀髮。另外，洗頭時以溫水沖洗，並用指腹按摩頭皮，可促進頭皮的血液循環，達到預防掉髮、白髮的作用。

· **適時紓壓，規律作息**

工作緊湊、生活壓力大的人，要懂得適時紓壓，給自己一點放鬆的時間，做自己想做的事，或出門走走，千萬不要把自己逼的太緊，避免焦躁、思慮過度導致白髮早生。

· **趁早戒菸，減緩白髮生成**

根據統計，吸菸者早生白髮的機率是不吸菸者的4倍，所以戒菸不只為了健康，也為了妳的一頭秀髮著想。

補血益氣、黑髮

黑髮蔬菜泥

〉食材

何首烏30g、胡蘿蔔100g、菠菜3片葉、洋菜1/2個（約130g）、馬鈴薯1個（約200g）、西洋芹2片、黑豆30g、海帶2寸長、黑木耳2朵。

〉作法

1. 先將何首烏加水1000cc煮滾後，轉小火續煮30分鐘，濾渣取湯。
2. 將所有食材洗淨，有皮去皮、切碎，加何首烏湯煮滾後，轉小火續煮20分鐘，將已煮熟的菜料與湯用果汁機打成泥，當作兩餐間的點心。

〉烹調叮嚀

煎煮何首烏時最好用砂鍋或陶鍋，千萬不要用鐵鍋或鋼鍋，以免藥效降低。

〉飲食宜忌

胃功能異常者不宜多吃。

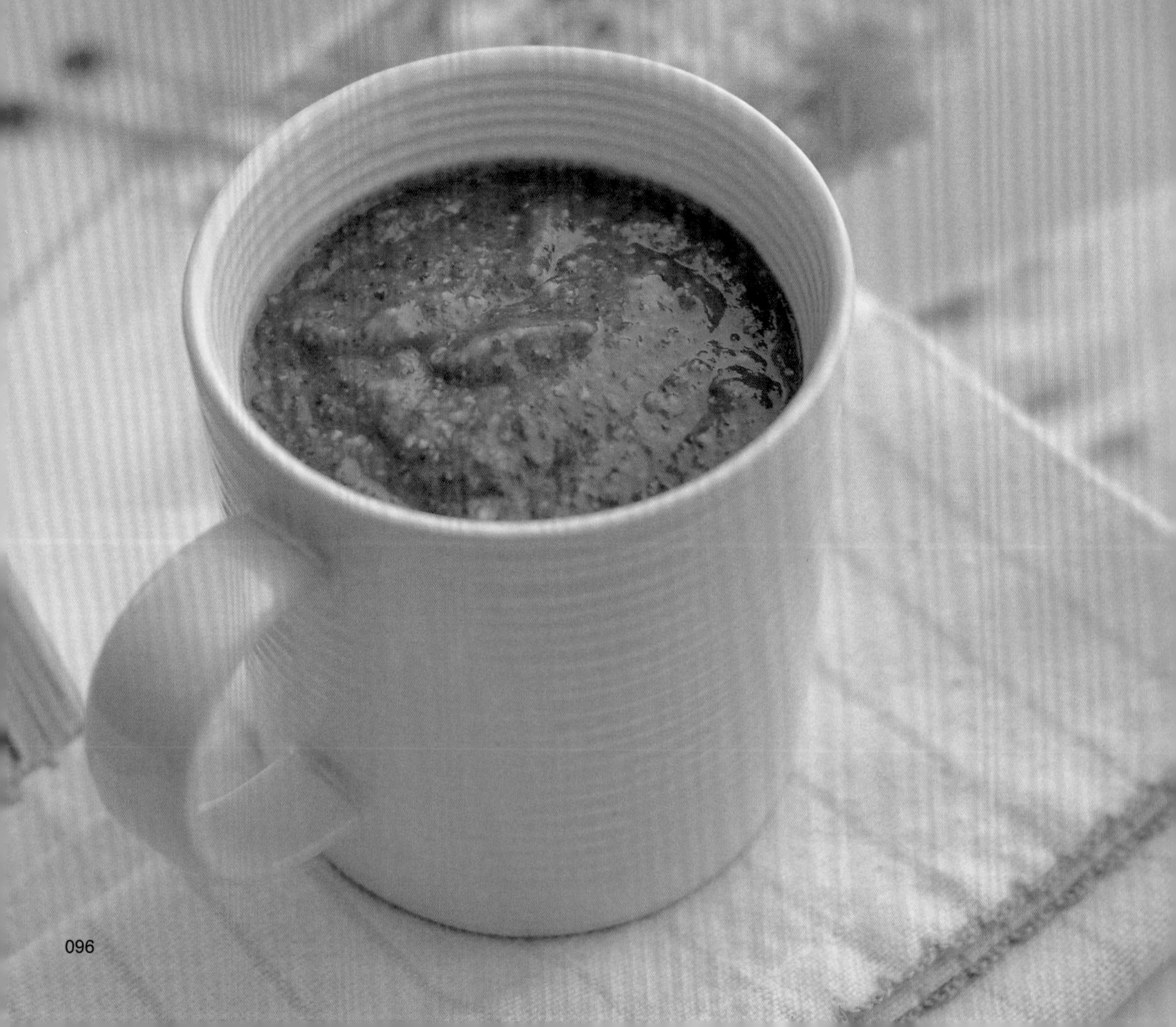

何首烏黑豆

改善白髮

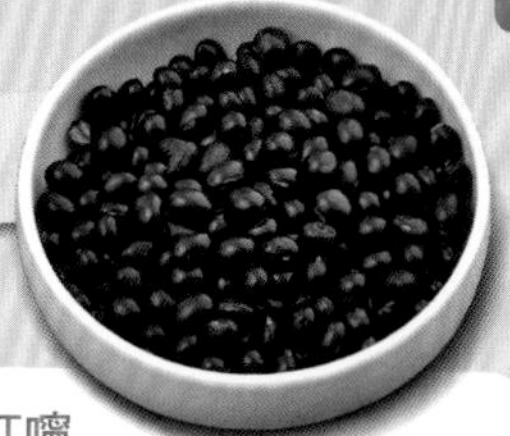

〉食材

黑豆500g、枸杞60g、何首烏30g、核桃12個。

〉作法

1. 先將何首烏與枸杞加水1000cc煮滾後，轉小火續煮30分鐘，濾渣取湯。
2. 核桃切碎與黑豆（洗淨）加入湯中，用小火熬煮至乾，只剩下黑豆。
3. 將黑豆裝瓶放冰箱冷藏，每日早晚空腹時各吃50顆左右，吃兩天停一天，連吃一個月，便可見效。

〉烹調叮嚀

煎煮何首烏時最好用砂鍋或陶鍋，千萬不要用鐵鍋或鋼鍋，以免造成藥效降低。

〉飲食宜忌

痛風、大便溏瀉、濕痰體質，以及腎功能異常者不宜進食。

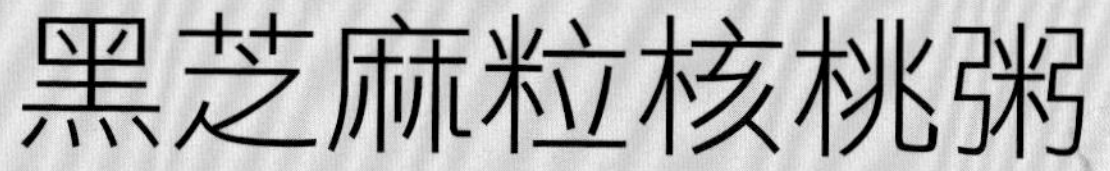

黑芝麻粒核桃粥

防止掉髮、白髮

〉食材

黑芝麻粒30g、核桃10個、糙米60g、黑糖15g、糖蜜10cc、枸杞子15g。

〉作法

1. 糙米洗淨，泡入750cc的沸水中，約30分鐘；核桃切碎。
2. 所有食材混合入鍋煮至熟爛，即可進食。

〉烹調叮嚀

選購黑芝麻粒時，以未經炒過的生芝麻粒為宜，且須加以搗碎，才易被人體吸收。

〉飲食宜忌

患有慢性腸炎、便溏、腹瀉及腎功能異常者不宜食用。

桑白皮護髮精力湯

改善掉髮、預防白髮

〉食材

桑白皮20g、鳳梨100g、蘋果（小）1顆、黑芝麻粉3g、花粉、藍藻、大豆卵磷脂、小麥胚芽、啤酒酵母各5克、液體蘋果酵素20cc。

〉作法

1. 桑白皮洗淨後加水500cc，入鍋大火先煮滾，小火續煮20分鐘，濾渣取湯，待涼備用。
2. 將鳳梨與蘋果去皮切成小塊，與所有食材連同桑白皮湯，一起放入果汁機充分拌勻，即可趁鮮飲用。

〉飲食宜忌

腸胃功能欠佳者，可能會因為食用較酸的鳳梨，而感到不舒服，可以改用別種水果取代。

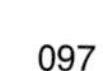

薑汁酒

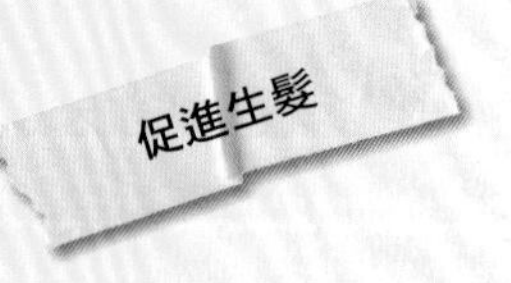

〉食材

薑150g、高粱酒300cc。

〉作法

將薑洗淨、晾乾、切絲，與高粱酒浸泡於玻璃罐中二週以上，每日早晚以脫脂消毒棉沾薑酒，塗在髮根部位，停留30分鐘後才洗掉，便可刺激生髮。

〉使用叮嚀

30分鐘後一定要洗掉，以免造成皮膚疹。

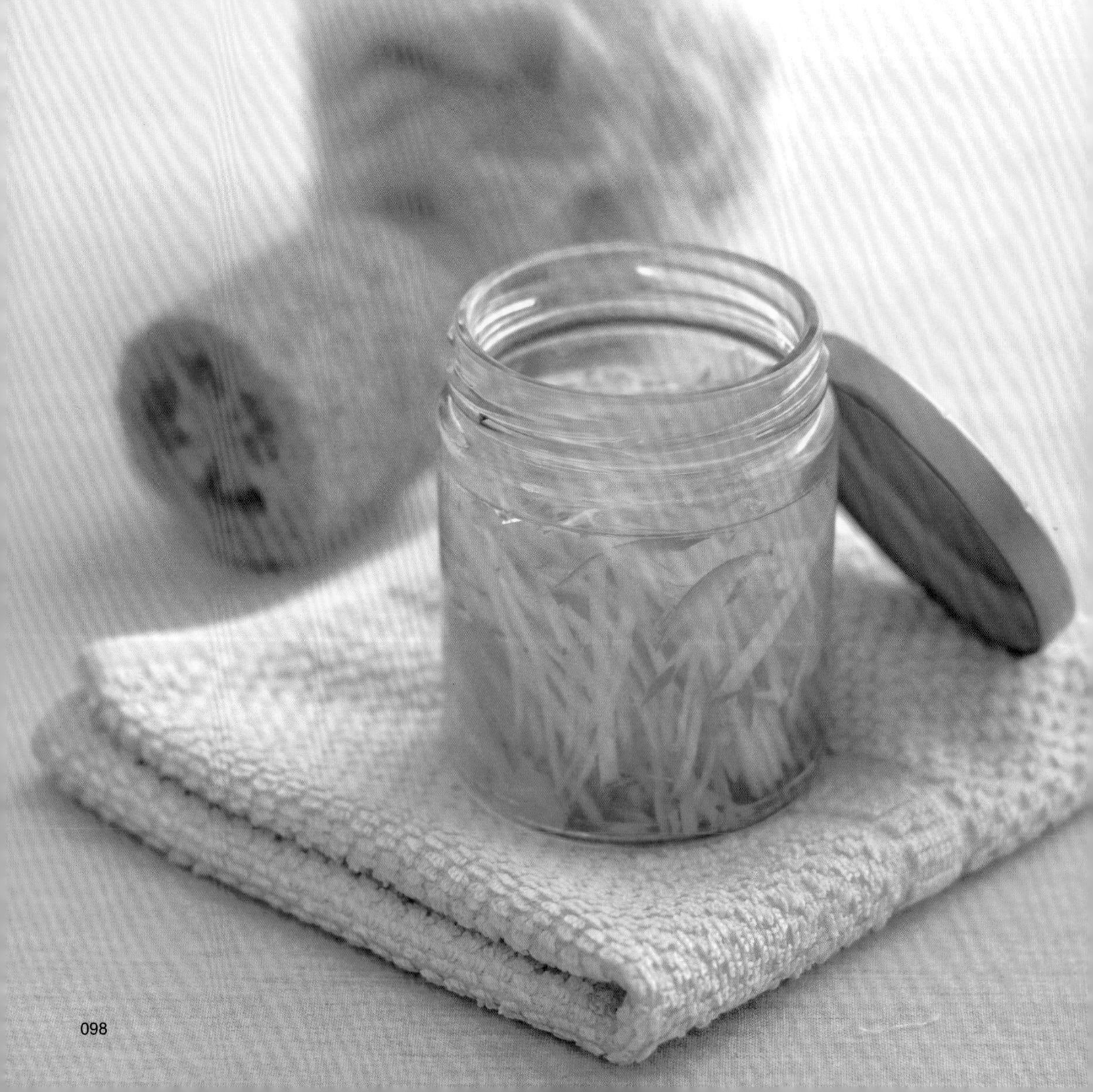

問題02

腰痠背痛

根據統計，大約有70～80%的人，一生中都曾有過腰痠背痛的經驗，也因此在所有的慢性疼痛病患中，腰痠背痛的病患占了最高的比例。引起的原因，包括久坐辦公室、不當的姿勢，如彎腰或舉重物，尤其女性在生理期或長時間穿著高跟鞋時，很容易引起腰痠背痛。

疼痛是身體發出的警訊，經常腰痠背痛，就代表身體某處出現了問題。若長期有腰痠背痛的困擾，請勿忽略這個警訊，應盡快到醫院進行檢查，以確定身體有無異常，切勿長期依賴成藥，以免導致不良的副作用。

舒緩腰痠背痛的紅、黃、綠燈食物大公開

紅燈食物

此類食物容易導致氣瘀血黏，不利於腰痠背痛的患者，平時應忌口，以免因氣血不通加重痠痛。

- **油膩食物：**滷豬腳、梅干扣肉、佛跳牆、叉燒肉、東坡肉、蒜苗回鍋肉、魯肉飯等，都是油脂太高的食物，越吃就越痠痛。
- **炸煎燻烤食物：**油條、薯條、牛排、炸雞排、煎魚、燻豬肉、烤鴨等，因為經過高溫烹飪容易使脂肪變質，日積月累會使膽固醇升高，血液黏滯，循環不良，必然使氣血不通，加重痠痛。
- **熱性上火食物：**榴槤、荔枝、龍眼、辣椒、洋蔥、咖哩、芥末、沙茶醬、胡椒粉、芝麻醬、花生醬等，吃多了會導致肝火旺盛，患部容易發炎，因此不宜食用。

黃燈食物

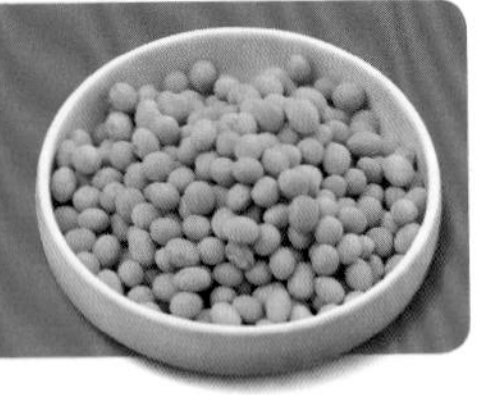

此類食物營養、熱量適中，含油、糖稍高或屬性偏熱，容易造成腰痠背痛，平時應少吃。

- **燥熱性食物：**大蒜、韭菜、紅毛丹、栗子、櫻桃等。
- **高普林食物：**黃豆、黑豆、蘆筍、紫菜、各種菇類、動物內臟等。
- **其他：**酒、咖啡、香菸、檳榔等。

綠燈食物

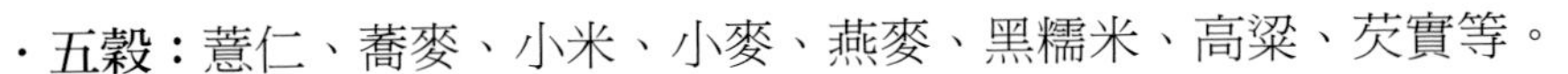

此類食物營養豐富，低熱量、低油、低糖，多為新鮮、天然、原味的食物，平時應多攝取，但不宜過量。

- **五穀：**薏仁、蕎麥、小米、小麥、燕麥、黑糯米、高粱、芡實等。
- **水果：**西瓜、蘋果、番茄、山竹、水蜜桃、奇異果、椰子、橘子、水梨、火龍果、鳳梨等。
- **蔬菜：**小白菜、大白菜、高麗菜、綠花椰菜、白花菜、牛蒡、冬瓜、甜菜根、紅鳳菜、莧菜、空心菜、紅蘿蔔、洋蔥、木耳等。
- **其他：**明日葉、九層塔、髮菜、海帶、茶、蓮子、枸杞、醋等。

TIPS

擊退腰痠背痛，有撇步！

- **維持正確的姿勢**
  坐的時候，腰要挺直，雙腳著地，小腿自然下垂，臀部後靠，可利用靠枕保持腰的弧度。避免長時間久坐不動，記得每隔一小時就起身動一動，以舒緩腰背的不適。
- **選擇軟硬適中的床墊**
  許多人以為床墊要軟才能一覺好眠，其實睡覺時若床墊太軟，脊椎不能獲得適當支撐，無法保持背部的正常弧度及弓度，隔天起床時，腰背部就容易產生痠痛感。
- **生薑濕布熱敷**
  老薑一大塊（約手掌大小），至少400g，拍碎加水3000～4000cc，滾後小火再煮20分鐘，待降溫至50℃左右，準備兩條厚毛巾，浸於熱薑湯中，手戴橡皮手套，趁熱從薑湯中取出濕毛巾，擰乾後熱敷於痠痛處，兩條毛巾交替敷30分鐘。

紅蘿蔔洋蔥蘋果汁

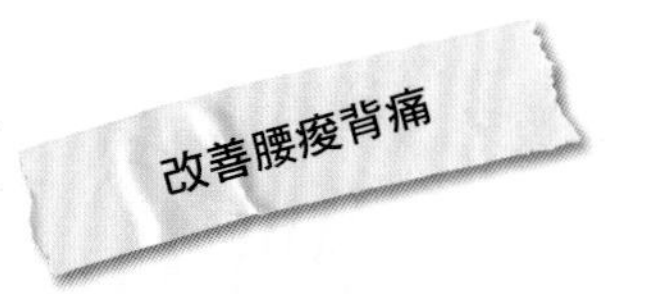

〉食材

胡蘿蔔2～3條、洋蔥1/4個、蘋果1個。

〉作法

將上述食材洗淨後去皮切塊，用分離式榨汁機榨出原汁，要趁新鮮飲用。

〉烹調叮嚀

胡蘿蔔或蘋果若是有機的，可以連皮使用，但蘋果的蒂頭及尾部仍要切除，避免其中藏污納垢。

〉飲食宜忌

凡有皮膚搔癢、眼疾、胃病，以及內臟發炎者不宜多喝。

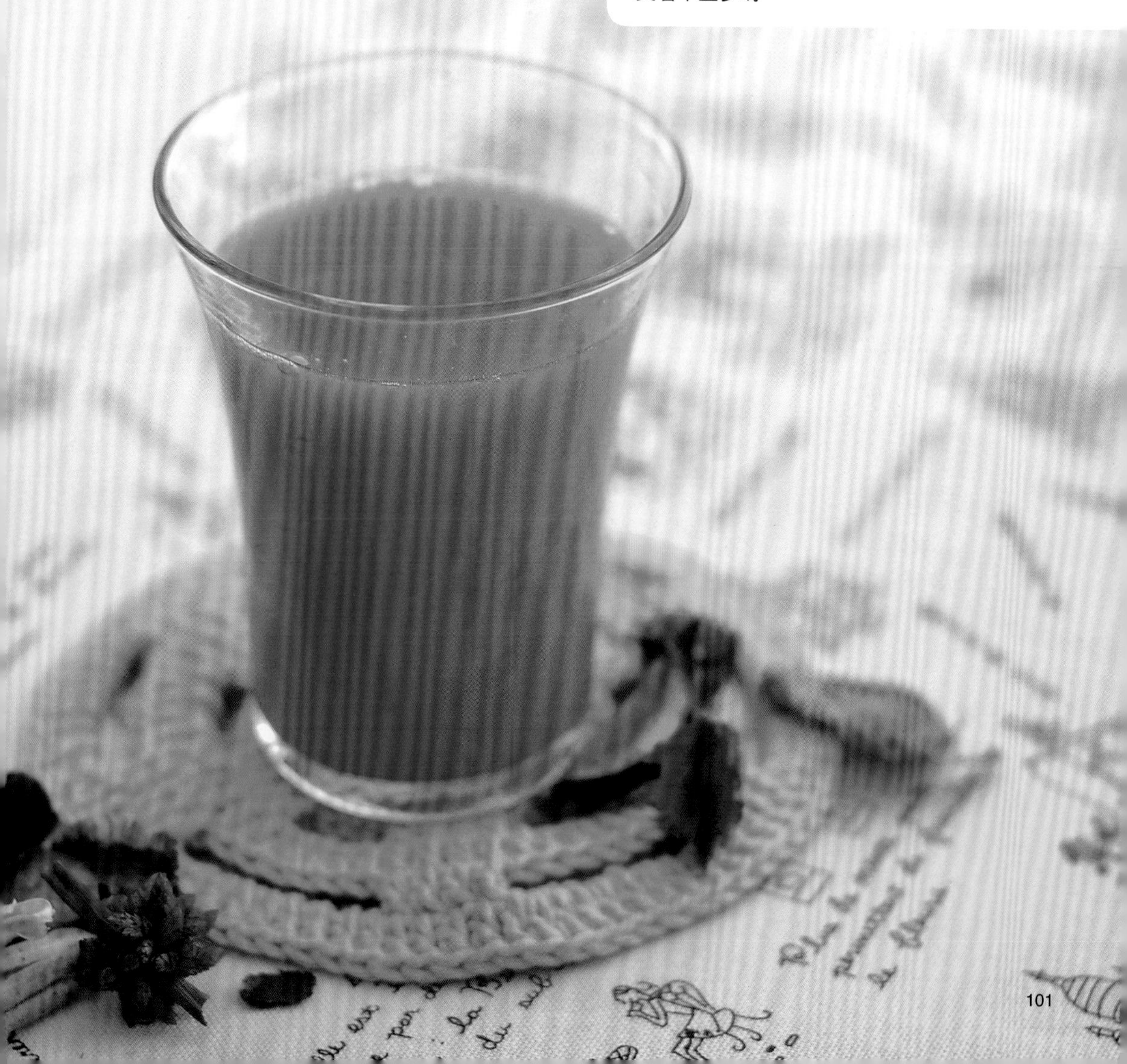

木耳蓮子枸杞湯

富含膠質、改善痠痛

〉食材

黑木耳、白木耳乾品各10g、蓮子20g（新鮮或泡水發過的）、枸杞子30g、黑糖30g。

〉作法

1. 黑木耳及白木耳洗淨後，用溫開水泡軟。
2. 木耳切碎後，將所有食材連同水1500cc一起用電鍋蒸煮至熟爛，食用時酌加黑糖調味。

〉烹調叮嚀

蓮心非常苦，一般做法蓮子要先去心，以免煮出來的湯會有苦味，但若體質過於燥熱，則可保留蓮心一起煮，雖然味苦，但降火消炎的功效十分顯著。

〉飲食宜忌

尿酸偏高及腎功能異常者不宜進食。

明日葉鳳梨汁

消炎止痛

〉食材

明日葉（新品）150g、鳳梨300g。

〉作法

明日葉洗淨，鳳梨去皮切塊，用分離式榨汁機榨出原汁，現榨現喝。

〉烹調叮嚀

明日葉不易榨出原汁，最好洗淨後切碎，加200～250cc的冷開水，用一般果汁機充分拌勻後，再用濾網濾渣取汁，亦可購買「轉軸式榨汁機」，只須將明日葉洗淨後切段放入，不必加水，原汁就會榨出，但相對來說，價格比較昂貴。

〉飲食宜忌

尿素氮異常、尿蛋白異常、肌酸酐異常、腎炎、尿毒症、腎結石、洗腎、腎癌及腎功能不全患者忌喝。

醋茶

活血化瘀

〉食材

茶葉10g、純釀造米醋15cc。

〉作法

1. 茶葉10g，加水1500cc煮滾後，轉小火續煮20分鐘，濾渣。
2. 每次要喝之前，加入10～15cc米醋，要溫熱飲用，早晚各喝300～500cc，一天喝2次。

〉烹調叮嚀

可用蘋果醋代替天然米醋，每次要喝之前，先將茶湯溫度調好（微溫便可，不可高溫），要喝時才將米醋加入。

〉飲食宜忌

不宜飲用過量，以免造成腸胃不適。

疏通氣血、減輕痠痛

九層塔炒青皮鴨蛋

〉食材

九層塔30g、青皮鴨蛋1個、米酒50cc。

〉作法

九層塔洗淨、切碎，與青皮鴨蛋、米酒合炒，酌加橄欖油、海鹽調味，趁熱進食，連吃一周即可見效。

〉烹調叮嚀

九層塔的香味遇高溫會減少或消失，所以在食物快熟前再放入，才能保留九層塔濃郁的香味。

〉飲食宜忌

熱性體質者不宜多吃。

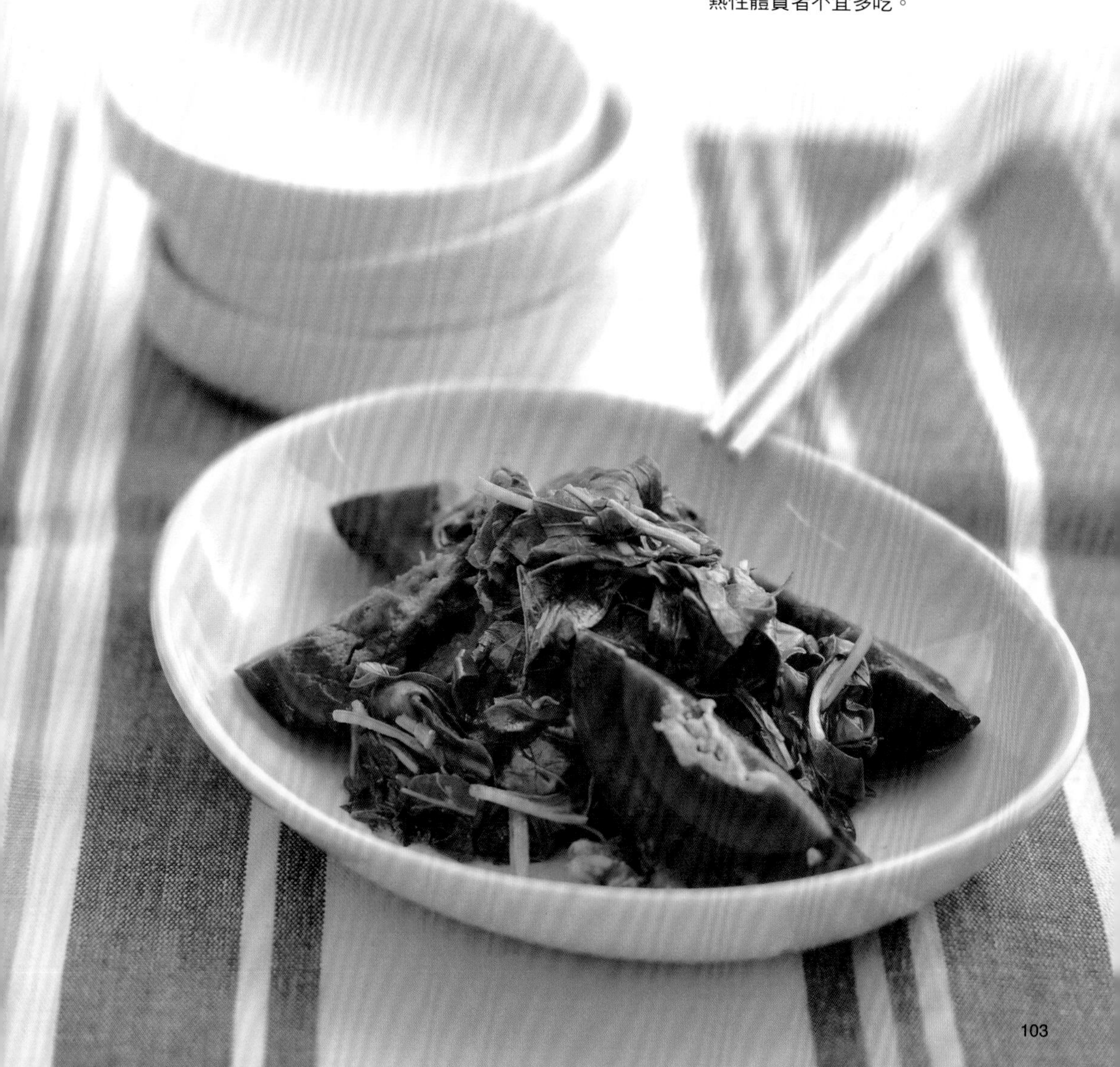

問題03

肥胖

肥胖症是指脂肪組織過剩，而被積存起來的狀態。肥胖容易產生各種疾病，如心臟病、動脈硬化、高血壓、糖尿病、脂肪肝、濕疹、卵巢機能衰弱、不孕症、關節炎、容易疲勞、腰痠背痛，甚至癌症等。平常比標準體重增減10%者（理想體重算法：【身高（公分）-100×0.9】，便是標準體重，若超過10%以上便是肥胖症。

其實，造成肥胖的原因很多，但絕大多數都與飲食內容和生活作息有關，如經常熬夜、少動多吃等不良習慣，導致吃進去的熱量大於消耗的熱量，久而久之，造成體重增加。所以遠離肥胖最有效的方法就是節制飲食、充分運動。相信只要持之以恆，體重不僅會逐漸下降，而且也不會復胖。

想要瘦身的紅、黃、綠燈食物大公開

紅燈食物

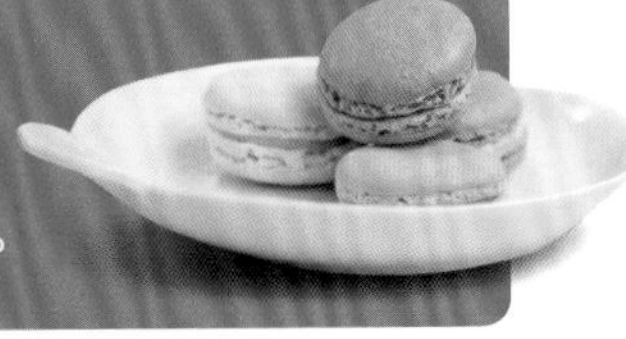

此類食物為低營養、高熱量、高油、高糖或是調味、加工較複雜的食物，容易引起肥胖問題，平時應忌口。

- **炸煎燻烤食物：**炸雞腿、炸排骨、臭豆腐、炸年糕、蔥油餅、燻雞、烤鴨、甜甜圈、披薩等，易使體脂肪節節上升，體重只升不降。
- **油膩食物：**油飯、滷肉飯、豬腳飯、牛肉麵、麻油雞、肉骨茶、佛跳牆、豬油甜芋泥、牛排、羊肉火鍋等，都是太油膩的食物。若是日常三餐都是這些食物，不胖也難！
- **高熱量食物：**蛋糕、年糕、蛋塔、奶昔、漢堡、月餅、綠豆糕、鳳梨酥、牛肉乾、蔥油餅、小西點、過甜的飲料等，都是一吃就胖的食物。

黃燈食物

此類食物營養、熱量適中，含油、糖稍高，同樣不利於肥胖患者，平時應少吃。

- 澱粉類：白飯、白麵、麵包、蛋餅、蘿蔔糕、燒餅等。
- 太甜的水果：榴槤、香蕉、芒果、甘蔗、荔枝、龍眼等。
- 太甜的點心：布丁、冰淇淋、豆花、花生醬、芝麻醬等。
- 堅果：腰果、松子、板栗等。

綠燈食物

此類食物營養豐富，低熱量、低油、低糖，多為新鮮、天然、原味的食物，平時應多攝取，但不宜過量。

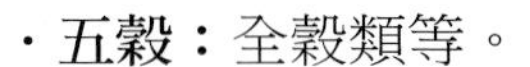

- 五穀：全穀類等。
- 水果：木瓜、鳳梨、蘋果、番茄等。
- 蔬菜：牛蒡、胡蘿蔔、白蘿蔔、綠花椰菜、小白菜、苦瓜、黃瓜、冬瓜、青椒、高麗菜、香菇、芹菜、竹筍、牛蒡、蘆筍、苜蓿芽等。
- 其他：海帶、黑木耳、蒟蒻、米醋、蘋果醋、煉梅、紫蘇梅等。

TIPS

擊退肥胖，有撇步！

- **撰寫飲食日記，改正不良的飲食方式**
  需要進行減肥的人，不妨花點時間撰寫飲食記錄，來分析自己日常飲食狀況有無需要改進的地方，同時也可以藉由飲食記錄，進一步請營養師提供諮詢，以便更有效地達成減重的目標。
- **全身性運動，幫助控制體重**
  減肥時，必須選擇全身性的運動，如走路、慢跑、游泳、騎單車、有氧舞蹈等。同時衡量自己的身體狀況，以適當的運動控制體重。
- **多喝水有助於減肥**
  過量進食或消耗不足容易造成脂肪堆積，導致肥胖。水可促進燃脂作用，並有助於促進肝臟內脂肪的代謝，所以多喝水有利於減少體內脂肪的堆積。

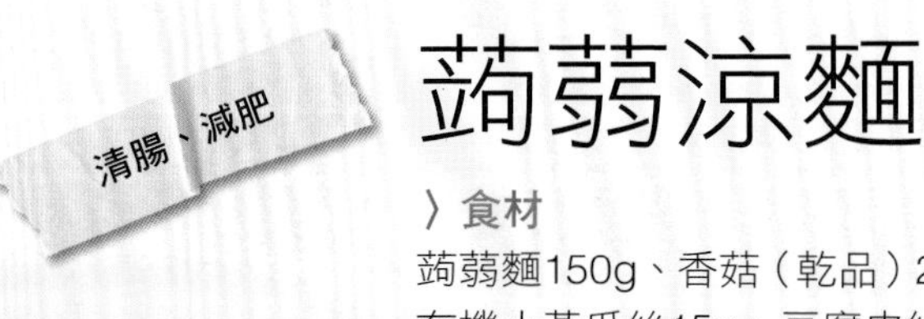

蒟蒻涼麵

〉食材

蒟蒻麵150g、香菇（乾品）2朵、有機胡蘿蔔絲15g、有機小黃瓜絲15g、豆腐皮絲50g、小芹菜末10g。

〉作法

1. 蒟蒻麵先下鍋煮熟撈起，放入冷開水中30秒，撈起備用。
2. 香菇泡軟切絲，與豆腐皮絲一起下鍋調味煮熟備用，放涼。
3. 小黃瓜絲、胡蘿蔔絲泡鹽水30分鐘（粗鹽2g、冷開水200cc）後瀝乾備用。
4. 將蒟蒻麵排在盤上，再平鋪香菇絲、豆腐皮絲、胡蘿蔔絲、小黃瓜絲、小芹菜末，淋上紫蘇梅汁拌勻即可食用。

〉烹調叮嚀

蒟蒻麵營養成分較少，不宜單獨長期食用，必須配合其他的食材才能達到均衡的營養。

〉飲食宜忌

糖尿病患在食用蒟蒻時宜吃吃停停，避免長期當作主食，造成低血糖的發生。

減肥蔬菜泥

改善體質、通便排毒

〉食材

胡蘿蔔50g、冬瓜50g、綠花椰菜2小株（約50g）、小白菜2葉（約30g）、蘆筍3支（約60g）。

〉作法

1. 所有食材洗淨；胡蘿蔔、冬瓜去皮切塊；綠花椰菜切小朵；蘆筍、小白菜切段。
2. 將所有食材用臭氧機打30分鐘，入鍋加水1250cc，大火煮滾後，轉小火續煮20分鐘。
3. 再將已煮熟的菜料及菜湯用果汁機打成泥狀即可。

〉烹調叮嚀

若要強化營養可加入三寶粉：大豆卵磷脂、小麥胚芽、啤酒酵母各1匙（約5g）。

〉飲食宜忌

尿蛋白異常、尿素氮異常、肌酸酐異常、尿毒症、洗腎、腎功能不全、腎癌、糖尿病、尿酸高及痛風不宜多吃。

五汁飲

利尿消腫

〉食材

蘋果1個、大黃瓜1/4條（約150g）、苦瓜150g、青椒1/2個（約100g）、西洋芹（約120g）。

〉作法

1. 所有材料洗淨，蘋果、大黃瓜去皮、切塊；苦瓜、青椒去籽、切塊；西洋芹切段。
2. 將全部食材用分離式榨汁機榨出原汁，要現榨現喝。

〉烹調叮嚀

避免吃到農藥，盡量選購有機栽培的食材，並充分洗淨，若是有機的，可連皮一起使用。

〉飲食宜忌

脾胃虛寒元氣不足、尿蛋白異常、尿素氮異常、肌酸酐異常、尿毒症及洗腎、腎功能不全者不宜多吃。

淨身牛蒡汁

塑身、通便

〉食材

牛蒡4～5條。

〉作法

1. 用鹽水浸泡3分鐘，洗淨後連皮切小段。
2. 用分離式榨汁機榨出原汁，宜現榨現喝。

〉烹調叮嚀

牛蒡的外皮很容易被刷除，因食療訴求皮、肉均要保留，所以刷洗時勿用絲瓜布，宜用柔軟的海棉，才能保留外皮。

〉飲食宜忌

凡腺體腫瘤，包含乳癌、子宮癌、卵巢癌、前列腺癌、淋巴癌等患者均不宜飲用。

瓜類湯

消除水腫、減肥

〉食材

冬瓜250g、芹菜末10g、胡蘿蔔絲15g、高麗菜絲15g、豆腐皮50g、香菇乾品2朵。

〉作法

1. 冬瓜洗淨、切片，香菇泡軟切絲。
2. 除了芹菜外，將所有材料放入鍋內，加入水750cc，以大火煮滾後，轉小火續煮至熟，起鍋前加入調味料、芹菜末即可。

〉烹調叮嚀

因功效在於消腫，不可加太多的鹽，越清淡越好，少油少鹽。

〉飲食宜忌

痛風、高尿酸血症、尿蛋白異常、尿素氮異常、肌酸酐異常、腎炎、水腫、尿毒症、洗腎及腎功能不全者不宜多吃。

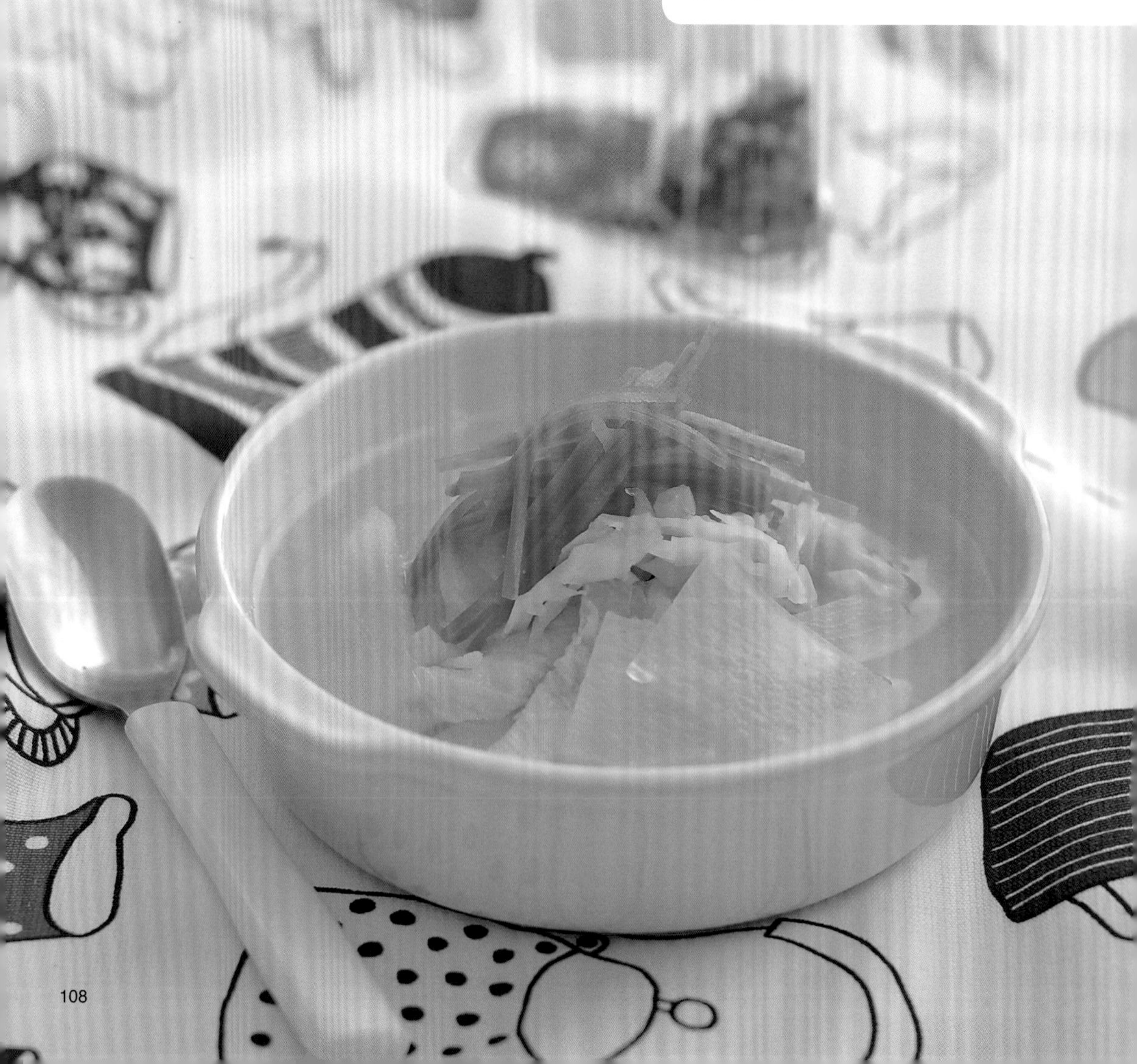

問題04

孕期不適

當準媽咪沉浸在懷孕的喜悅中，難免會出現一些不舒服的症狀，如：噁心、嘔吐、胃酸灼熱感、頻尿、牙齦出血、水腫、腰痠背痛、便祕、抽筋等不適。

若因孕吐影響食慾時，可以補充維他命B6較豐富的食物，如優酪乳、百香果、紫蘇梅、蘋果等，以改善孕吐，提升食慾。孕期一定要攝取到均衡的營養，才能讓胎兒順利成長。

身為孕婦的妳若能充分了解孕期不適的原因，並針對原因找出飲食對症驗方，那麼即便出現孕期不適，也能做好安全的護理措施，輕鬆度過懷孕階段！

準媽咪的紅、黃、綠燈食物大公開

紅燈食物

此類食物為低營養、高熱量、高油、高糖或調味、加工較複雜，容易造成流產的食物，不利於準媽咪，平時應忌口。

- **水果：**榴槤、乾燥的果乾、蜜餞等。
- **含咖啡因食物：**濃茶、咖啡、可樂等。
- **未加熱食物：**生魚片、螺肉、生雞蛋等。
- **熱性食物：**羊肉、鹹酥雞、臭豆腐、蚵仔煎、蔥油餅、煙燻火腿、臘肉、烤鴨等各種炸煎燻烤食物。
- **其他：**黃連、薏仁、山楂、藥酒、黑木耳、海帶及各種藥草等。

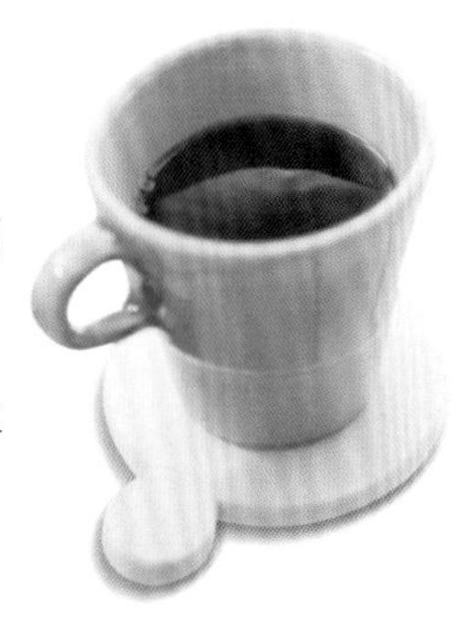

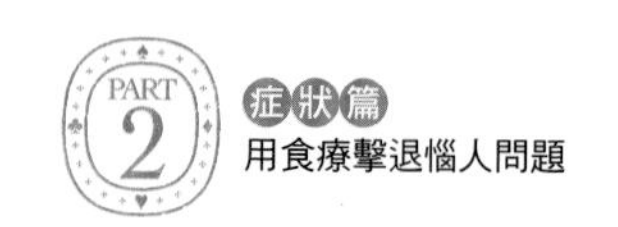

黃燈食物

此類食物營養、熱量適中，含油、糖稍高，或屬於過敏性的食物，同樣不利於準媽咪，平時應少吃。

- **容易引發過敏的水果：**芒果、奇異果、鳳梨、草莓等。
- **容易引發過敏的蔬菜：**茄子、南瓜、芋頭等。
- **其他：**人參、罐頭食品、泡麵等。

綠燈食物

此類食物營養豐富，低熱量、低油、低糖，多為新鮮、天然、原味的食物，平時應多攝取，但不宜過量。

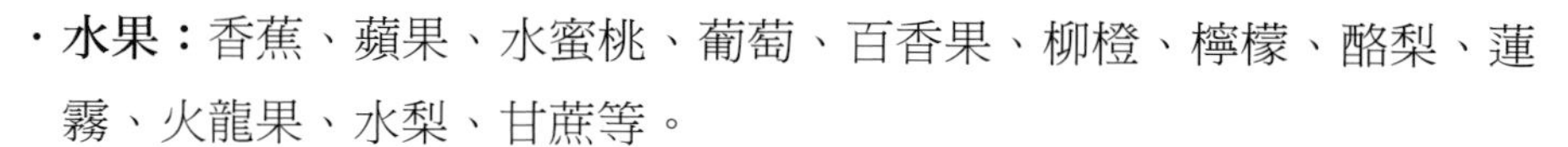

- **水果：**香蕉、蘋果、水蜜桃、葡萄、百香果、柳橙、檸檬、酪梨、蓮霧、火龍果、水梨、甘蔗等。
- **蔬菜：**花椰菜、豌豆、小白菜、竹筍、蒟蒻、牛蒡、蓮藕、空心菜、地瓜葉、蘆筍、芥藍菜、芥菜、高麗菜、玉米、洋蔥、黃瓜、冬瓜、絲瓜、苦瓜、葫蘆瓜、地瓜、薑等。
- **其他：**優酪乳、黑芝麻、枸杞、黑糖、黃豆、紫蘇梅、煉梅、糙米、松子等。

TIPS

擊退孕期不適，有撇步！

- **舒緩腰痠背痛，從日常生活做起**
  孕期因為腹部脹大會影響脊椎受力的方向，造成腰痠背痛。建議準媽咪除了避免讓體重快速增加外，也可以使用托腹帶，減輕腰背的負擔。另外，多休息或背部熱敷也有助於緩解不適。
- **高纖飲食，便祕不上身**
  每天至少喝水2000cc，以及攝取蔬菜、水果等高纖食物。另外，養成每天定時規律排便的習慣，餐後可以散散步，有助於腸胃消化。
- **抽筋時，你可以這麼做**
  當小腿肌肉抽筋時，請將腳板面向自己反屈，等過了10～15秒即會緩解。另外，平時多補充鈣質、熱水泡腳及按摩腿部也有助於減少抽筋的機會。

黑芝麻蜜糖優酪乳

〉食材

黑芝麻粉5g、枸杞子15g、糖蜜8cc、黑糖5g、優酪乳250cc。

〉作法

全部食材放入果汁機中，攪拌均勻後飲用。

補血、預防骨質疏鬆

〉烹調叮嚀

黑芝麻粉是經炒熟再磨成粉，比較燥熱，若熱性體質者可改用生的黑芝麻粒，但必須先將生芝麻粒洗淨（用濾網洗較容易），再泡入沸水約20分鐘，再用果汁機將黑芝麻粒與其他材料連同優酪乳充分拌勻，便能打碎。

〉飲食宜忌

尿蛋白異常、尿素氮異常、肌酸酐異常、尿毒症、洗腎、腎功能不全、腎癌、糖尿病及癌症者不宜食用。

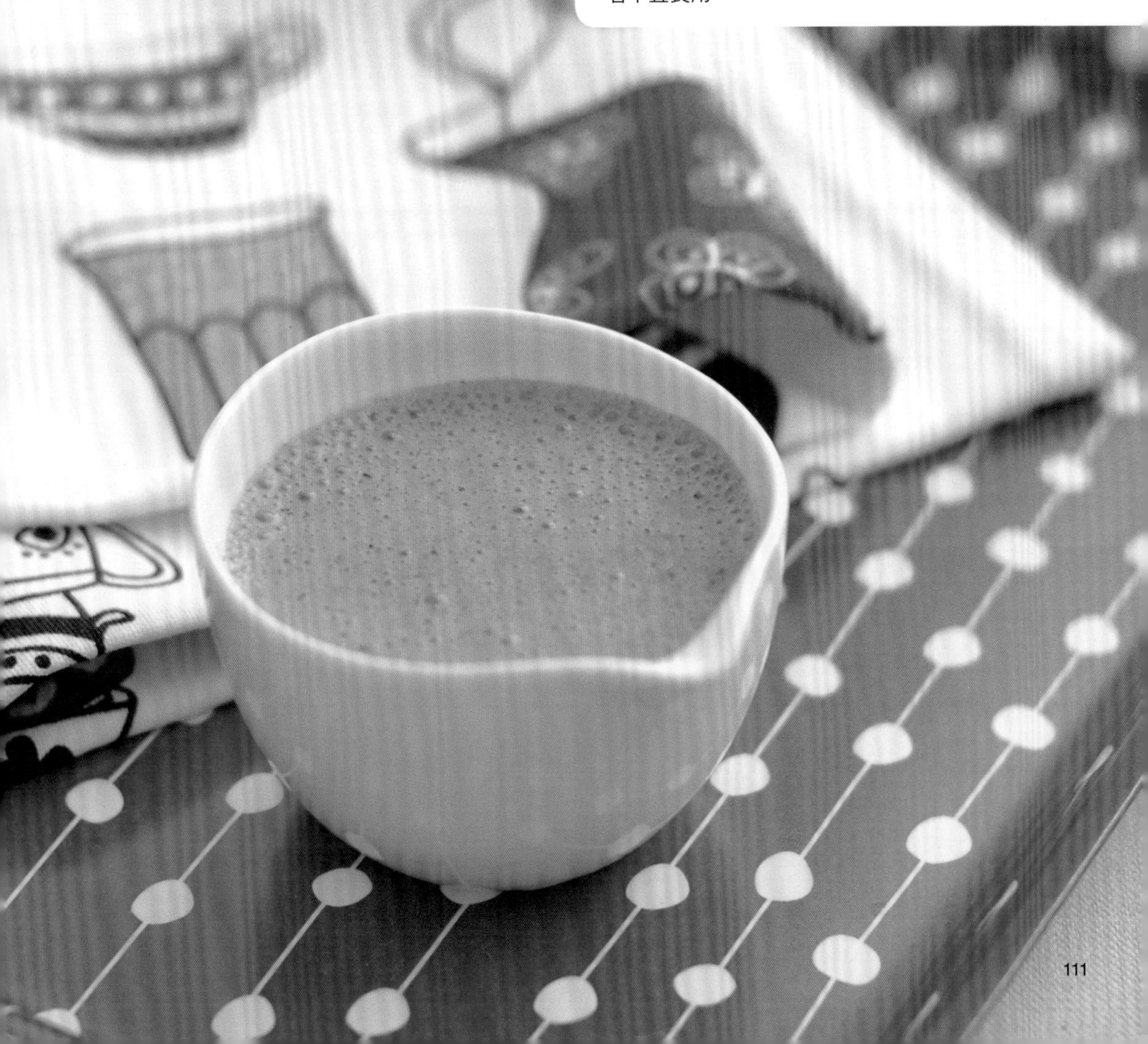

黃豆糙米地瓜牛蒡飯

改善便祕

〉食材

黃豆30g、糙米120g、黑芝麻粉3g、牛蒡50g、地瓜100g。

〉作法

1. 黃豆與糙米洗淨後，泡入沸水30分鐘；地瓜去皮切丁，牛蒡去皮刨絲。
2. 所有食材加水後，用電鍋蒸煮至爛熟即可。

〉烹調叮嚀

牛蒡刨絲後要立刻泡入鹽水中，才不會氧化變黑。

〉飲食宜忌

尿蛋白異常、尿素氮異常、肌酸酐異常、尿毒症、洗腎、腎功能不全、腎癌、尿酸高、痛風、乳癌、卵巢癌、子宮肌瘤及攝護腺癌者不宜多吃。

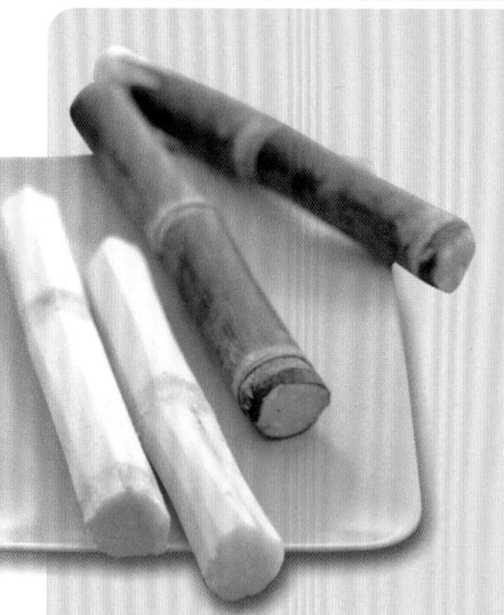

薑味甘蔗汁

改善孕吐

〉食材

甘蔗汁200cc、老薑汁10cc。

〉作法

兩者入鍋以大火合煮，滾後熄火，趁熱飲用。

〉烹調叮嚀

若不要太辣，亦可將老薑切3～5片，與甘蔗汁合煮。大火滾後，小火再煮5分鐘，濾除薑片即可飲用。

〉飲食宜忌

甲狀腺亢進、痔瘡、肺炎、肝炎、血糖偏高、喉痛、胃腸潰瘍及胃炎者不宜飲用。

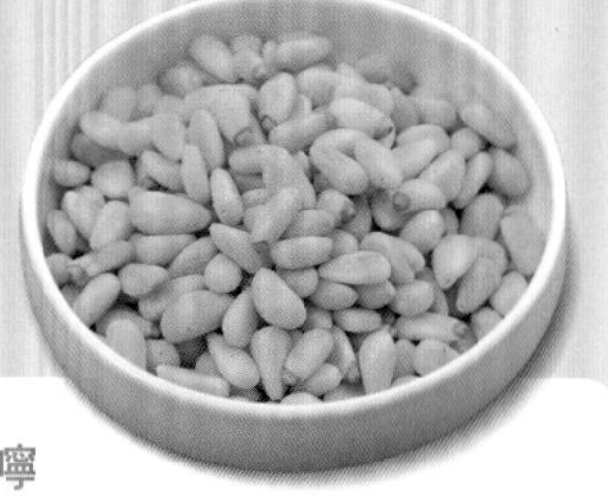

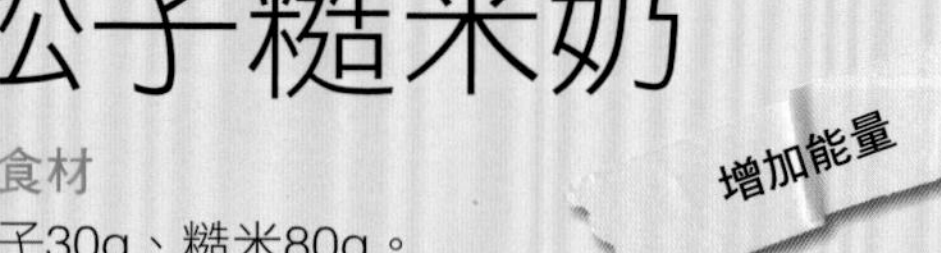

松子糙米奶

增加能量

〉食材

松子30g、糙米80g。

〉作法

1. 松子與糙米洗淨，再泡入1500cc的沸水裡30分鐘。
2. 再將三者一起放入調理機打成松子米漿。
3. 將松子米漿放入電鍋，煮至熟透即可趁熱飲用。

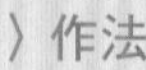

〉烹調叮嚀

飲用時，可酌加黑糖調味。

〉飲食宜忌

糖尿病與癌症不宜加糖；尿酸高、痛風及腎功能異常者不可多飲。

紫蘇梅汁

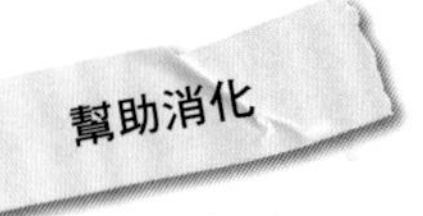

〉食材

紫蘇梅汁30cc、紫蘇梅2顆。

〉作法

將兩者用200cc的溫開水調勻即可飲用，喝湯並吃紫蘇梅。

〉烹調叮嚀

紫蘇梅屬醃漬物品，含鈉量偏高，不可吃過量，坊間有「煉梅」產品，可以直接嚼食，多吃無妨，對腸胃幫助更大。

〉飲食宜忌

紫蘇梅屬溫，性主疏泄，氣虛久逆、陰虛便滑、嘔吐者禁用。

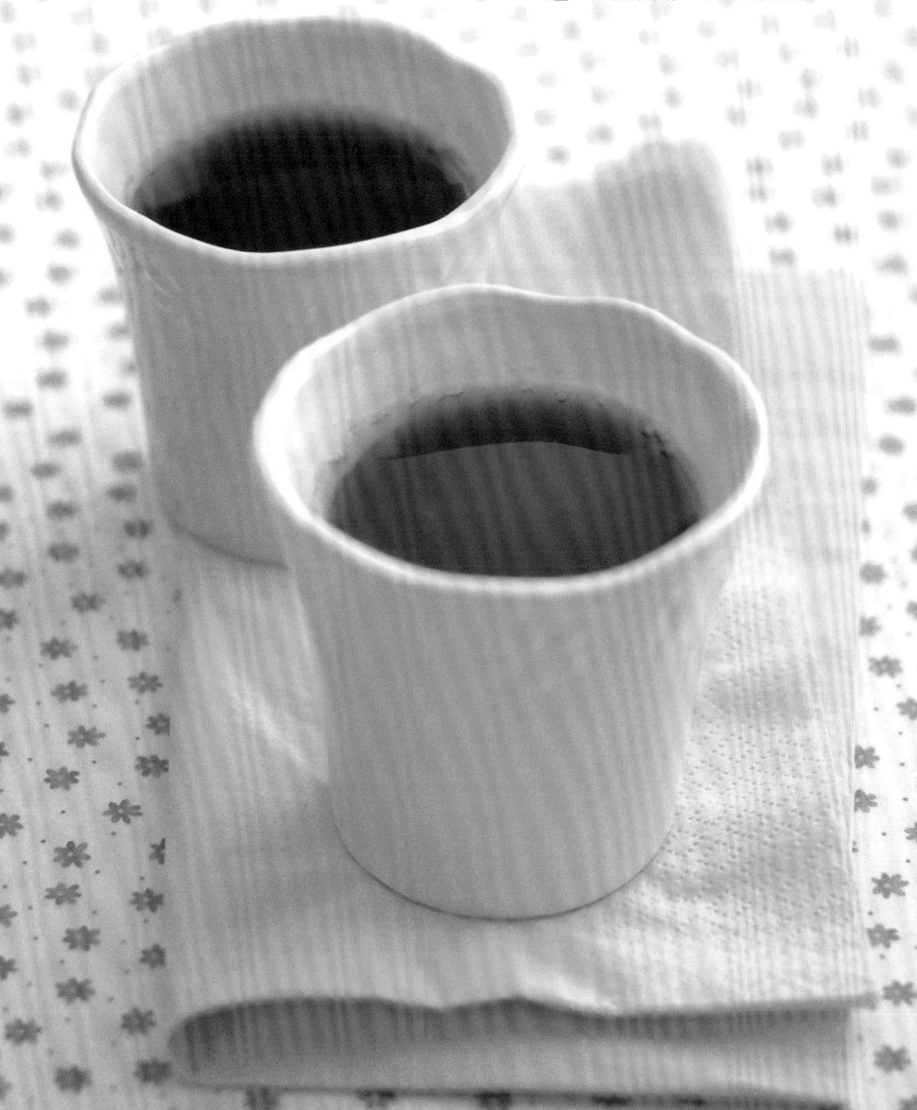

問題05

經期不順及經痛

月事不順包含月經週期太短或太長、月經量太多或太少，或月經不規則，也包括生理期間發生頭痛、手腳發冷、腹痛及情緒躁鬱、精神不振等症狀。根據統計，月經週期太短，罹患乳癌的機會較高，而月經週期太長則有可能誘發骨質疏鬆症。此外，經痛則是女性最困擾的生理現象，患者會出現不同程度的疼痛感，有時會伴隨發冷、冒冷汗等，嚴重者甚至可能因疼痛而呈現半休克的狀態。

有越來越多的女性出現經期不順及經痛的問題，主要的原因為作息與飲食，由於年輕女性怕胖，不敢多吃，容易使月經週期拉長，加上炎熱的夏天，許多女生連在經期都有喝冰品的習慣，久而久之，也會影響經量的多寡，形成日後婦科腫瘤的病因。

預防及改善經期不順及經痛的紅、黃、綠燈食物大公開

紅燈食物

此類為食物低營養、高熱量、高油、高糖或調味、加工較複雜的食物，容易引起經期不順及經痛，平時不宜多吃，在月經期間更要忌口。

- **冰冷食物：**冰冷飲料、冰棒、霜淇淋等。
- **涼性食物：**涼拌菜、梨、香蕉、橘子、西瓜、柚子、葡萄柚、椰子、白蘿蔔、大白菜、苦瓜等。
- **煎炸燻烤食物：**炸豬排、雞排、薯條、鹽酥雞、臭豆腐、炸薯條、烤鴨、燒餅、小西點等。
- **酸澀食物：**石榴、青梅、楊梅、楊桃、杏子、李子、檸檬、橘子、橄欖、桑椹等。

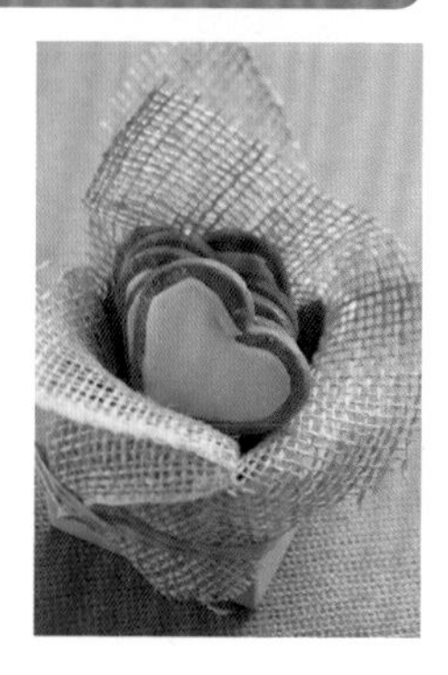

黃燈食物

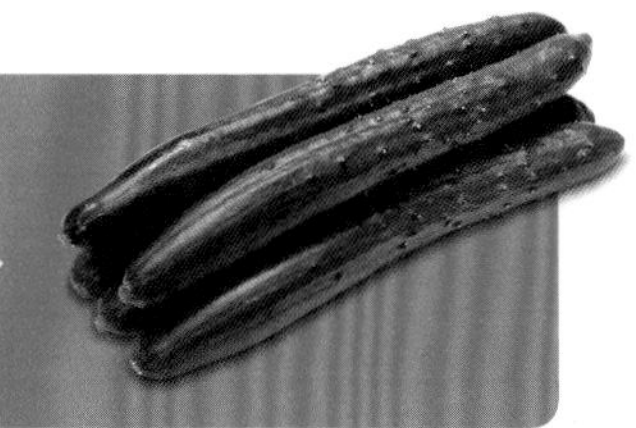

此類食物營養、熱量適中，屬性偏涼，同樣不利於經期不順及經痛患者，平時不宜多吃。

- **水果：**火龍果、蘋果、楊桃、山竹、草莓、枇杷、番茄、奇異果、哈密瓜、柿子等。
- **蔬菜：**大黃瓜、小黃瓜、竹筍、筊白筍、蓮霧、荸薺、空心菜、黃豆芽、牛蒡、蘆筍、大頭菜、油菜、金針菇。
- **其他：**魚腥草、左手香、車前草、薄荷等寒性藥草。

綠燈食物

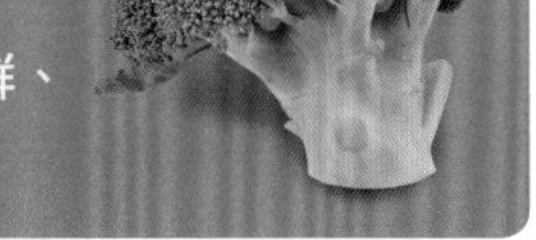

此類食物營養豐富，低熱量、低油、低糖，多為新鮮、天然、原味的食物，平時應多攝取，但不宜過量。

- **五穀：**小麥、燕麥、黑糯米、小米、高粱、糙米、薏仁、芡實等。
- **水果：**百香果、番石榴、鳳梨、葡萄、蓮霧、酪梨、柳橙、甘蔗、木瓜、青棗、芒果、荔枝、龍眼、水蜜桃、紅毛丹、釋迦、櫻桃等。
- **蔬菜：**山藥、胡蘿蔔、馬鈴薯、地瓜、綠花椰菜、高麗菜、豌豆苗、薑、小白菜、青江菜、香菇、香椿、玉米等。
- **其他：**蜂蜜、當歸、黃耆、益母草、紅棗、桂皮、山楂、紅糖等。

TIPS

擊退經期不順及經痛，有撇步！

- **多攝取富含鐵質的食物**
  多攝取富含鐵質的食物，如：紫菜、髮菜、黑芝麻粒、龍眼乾、黑糖、黑豆、葡萄乾、糖蜜、紅棗等，可強化身體的造血機能。
- **適度運動及熱敷，減輕經痛**
  在生理期時，可以採用一些簡單的方式來減緩經痛，包括：熱敷下腹部、洗熱水澡及適度運動。若出現無法忍受的疼痛，一定要去看醫師，才能治本根除。
- **均衡飲食，維持健康體態**
  身材肥胖或過瘦的女性容易因荷爾蒙失調，而導致月經不順，因此維持健康的體態是必須的。

緩解經痛

益母草紅棗茶

〉食材

益母草（乾）37.5g，紅棗20顆。

〉作法

將益母草洗淨，紅棗切開去籽，加水3000cc煮滾後，轉小火煮20分鐘，濾渣當茶飲。

〉烹調叮嚀

若嫌味道太苦，可酌加紅糖調味。

〉飲食宜忌

尿蛋白異常、尿素氮異常、肌酸酐異常、尿毒症、洗腎、腎功能不全、腎癌、腎炎、癌症者不宜食用。另外，糖尿病及癌症者勿吃紅棗。

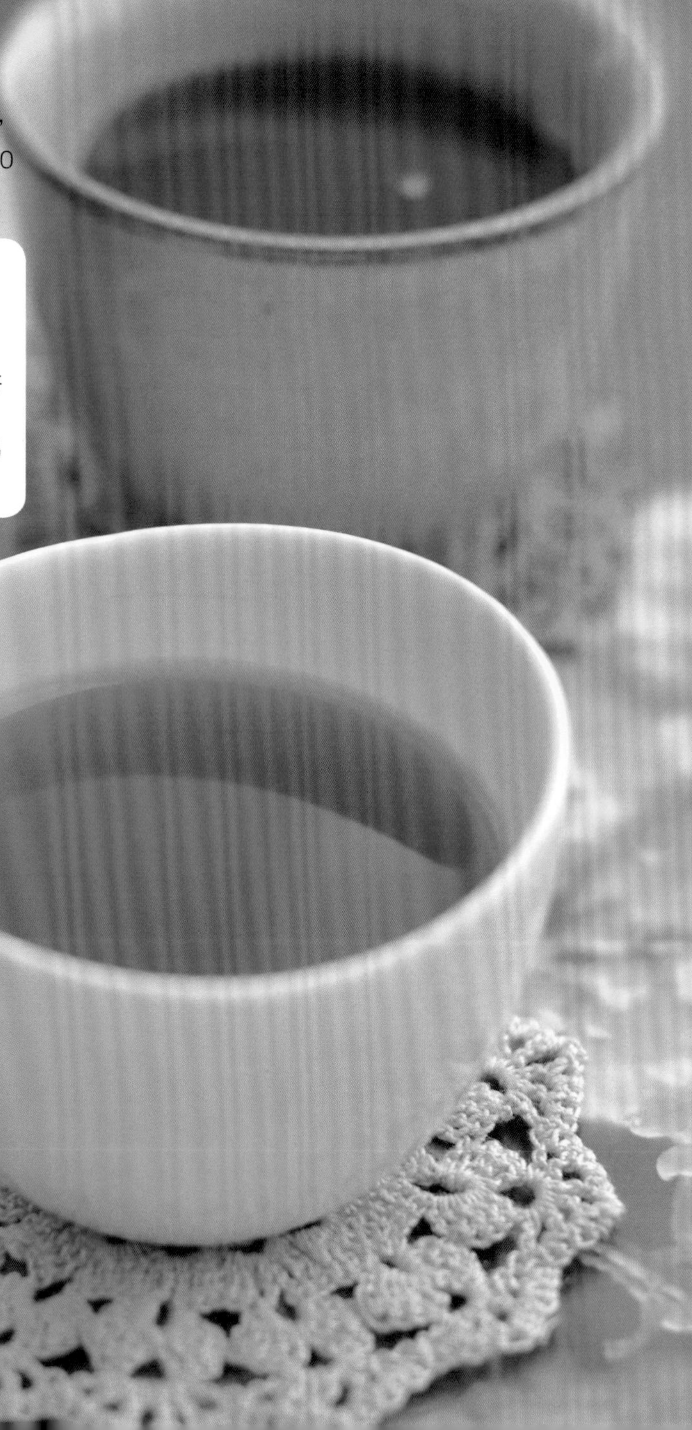

百香果婦寶湯

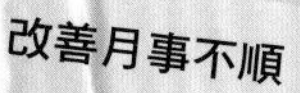

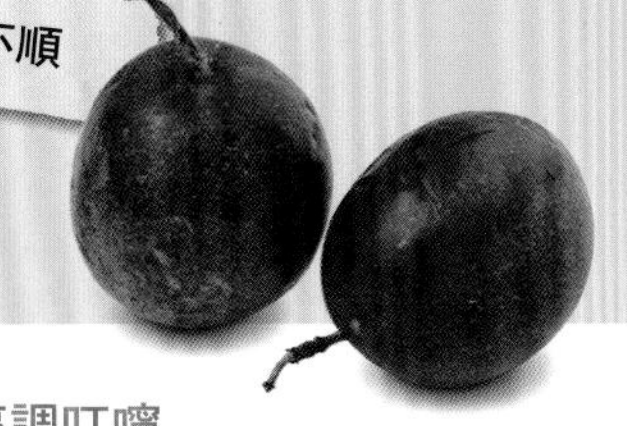

〉食材

百香果1個、益母草（乾品）10g、鳳梨100g、生薑1片、藍藻3g。

〉作法

1. 益母草、薑洗淨，加水300cc，以大火煮滾後，轉小火續煮20分鐘，濾渣待涼，即為「益母草薑湯」。
2. 百香果洗淨切開，挖出果肉；鳳梨去皮切丁。
3. 所有食材連同益母草薑湯放入果汁機，攪拌均勻即可。

〉烹調叮嚀

益母草中藥房有售，但味苦，不宜放太多。

〉飲食宜忌

胃酸過多、胃炎、胃腸潰瘍（胃腸出血）、胃痛者不宜加鳳梨，可改用木瓜；喉痛者不宜加薑。

強化紅糖薑湯

改善經痛與經血太少

〉食材

紅糖15g、老薑一小塊。

〉作法

1. 紅糖15g加水500cc煮滾後，轉小火續煮5分鐘。
2. 老薑磨成薑泥，取1小匙（約5g），倒入紅糖水中拌勻，即可飲用。

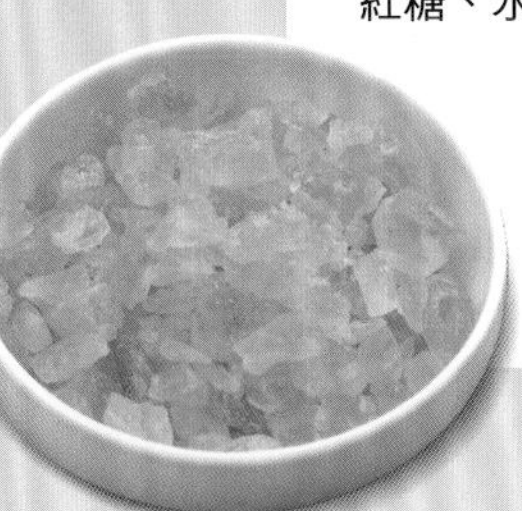

〉烹調叮嚀

若嫌太辣，亦可用老薑切片（約3～5片），與紅糖、水合煮20分鐘，濾渣取湯宜趁熱飲用。

〉飲食宜忌

尿蛋白異常、尿素氮異常、肌酸酐異常、尿毒症、洗腎、腎功能不全、腎癌、糖尿病及痛風者不宜食用。

桂皮山楂紅糖湯

改善氣滯血瘀的經痛、月事不順

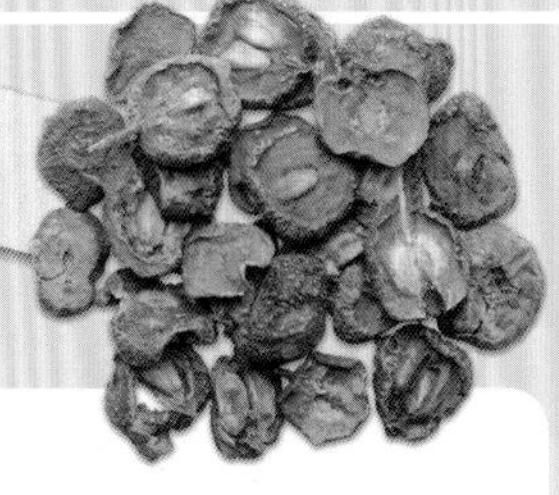

〉食材

桂皮6g、山楂10g、紅糖20g。

〉作法

將所有食材加水750cc煮滾後，轉小火續煮20分鐘，濾渣後當茶飲。

〉烹調叮嚀

糖尿病與癌症患者不宜吃甜，可去除紅糖，只喝桂皮山楂湯，但仍不可多飲。

〉飲食宜忌

脾胃虛弱者不宜多喝。

櫻桃葡萄汁

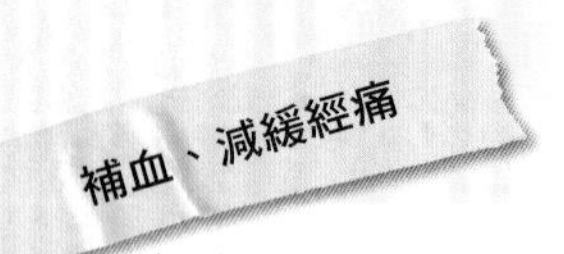

〉食材

櫻桃10顆、葡萄30顆。

〉作法

1. 櫻桃洗淨後去籽取肉；葡萄洗淨後去皮去籽。
2. 將葡萄肉連同櫻桃肉一起放入攪拌機，酌加冷開水100cc，充分拌勻後即可趁新鮮飲用。

〉烹調叮嚀

水果表皮可能沾有灰塵、細菌或蟲卵，務必仔細洗淨，且最好以過濾水清洗，以免水果吸收自來水中的氯。另外，為了防止養分流失，也不要在水中浸泡太久。

〉飲食宜忌

燥熱體質、體內發炎腫痛、糖尿病及癌症患者均不宜多吃。

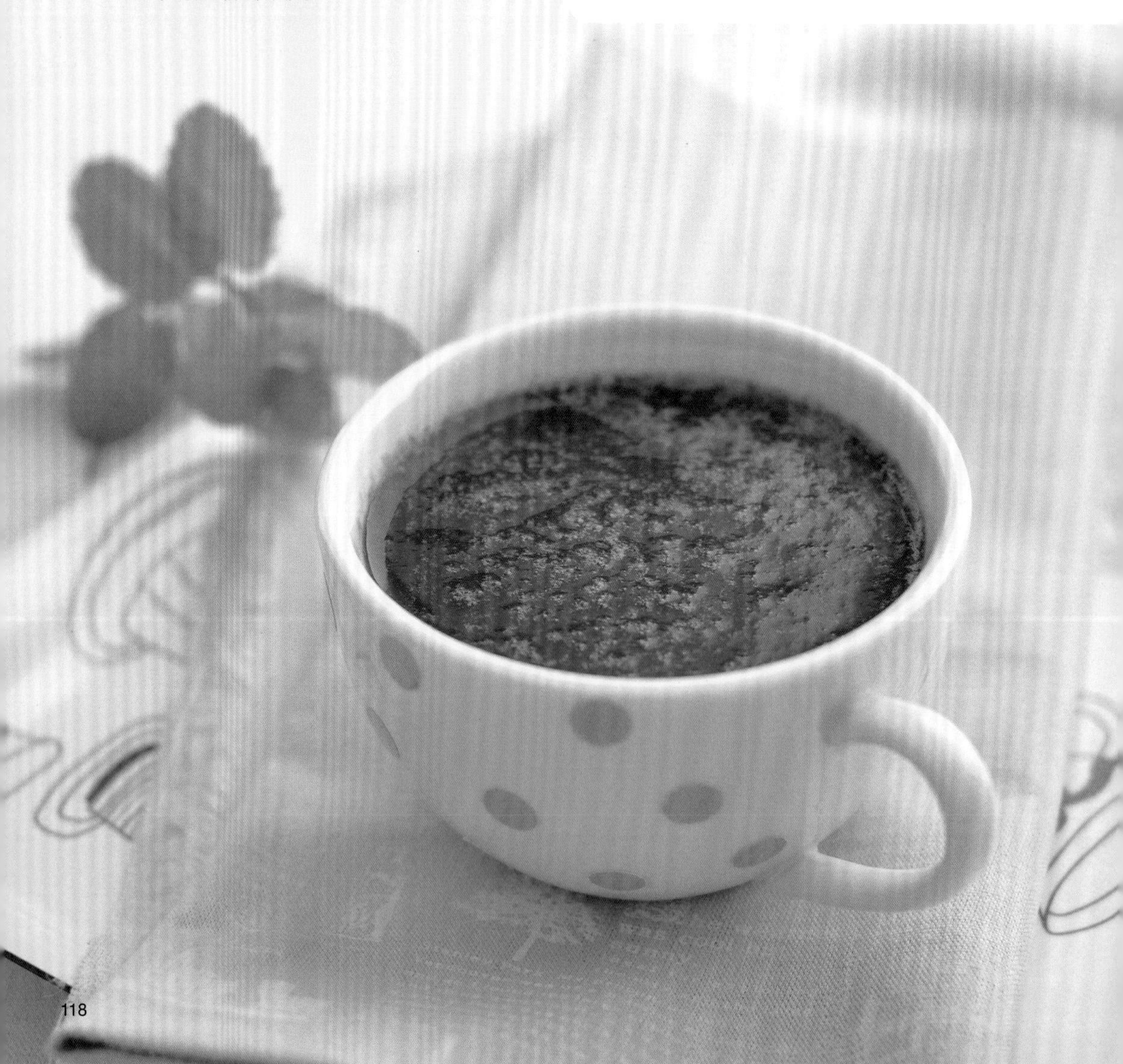

問題06 更年期不適

女性更年期是人生的一個特殊時期，是生理和心理容易出現各種異常現象的時期。一般來說，多半從46歲開始，女性邁入更年期後，卵巢與體內的各種內分泌腺會發生失調現象，於是會出現種種不適，如月經紊亂、停經、臉部發熱潮紅、盜汗、胸口悶、呼吸不順、乳房鬆弛下垂、體重增加、皮膚乾燥鬆弛、肌肉關節痛、尿失禁、失眠、記憶力減退、煩躁等症狀。

大部分的人能平安地度過女性更年期，但如果不加以調適，也容易出現一些異常的心理現象，如對外界因素反應更加敏感，有時一點小事，也會成為強烈情緒反應的導火線等，讓人倍感女性更年期的痛苦和煩惱。

預防及舒緩更年期不適的紅、黃、綠燈食物大公開

紅燈食物

此類食物為低營養、高熱量、高油、高糖或調味、加工較複雜的食物，不利於更年期患者，平時應忌口。

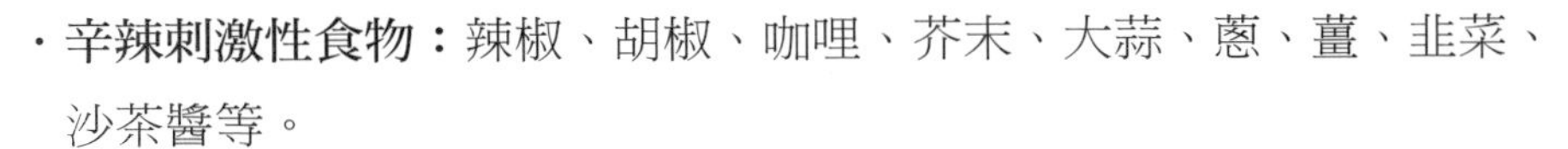

- **辛辣刺激性食物：**辣椒、胡椒、咖哩、芥末、大蒜、蔥、薑、韭菜、沙茶醬等。
- **熱性食物：**羊肉、牛肉、蝦、桂圓、荔枝等。
- **煎炸燻烤食物：**炸豬排、雞排、薯條、鹽酥雞、臭豆腐、炸薯條、烤鴨、燒餅、洋芋片、奶油蛋糕、甜甜圈、小西點等。
- **提神食物：**巧克力、咖啡、濃茶等。
- **生冷食物：**冰凍食品、飲料、冰淇淋、霜淇淋等。

黃燈食物

此類食物過於寒涼，同樣不利於更年期患者，平時必須有所節制，不宜吃過量，以免因更年期卵巢功能日漸萎縮，導致手腳冰冷、四肢無力。

- **水果：**火龍果、水梨、蘋果、楊桃、山竹、葡萄柚、草莓、枇杷、番茄、西瓜、香蕉、奇異果、哈密瓜、柚子、橘子、柿子、桑椹等。
- **蔬菜：**白蘿蔔、大頭菜、油菜、金針菇、蘑菇、莧菜、紅鳳菜、菠菜、芹菜、冬瓜、茄子、萵苣、髮菜、秋葵、大黃瓜、小黃瓜、苦瓜、竹筍等。
- **其他：**薄荷、魚腥草、左手香、馬齒莧、天門冬、玉竹、淡竹葉、茅根、羅漢果、膨大海等。

綠燈食物

此類食物營養豐富，低熱量、低油、低糖，多為新鮮、天然、原味的食物，平時應多攝取，但不宜過量。

- **五穀：**蓮子、薏仁、黃豆、黑芝麻粒、糯米等。
- **水果：**百香果、柳橙、甘蔗、水蜜桃、番石榴、酪梨、鳳梨、葡萄、蓮霧、木瓜等。
- **蔬菜：**金針菜、牛蒡、山藥等。
- **其他：**芡實、蓮子、熟附子、菊花、決明子、木耳等。

TIPS

擊退更年期，有撇步！

- **多吃黃豆製品，補充植物性雌激素**
  更年期女性可以適量攝取黃豆、豆漿、豆腐等黃豆製品，因為黃豆含有大豆異黃酮，具有類似雌性激素的作用，被認為可減緩因女性荷爾蒙不足的臉潮紅、心悸、盜汗等不適。
- **睡前熱水泡腳，安穩入夢**
  每天在睡前花30分鐘用熱水泡腳，可以讓人消除疲勞，容易入睡。泡腳時水的溫度略高於人體體溫，大約在40～41℃左右，可以在熱水中加入薑湯，對祛風散寒、安神助眠的效果更佳，若腳有傷口者，不宜熱水泡腳。

酪梨沙拉

改善更年期障礙

〉食材

酪梨1個、小黃瓜1條、大番茄1個、山藥60g（白肉種）。

〉調味料

有機醬油、芥末醬各適量。

〉作法

1. 酪梨洗淨，去皮去核，切塊；山藥洗淨，去皮切成薄片；小黃瓜與番茄洗淨切薄片。
2. 所有材料排入盤中，用有機醬油混合芥末醬調味，即可食用。

〉烹調叮嚀

若不喜歡芥末醬的味道，可以只加醬油或改用其他調味醬。

〉飲食宜忌

乳癌、乳房纖維瘤、子宮肌瘤、子宮頸癌、卵巢癌及各種腺腫瘤患者不宜吃山藥，可吃酪梨、小黃瓜及番茄，但必須清淡調味。

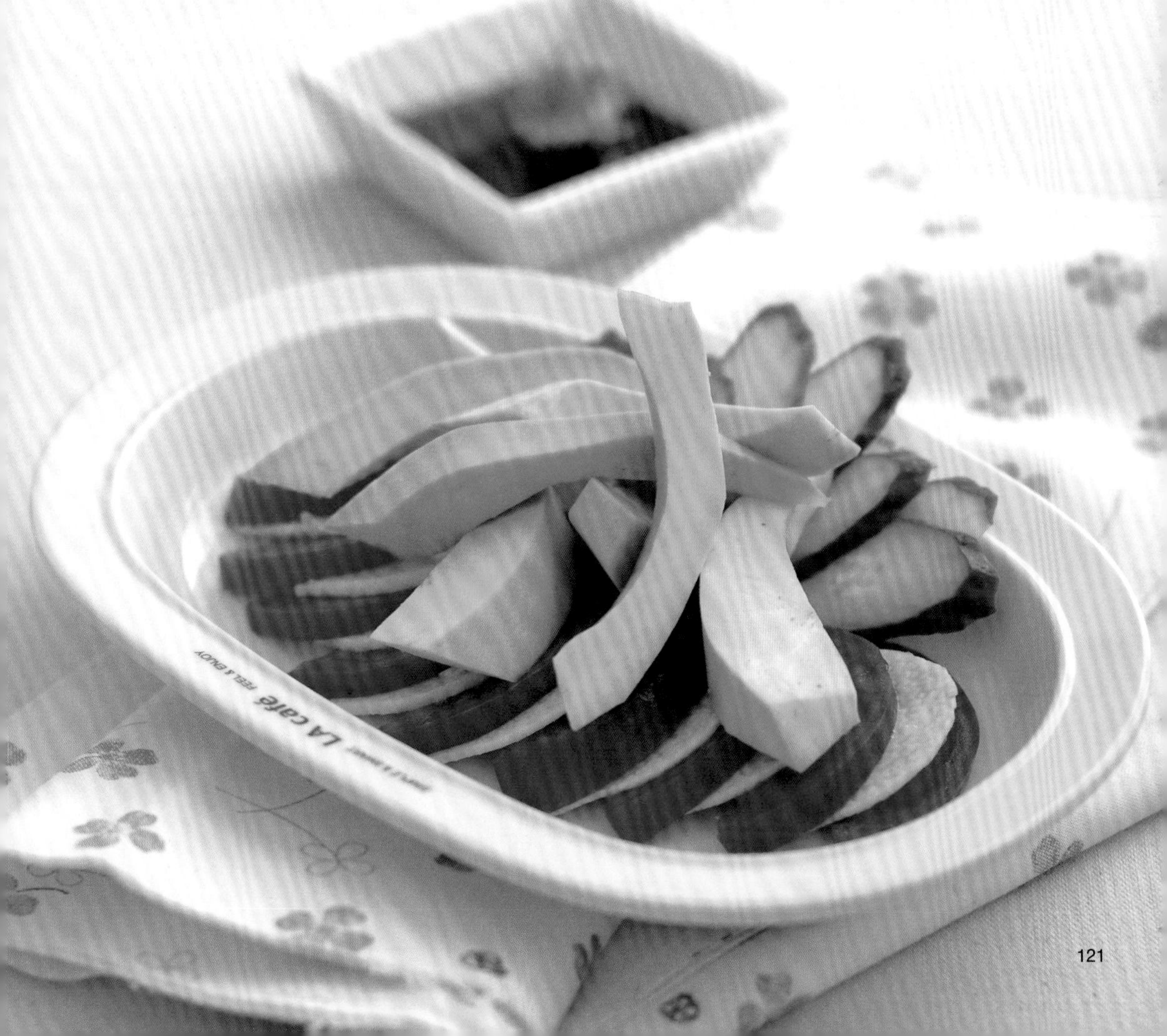

牛蒡涼拌菜

促進荷爾蒙分泌

〉食材

牛蒡、黑芝麻粒各適量。

〉作法

牛蒡洗淨，用鐵湯匙輕輕刮掉外皮，再將牛蒡刨成細絲，並泡入鹽水中，以免氧化變黑，然後取出，再加入黑芝麻粒、糖、鹽、紫蘇梅汁拌勻即可。

〉烹調叮嚀

要當天吃完，不宜久藏。

〉飲食宜忌

乳癌、乳房纖維瘤、子宮肌瘤、子宮頸癌、卵巢癌，以及各種腺腫瘤患者不宜食用。

芡實蓮子粥

固精止帶、養心寧神

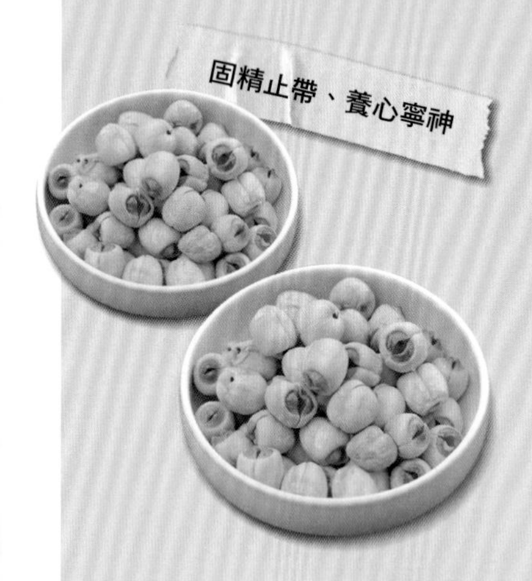

〉食材

蓮子及芡實各50g、糯米100g。

〉作法

將食材洗淨，加水1000cc，用電鍋煮至熟爛，即可進食。

〉烹調叮嚀

蓮心非常苦，所以蓮子要先去心，否則煮出來的湯會有苦味。

〉飲食宜忌

平常有便祕者，不宜多吃。

熟附子菊花茶

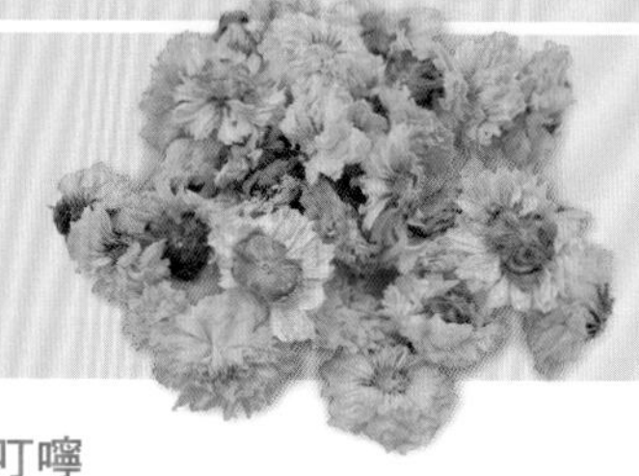

〉食材

熟附子10g、杭菊花20g、決明子30g。

〉作法

所有食材洗淨加水2000cc，用大火煮滾後，轉小火續煮20分鐘，濾渣當作茶飲。

〉烹調叮嚀

購買時，請選擇有機栽培的杭菊，以免有農藥殘留的風險。

〉飲食宜忌

氣虛胃寒者，可外加紅棗15顆合煮，並趁熱飲用。

養顏美容、改善更年期症狀

山藥薏仁汁

減緩老化

〉食材

山藥150g、薏仁30g。

〉作法

1. 山藥洗淨，去皮切丁，與薏仁加水500cc，用電鍋煮至熟爛。
2. 再將煮熟的山藥、薏仁連同湯水，用果汁機充分拌勻，宜溫熱飲用。

〉烹調叮嚀

如果口味要甜一點，可酌量加些黑糖或寡糖。

〉飲食宜忌

乳癌、乳房纖維瘤、子宮肌瘤、子宮頸癌、卵巢癌，以及各種腺腫瘤患者不宜食用。

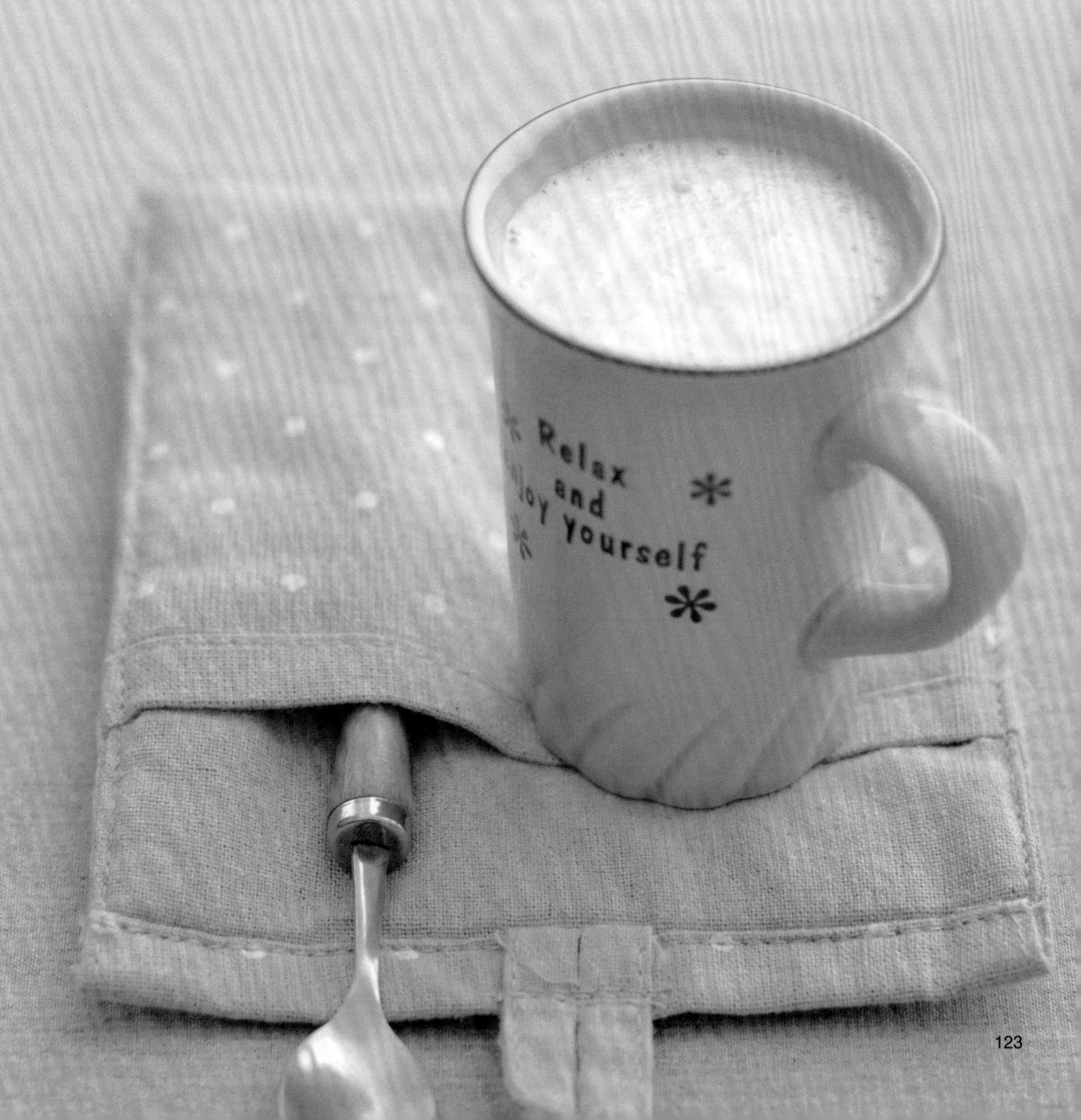

問題07

便祕

便祕是指當糞便停留在腸道時間太久，造成糞便乾硬而無法正常排泄的現象。一般而言，倘若一星期內排便少於三次或連續三天都沒有排便就是便祕。其症狀包括排便次數少、排便困難、必須用力解便、排便時疼痛或有便血、排便後仍有便意、腹脹、腹痛等。

造成便祕的主因包括水喝得太少、纖維質攝取不夠、過度缺乏油脂。此外，若壓力大、缺乏運動也會造成便祕。想要改善這些情況，要養成固定排便的習慣， 飲食上除了要營養均衡外，不要吃過多的精緻加工食物，多吃新鮮的蔬菜與水果，以便增加纖維質與水分，適當的油脂也是很重要的。再加上經常的運動與正常的生活作息，避免熬夜，自然就不會發生便祕的現象了。

預防及改善便祕的紅、黃、綠燈食物大公開

此類食物容易助長上火發炎，容易造成便祕，平時應忌口，以免助長同屬熱症的便祕。

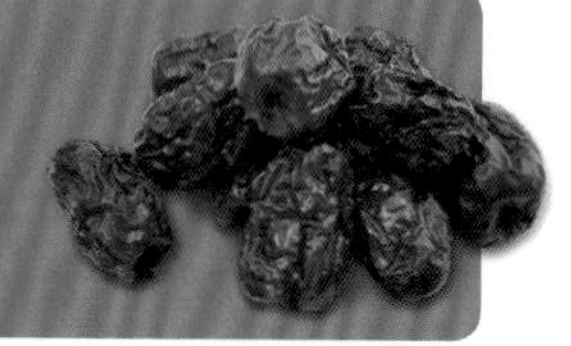

- **辛辣刺激性調味料：**辣椒、咖哩、芥末醬、沙茶醬、胡椒粉等，吃多了一定加速上火發炎，便祕會更加嚴重，因此絕對不能吃。
- **炸煎燻烤食物：**臭豆腐、鹹酥雞、甜甜圈、薯條、烤魷魚、烤鴨、臘肉、香腸、蔥油餅、花生煎餅、燻豬肉、各種水果乾、蜜餞等。
- **熱性食物：**榴槤、荔枝、龍眼、栗子、櫻桃、紅棗、薑、洋蔥、大蒜、韭菜、高麗參、山葵、花椒、月桂葉、肉桂、當歸、杜仲、川芎、艾葉、陳皮、薑黃等。

黃燈食物

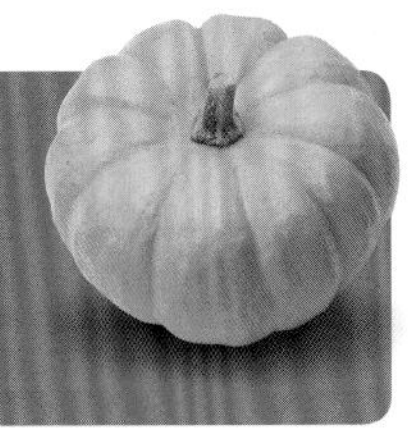

此類食物營養、熱量適中，屬性偏熱，同樣不利於便祕患者，平時應少吃。

- **水果：**桃子、黑棗、山楂、烏梅、石榴、李子等。
- **蔬菜：**南瓜、芥菜、香菜等。
- **其他：**五穀粉、芝麻粉、麻油、芝麻醬、花生醬、葡萄乾、瓜子、烘烤或炒過的零食點心等。

綠燈食物

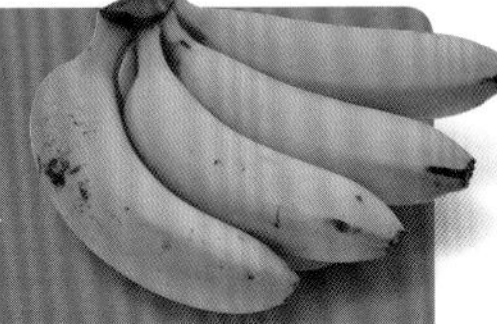

此類食物營養豐富，低熱量、低油、低糖，多為新鮮、天然、原味的食物，平時應多攝取，但不宜過量。

- **五穀：**糙米、薏仁、小麥、燕麥、小米、高粱、蕎麥、芡實、黃豆、黑豆、綠豆、黑芝麻粒等。
- **水果：**香蕉、梨子、西瓜、鳳梨、蜜柑、木瓜等。
- **蔬菜：**蘆薈、蘿蔔、高麗菜、金針菜、馬鈴薯、地瓜、牛蒡、豌豆、花椰菜、芋頭、毛豆、青椒、玉米、香菇、芹菜、菠菜等。
- **其他：**酵素、寡糖、醋、優格、栗子、豆皮、蜂蜜、松子、煉梅等。

TIPS

擊退便祕，有撇步！

- **攝取足夠的水，有利排便**

  每天攝取2500cc以上的水，不僅能及時補充水分，加速新陳代謝，也能促進排便。每天越早開始補充水分越好，最好早上起床時，就喝1～2杯的水。

- **從日常飲食中促進排便**

  一日三餐中都要吃到低卡粗纖維，如海帶、竹筍、空心菜、番薯等食物，不僅每天都要攝取，而且每次都要吃完一整盤的份量。

- **勤練推腹法，嗯嗯好順暢**

  躺在床上，全身放鬆，將兩手手心疊放按於肚臍上，先按順時針方向揉100次，再按逆時針方向揉100次，揉時力道適中，呼吸自然，將有助於通便。

鳳梨醋酵素寡糖水

通便排毒

〉食材

酵素15cc、鳳梨醋5cc、寡糖10cc、蜂蜜10cc。

〉作法

將所有食材加入溫（冷）開水500cc，調勻即可飲用。

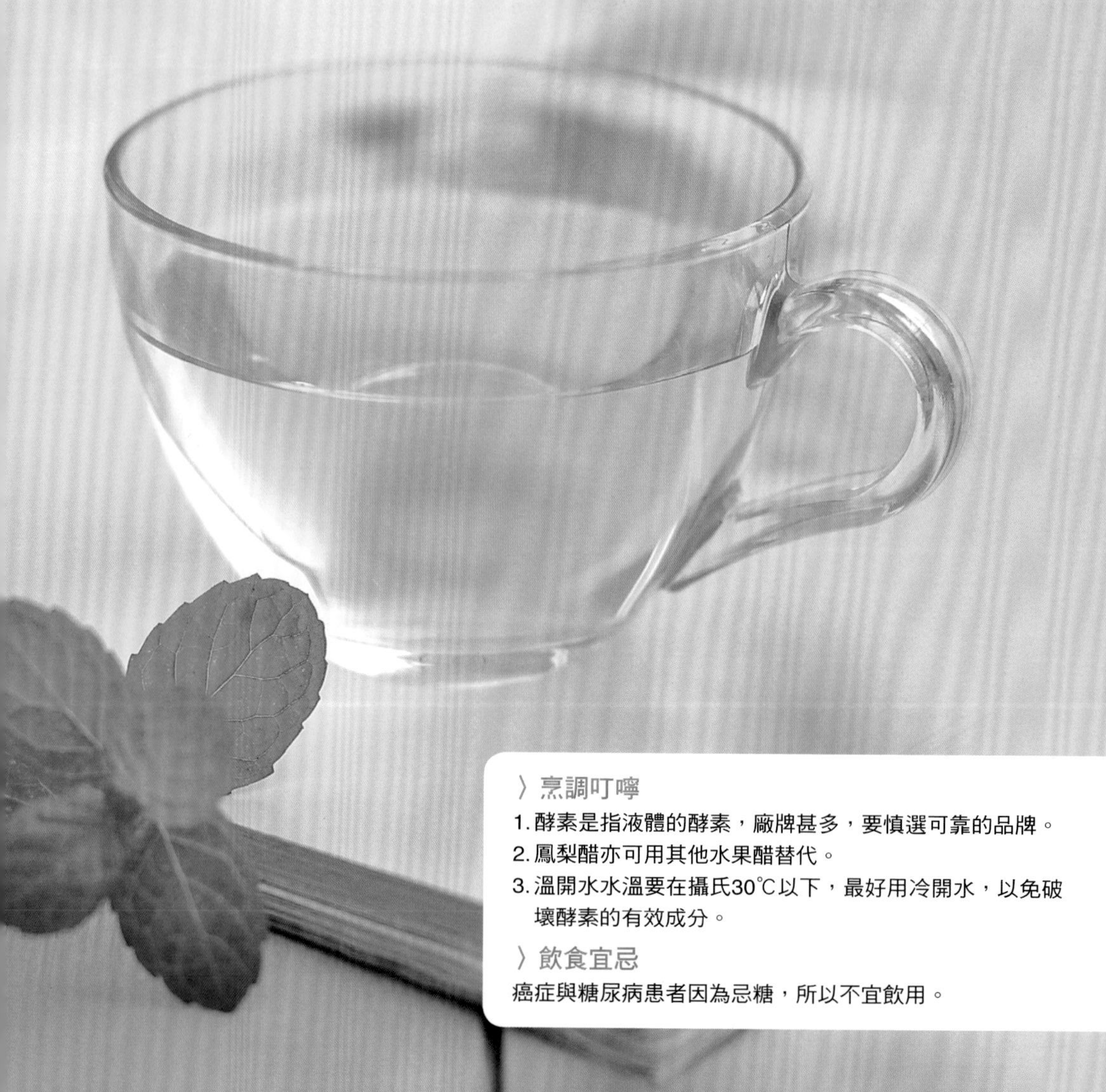

〉烹調叮嚀

1. 酵素是指液體的酵素，廠牌甚多，要慎選可靠的品牌。
2. 鳳梨醋亦可用其他水果醋替代。
3. 溫開水水溫要在攝氏30℃以下，最好用冷開水，以免破壞酵素的有效成分。

〉飲食宜忌

癌症與糖尿病患者因為忌糖，所以不宜飲用。

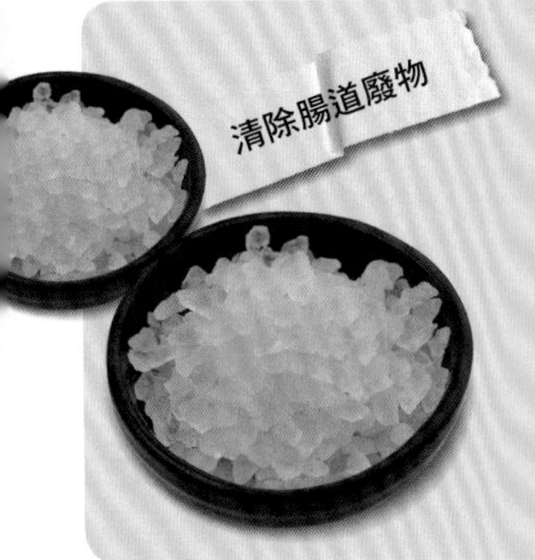

淡鹽水

〉食材

粗鹽3～5ｇ、溫開水500cc。

〉作法

將所有食材充分調勻，
稀釋成微鹹的淡鹽水。

〉烹調叮嚀

粗鹽有很多選擇，如海鹽、岩鹽、湖鹽、竹鹽、高山玫瑰鹽等均可使用。

〉飲食宜忌

高血壓、腎臟病或手腳浮腫的人不宜飲用。

通便蔬菜泥

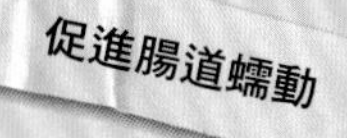

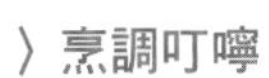

〉食材

胡蘿蔔50g、白蘿蔔50g、綠花椰菜2小株（約50g）、小白菜3葉（約50g）、蘆筍3支（約60g）。

〉作法

1. 所有食材洗淨；胡蘿蔔、白蘿蔔去皮切塊；綠花椰菜切小朵；蘆筍、小白菜切段。
2. 所有食材充分洗淨，入鍋加水1250cc，大火煮滾後，轉小火續煮20分鐘。
3. 再用果汁機打成泥狀即可，宜趁熱進食。

〉烹調叮嚀

若要強化營養可加入三寶粉，大豆卵磷脂、小麥胚芽、啤酒酵母各1匙（約5g）。

〉飲食宜忌

尿蛋白異常、尿素氮異常、肌酸酐異常、尿毒症、腎功能不全及腎癌患者忌食。尿酸高與痛風患者可將蘆筍去除，改用蓮霧。

木瓜香蕉蘆薈優格

幫助排便、淨化腸道

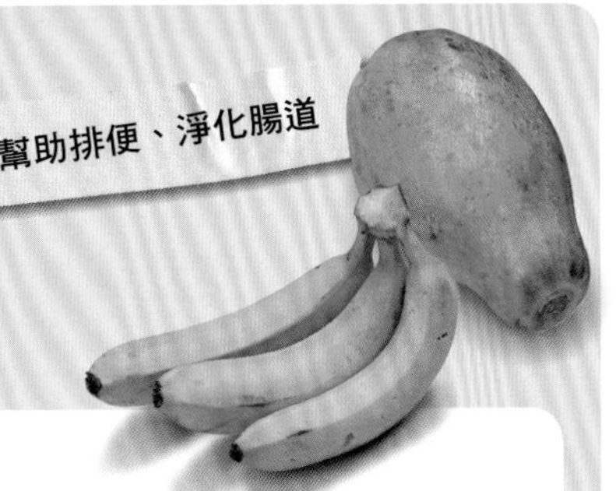

〉食材

木瓜150g、香蕉1條、蘆薈1小葉、原味的優酪乳200cc。

〉作法

1. 木瓜去皮去籽切塊、香蕉去皮切成小段。
2. 蘆薈1小葉（須到青草店選購可食用的品種），用刀從中間橫面剖開，取透明的蘆薈肉，約20g。
3. 原味的優酪乳（能自製最好）連同木瓜、香蕉、蘆薈的透明肉，一起放入果汁機充分拌勻，趁鮮飲用。

〉烹調叮嚀

取透明的蘆薈肉時，必須將蘆薈皮所流出來的綠黃色的汁液徹底洗淨，因為這種汁液具有強烈的植物鹼，誤食後對身體不利。

〉飲食宜忌

腎功能異常、尿酸高、痛風、糖尿病、癌症等患者，均不宜飲用。

栗子牛蒡五穀米飯

提供粗纖維、淨化腸道

〉食材

五穀米150g（1杯）、牛蒡50g（1/4根）、栗子10顆、黑芝麻粒5g。

〉作法

1. 牛蒡洗淨後刨細絲，並泡鹽水（海鹽5g加水200cc），以防變色；栗子泡軟、切碎。
2. 五穀米洗淨，用沸水泡1小時，與栗子、牛蒡和黑芝麻粒放入電鍋蒸煮至熟爛。

〉烹調叮嚀

1. 五穀米若嫌太粗糙，可酌加白米一起煮。
2. 若用冷水泡五穀米必須浸泡6小時，改用沸水則只需1小時，泡過的五穀米才會煮得爛，否則會過硬難吃。

〉飲食宜忌

乳癌、乳房纖維瘤、子宮肌瘤、子宮頸癌、卵巢癌，以及其他腺體腫瘤患者不宜吃牛蒡。

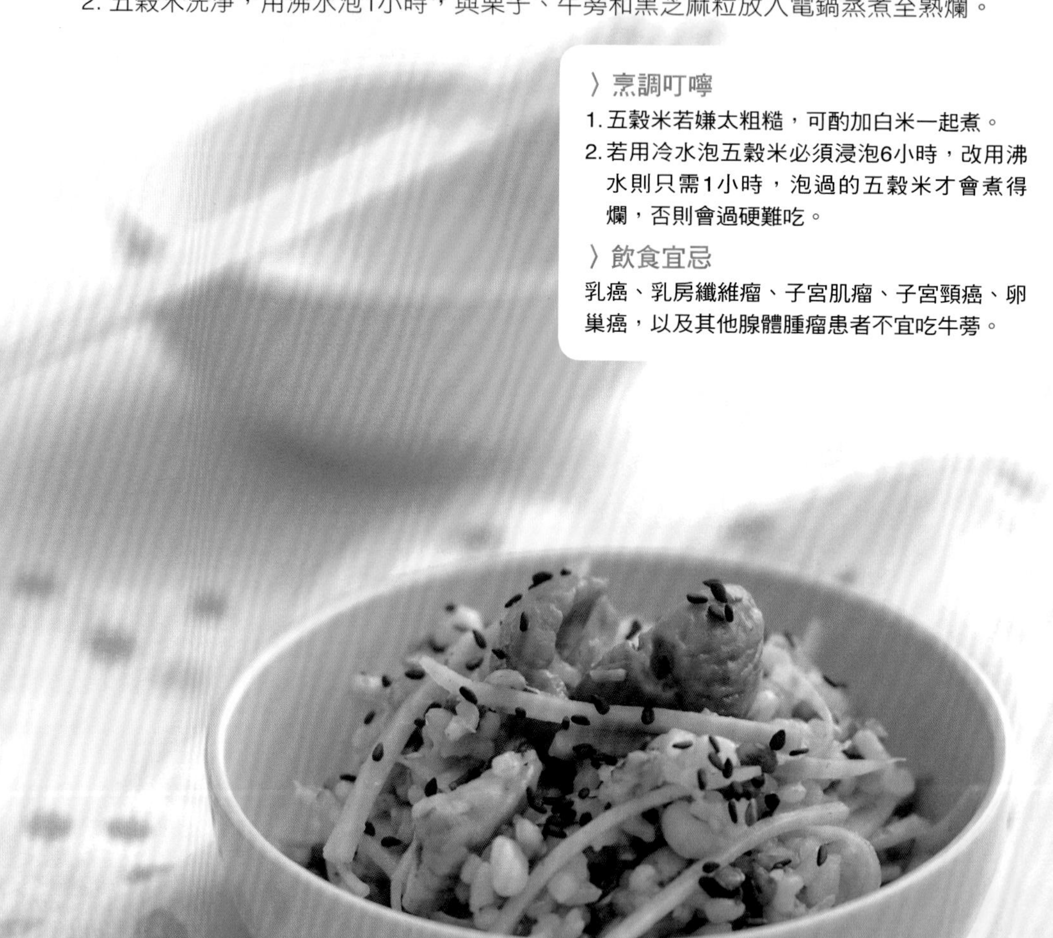

黃豆糙米飯

幫助體內環保、增元補氣

〉食材

黃豆1/2杯、糙米2杯；胡蘿蔔丁、白蘿蔔丁、芋頭丁、豌豆、毛豆及玉米粒各1湯匙；白蘿蔔乾（切丁）、馬鈴薯丁、青椒丁、豆皮絲、高麗菜絲各2湯匙；鳳梨丁、小芹菜末、香菜各3湯匙；香菇5朵（泡軟切絲）、金針10朵（泡軟、切段）。

〉調味料

橄欖油、粗鹽、天然調味料。

〉作法

1. 黃豆、糙米先泡水6小時左右，再用電鍋煮至熟爛。
2. 胡蘿蔔丁、白蘿蔔丁、芋頭丁、馬鈴薯丁、豌豆及毛豆等較硬的食材，須先用電鍋蒸5～10分鐘。
3. 先將小芹菜末與香菇絲酌加橄欖油下鍋煮熟（勿爆香），並加入調味料。
4. 除黃豆糙米飯、鳳梨及香菜外，其餘食材陸續下鍋加調味料炒熟。
5. 黃豆糙米飯打散，倒入鍋內與所有材料拌成炒飯。
6. 起鍋前加入鳳梨丁與香菜末略加攪拌即完成。

〉烹調叮嚀

糙米的纖維較粗，胃弱者可改用胚芽米或糙米與白米各半，若用壓力鍋煮，會比較容易煮得爛。

〉飲食宜忌

尿酸高與痛風患者不宜吃各種豆類、香菇及金針菜，可改用其他低普林的食材，如蓮藕、芥藍菜、黑木耳等代替。

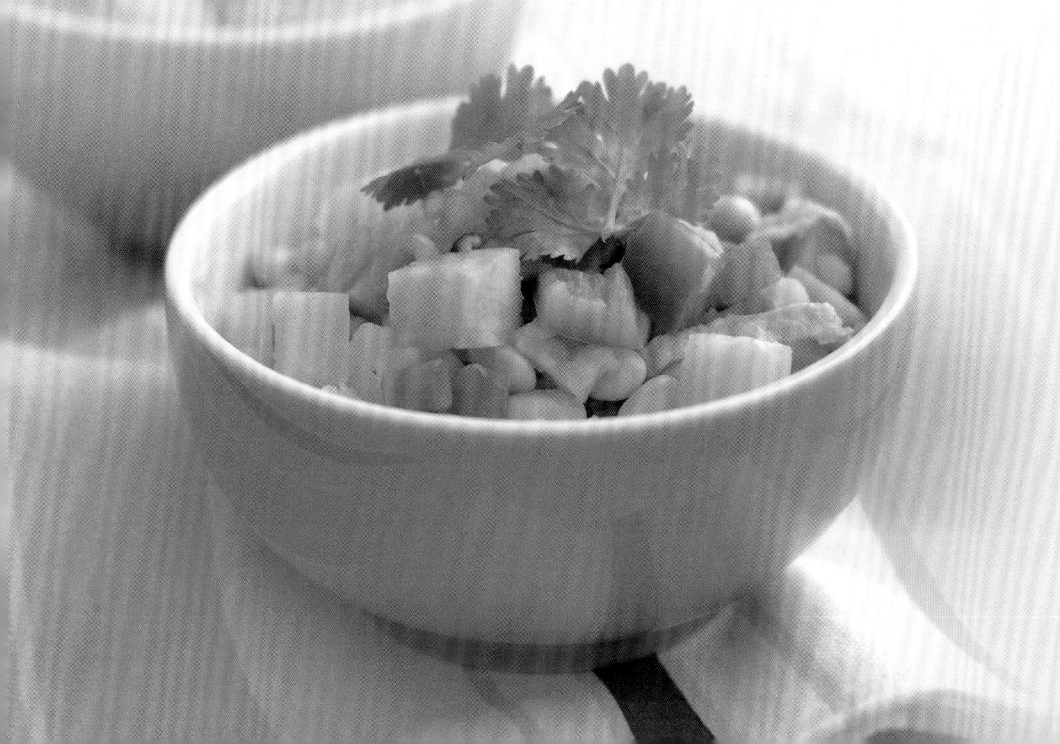

問題08

失眠

睡眠對於健康極為重要，充足的睡眠，能讓人精神煥發、體力充沛。反之，長期失眠者，就會精神渙散、萎靡不振，健康嚴重下滑，使得肌膚失去光澤彈性，就連黑眼圈也跑出來搗蛋，令女性花容失色。

部分失眠者經常依賴安眠藥或鎮定劑來幫助入眠，其實長期使用安眠藥會鬆弛中樞神經系統，影響正常的睡眠時程，使得早上不易醒來。此外，安眠藥對大腦皮質有麻醉作用，會影響短期的記憶，甚至服用過量會讓人出現呼吸暫停的現象，並且對肝臟造成損壞。當你發現自己開始有失眠的現象時，一定要盡快找出原因，並透過自然療法，回歸到自然醒、自然睡的最佳狀態。

不再失眠的紅、黃、綠燈食物大公開

紅燈食物

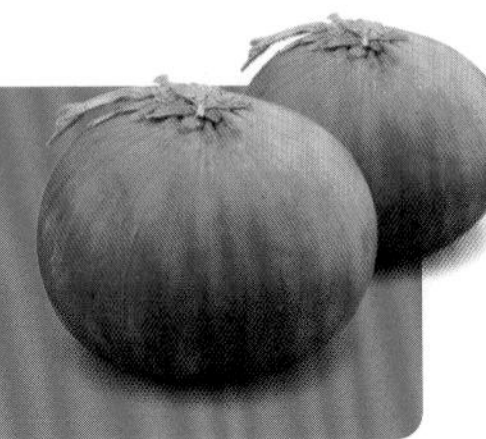

此類食物為低營養、高熱量、高油、高糖或調味、加工較複雜的刺激性食物，易影響睡眠，平時應忌口。

- **辛辣刺激性食物：**辣椒、薑、酒、韭菜、大蒜、洋蔥、胡椒、芥末等辛香食品，最好忌口。
- **興奮刺激的食物：**濃茶、咖啡、酒等飲料，會讓人難以入睡，不宜在睡前飲用。
- **油膩食物：**牛排、臭豆腐、滷肉飯、東坡肉、炸薯條等料理，除了容易導致消化不良外，也會影響睡眠品質。
- **補陽助火中藥：**鹿茸、牛鞭、海馬等中藥，容易加重失眠症狀。

黃燈食物

此類食物營養、熱量適中，屬性偏熱，同樣不利於容易失眠的人，平時應少吃。

- **蔬菜**：香菜、芥菜、青蔥等。
- **水果**：榴槤、荔枝、龍眼、釋迦、金橘、櫻桃、李子等。
- **其他**：烏梅、葡萄乾、芝麻醬、龍眼乾、沙茶醬、炒花生、牛肉乾、餅乾等。

綠燈食物

此類食物營養豐富，低熱量、低油、低糖，多為新鮮、天然、原味的食物，平時應多攝取，但不宜過量。

- **五穀**：小米、黃豆、黑豆、薏仁、全穀類、黑芝麻粒等。
- **水果**：橘子、柚子、無花果、番茄、水梨、火龍果、蘋果、西瓜、香蕉、水蜜桃、奇異果、椰子、蓮霧等。
- **蔬菜**：金針菜、胡蘿蔔、白蘿蔔、大頭菜、空心菜、地瓜葉、蓮藕、芹菜、油菜、豌豆、玉米、高麗菜、山藥等。
- **其他**：腰果、松子、花粉、蜂蜜、糖蜜、溫牛奶、蛋、紅棗、酸棗仁、牧草、啤酒酵母、煉梅、枸杞、栗子、花椒等。

TIPS

擊退失眠，有撇步！

- **睡前柔軟操，甜甜好入夢**
  睡前10分鐘做柔軟操，有助放鬆緊繃肌肉、促進血液循環，並提高睡眠品質，可從肩膀、頸部開始，往前慢慢地低頭到極限，再往後輕柔地抬頭。身體放鬆了，不僅可以睡得香甜，而且一覺起來還會覺得神清氣爽。
- **腹式呼吸，讓你輕鬆好眠**
  腹式呼吸可以幫助減輕焦慮、不安的情緒，對於壓力及緊張造成的失眠，很有幫助。首先閉上雙眼，將雙手放在腹部，吸氣時用鼻子深吸，感覺腹部隆起，呼氣時用嘴巴吐氣，感覺腹部凹陷，持續練習約10分鐘，幫自己放鬆身心，進而促進睡眠。

酸棗仁小米粥

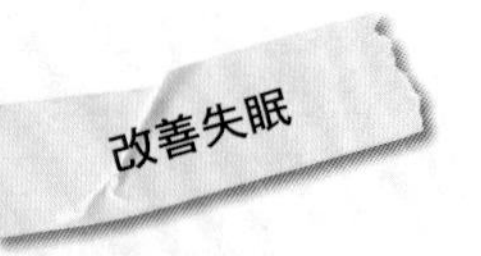

〉食材

酸棗仁（要先搗碎）20g、小米80g、紅棗5顆、枸杞子15g、金針10朵、高麗菜（絲）2湯匙、玉米粒1湯匙。

〉調味料

橄欖油10cc、粗鹽酌量、天然調味料（如昆布粉、素雞粉、香菇粉）酌量。

〉作法

1. 酸棗仁、小米、紅棗、枸杞子洗淨；紅棗切開去籽，備用。
2. 酸棗仁放入鍋中，加水1000cc，以大火煮滾後，轉小火續煮20分鐘，再將酸棗仁濾掉，留湯備用。
3. 將酸棗仁湯加入小米、紅棗及枸杞子，大火煮滾後，再轉小火續煮30分鐘，關火燜10分鐘即可。

〉烹調叮嚀

小米要選購糯小米，煮後會呈現黏糊狀，若買成小鳥吃的小米，煮後比較不會黏稠。小米是富含色氨酸，可以安神助眠，必須買對品種，吃了才會見效。

〉飲食宜忌

腹瀉便溏者不宜食用。

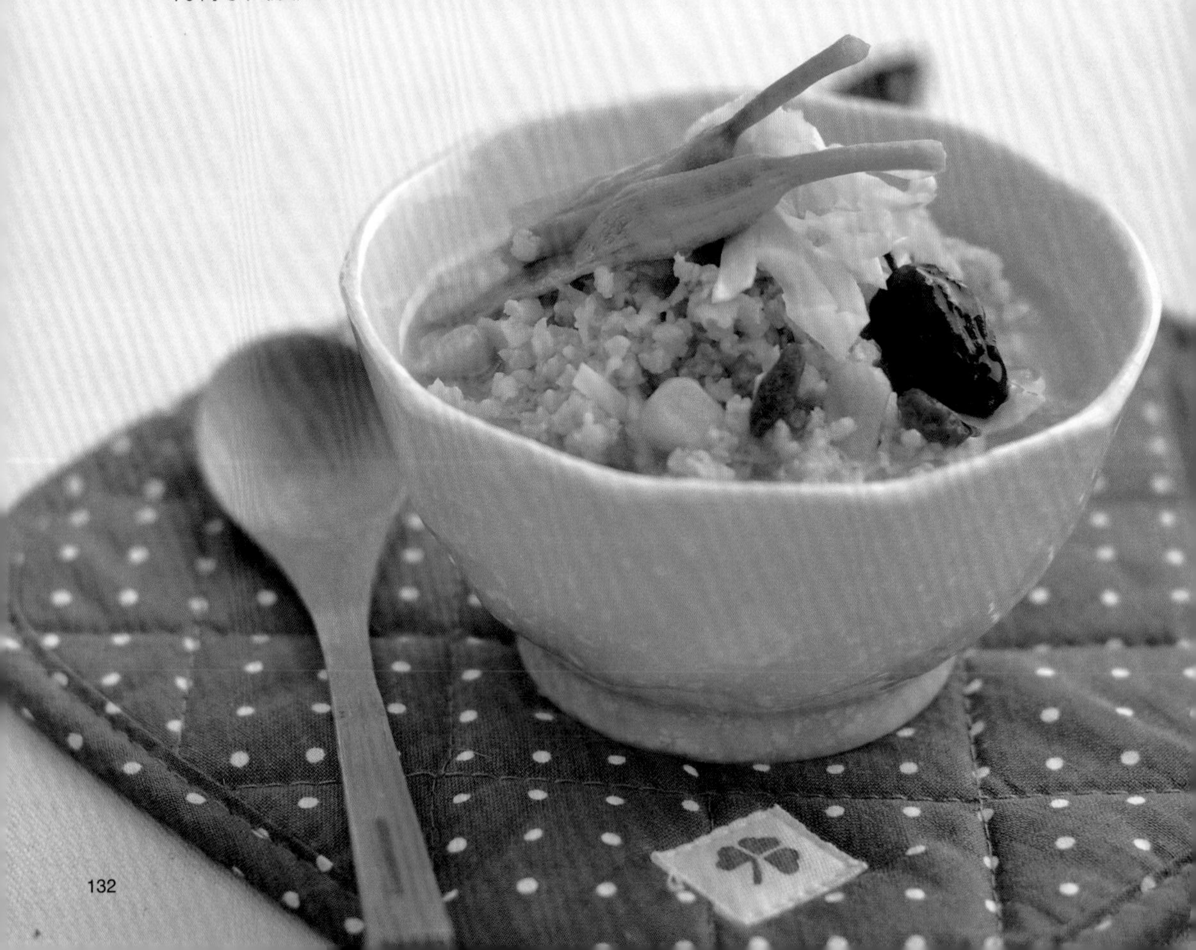

金針湯

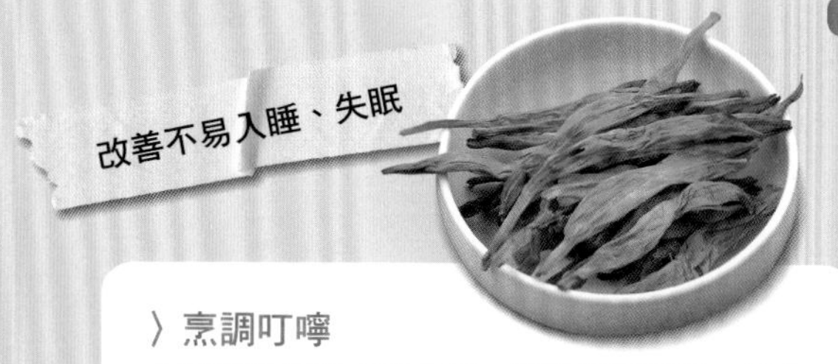

〉食材

金針（乾品）15朵。

〉作法

金針洗淨，泡溫水20分鐘，再汆燙30秒、瀝乾，加水750cc，以大火煮滾後，轉小火續煮20分鐘濾渣取湯，即可飲用。

〉烹調叮嚀

金針菜要先泡水再汆燙，瀝乾後再使用，以免吃到其中的過敏物質，引起腹瀉。

〉飲食宜忌

腎功能異常、尿酸高、痛風患者不宜多喝。

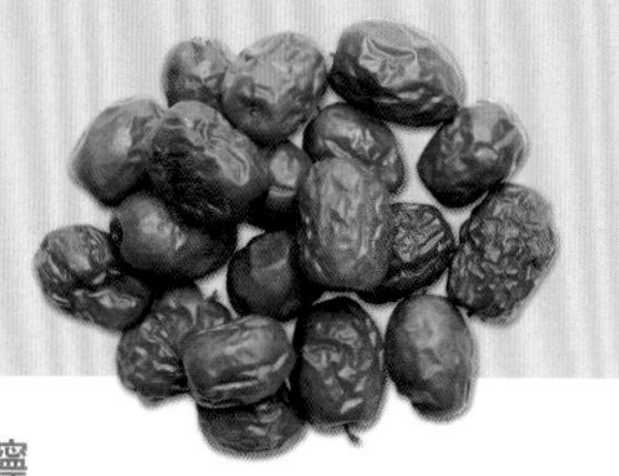

牧草高湯

改善淺眠易醒

〉食材

牧草300g、紅棗15顆（切開去籽）。

〉作法

牧草洗淨切碎，與紅棗加水大火煮滾後，轉小火再煮45分鐘，濾渣即可。

〉烹調叮嚀

請至生機店購買改良的牧草，以免野生牧草的細小絨毛刺激氣管，造成咳嗽不斷。

〉飲食宜忌

癌症與糖尿病患者，不可加紅棗。

小米栗子山藥粥

改善神經衰落、多夢

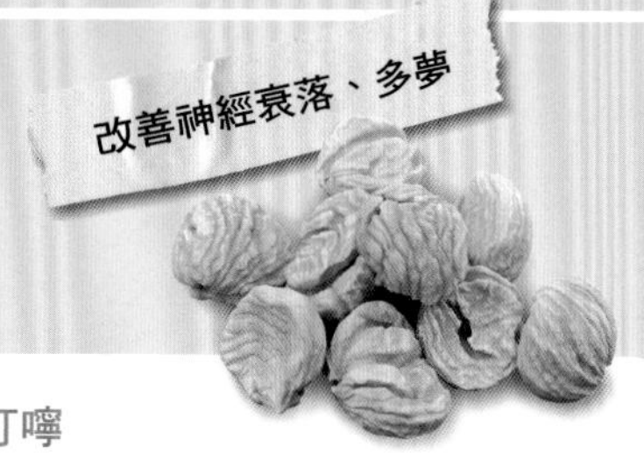

〉食材

小米1杯（150g）、栗子3顆、山藥150g、黑芝麻粒3g、花椒粒5g。

〉作法

1. 小米洗淨，黑芝麻粒搗碎，栗子洗淨切碎，山藥去皮切丁，花椒粒洗淨裝入小布袋，封口綁緊。
2. 將所有食材加水1200cc，放入電鍋煮至熟爛，將花椒粒整袋取出丟棄，酌加調味料，即可溫熱進食。

〉烹調叮嚀

花椒可改善多夢，中藥房有售，必須洗淨後裝袋。

〉飲食宜忌

黑芝麻粒有生、熟兩種。常手腳冰冷、臉色蒼白、腹瀉者是寒性體質，要選熟的黑芝麻粒；口乾舌燥或是便祕者，則是熱性體質，要選生的黑芝麻粒。入鍋前要用濾網洗淨並搗碎，才能順利吸收消化。

蓮藕生汁

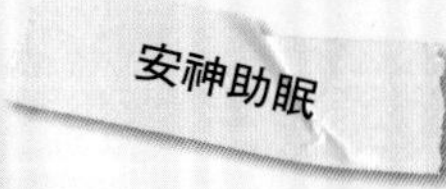

〉食材

蓮藕1條（約600g）。

〉作法

1. 蓮藕洗淨，浸泡溫開水3分鐘後，在水龍頭下沖水徹底刷洗以免污染，最後再用冷開水洗過。
2. 切塊後，用分離式榨汁機榨出原汁，要趁新鮮即刻飲用，避免氧化放久變黑。

〉烹調叮嚀

1. 購買蓮藕時，宜選擇間節完整者，不可破裂避免污泥污染蓮藕內部。
2. 蓮藕生汁用隔杯加溫至40℃左右，在睡前溫熱飲用，助眠效果會更好。

〉飲食宜忌

藕性偏涼，產婦不宜多吃。脾胃消化功能低下、大便溏泄者不宜生吃。

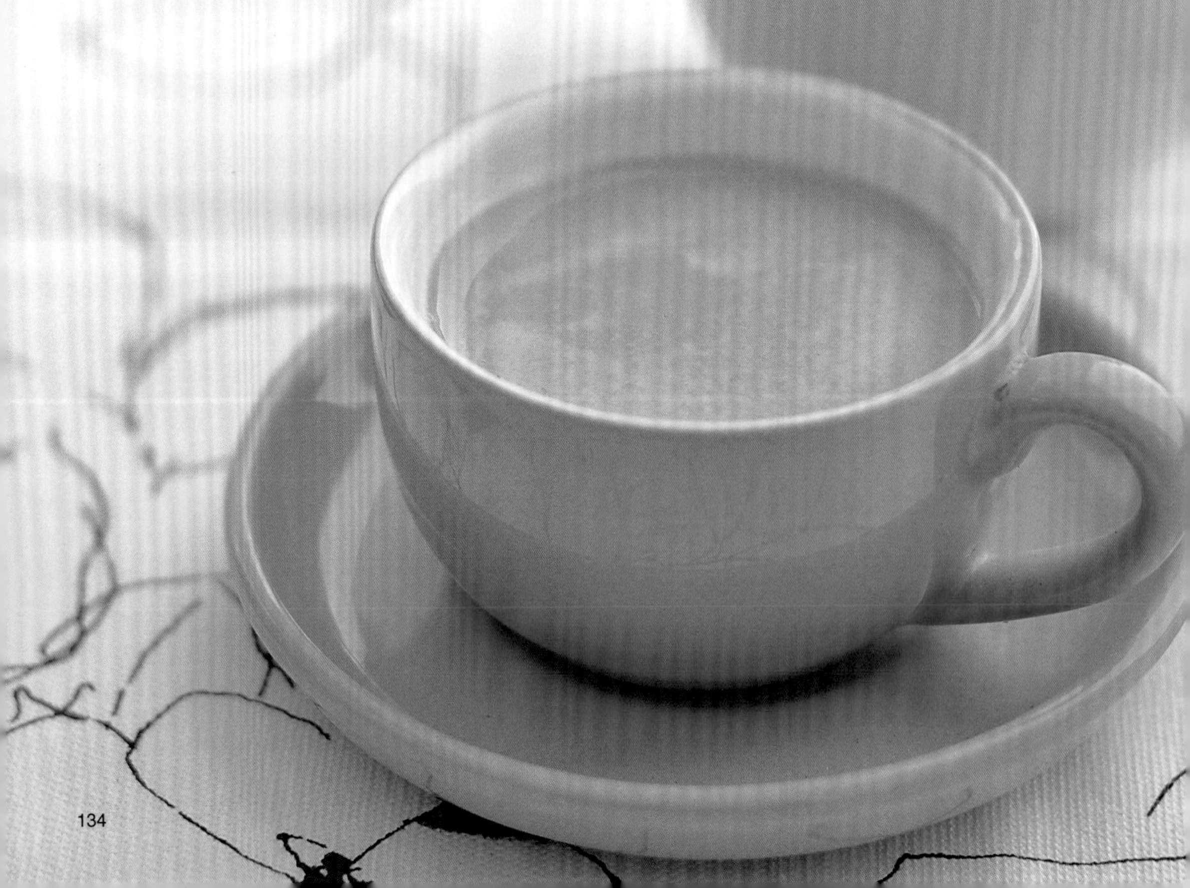

問題09

水腫

一早起來照鏡子，發現眼皮浮腫，臉看起來像月亮，或每到下午，就覺得雙腳腫脹，原本穿來寬鬆的鞋子也變得太緊……，水腫指的是血液的水分經過微血管壁，逐漸滲透周圍組織的狀態。患者用手按壓浮腫的地方，便會凹陷，而且久久無法恢復。引起水腫的疾病有心臟病、腎臟病、肝硬化、貧血，以及甲狀腺機能低下等。

另外，大部分的女性在月經期間都會出現水腫，這多因為脾虛或腎虛，導致體內水分滯留，屬於體質性水腫，無須過分擔憂。

一旦發生水腫時，可請醫師進行心、肝、腎、腎上腺的檢驗，以便早期治療，避免病情惡化。千萬不要濫用利尿劑，以免破財又傷身體。

預防及改善水腫問題的紅、黃、綠燈食物大公開

紅燈食物

此類食物為低營養、調味太重，偏向過鹹，多屬於加工食品，容易引發水腫，平時應忌口。

- **辛辣刺激性食物：**胡椒、咖哩粉、沙茶醬、辣椒、芥末等。
- **加工食物：**醃漬泡菜、罐頭食品、蜜餞、餅乾、蛋糕、速食麵、棉花糖、豆乾、素雞、美乃滋、豆豉、味噌、雞精、海苔醬、爆米花等。

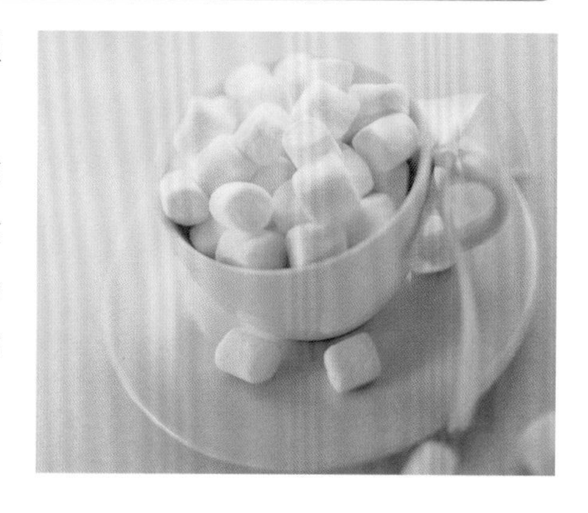

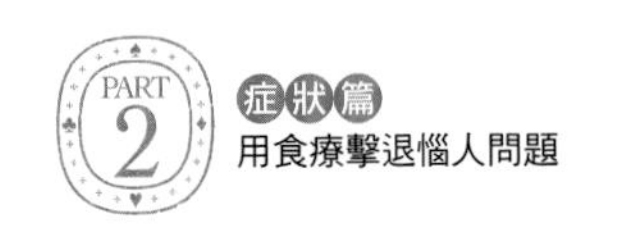

黃燈食物

此類食物比較偏向過敏性，不利於水腫患者，平時應少吃。

- **水果**：楊桃、芒果、鳳梨、奇異果、草莓等。
- **蔬菜**：茄子、南瓜、芋頭等。
- **其他**：花粉、小麥胚芽、啤酒酵母、蝦子、蟹等。

綠燈食物

此類食物營養豐富，低熱量、低油、低糖，多為新鮮、天然、原味的食物，平時應多攝取，但不宜過量。

- **五穀**：薏仁、綠豆、紅豆、小麥等。
- **水果**：西瓜、香蕉、火龍果、水梨、番茄、哈密瓜、柚子、橘子、椰子水等。
- **蔬菜**：冬瓜、瓠瓜、大黃瓜、小黃瓜、蓮藕、菠菜、山藥、絲瓜、苦瓜、蓮霧、荸薺、空心菜、蘑菇、油菜、蘿蔔、洋蔥、薑等。
- **其他**：淡竹葉、老玉米鬚、白茅根、紫蘇梅、無糖葡萄乾等。

TIPS

擊退體質性水腫，有撇步！

- **飲食清淡，不過鹹**
  飲食吃得清淡些，因為吃太鹹，過多的鈉會讓水分滯留體內，所謂的「少鹽」不單是指少放鹽，舉凡醬料、醃製物或含鈉量高的食品，都要少碰為妙。
- **睡前抬高小腿，胖胖腿不再來**
  睡前在床上將雙腳略為抬高，可使雙腿靜脈回流，改善小腿水腫。
- **穿著彈性襪**
  長期站立或坐著工作，也有可能阻礙靜脈循環，以致局部（特別是腳）出現體質性的水腫或靜脈曲張。此時不妨穿著醫療用的彈性襪，來減輕水腫的現象。

淡竹葉蘑菇燴油菜

〉食材

淡竹葉2卷、蘑菇12朵、油菜6株、蓮藕粉1匙（約20～30g）。

〉調味料

橄欖油、粗鹽、天然調味料適量。

〉作法

1. 淡竹葉洗淨，加水600cc，以大火煮滾後轉小火再煮20分鐘，濾渣取湯汁。
2. 油菜以一半的淡竹葉湯汁煮熟，並加調味料調味，再撈起鋪在盤底。
3. 蘑菇切薄片，再加入另一半湯汁合煮，同時酌加調味料，並用蓮藕粉水入鍋趁熱勾芡，倒在碗內即可。

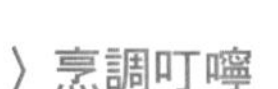

〉烹調叮嚀

天然調味料包含素雞粉、昆布粉、香菇粉……等，在大賣場或有機食品店均有售，比較天然安全；淡竹葉則可至中藥行購買。

〉飲食宜忌

孕婦、腎虧尿頻者不宜多吃。

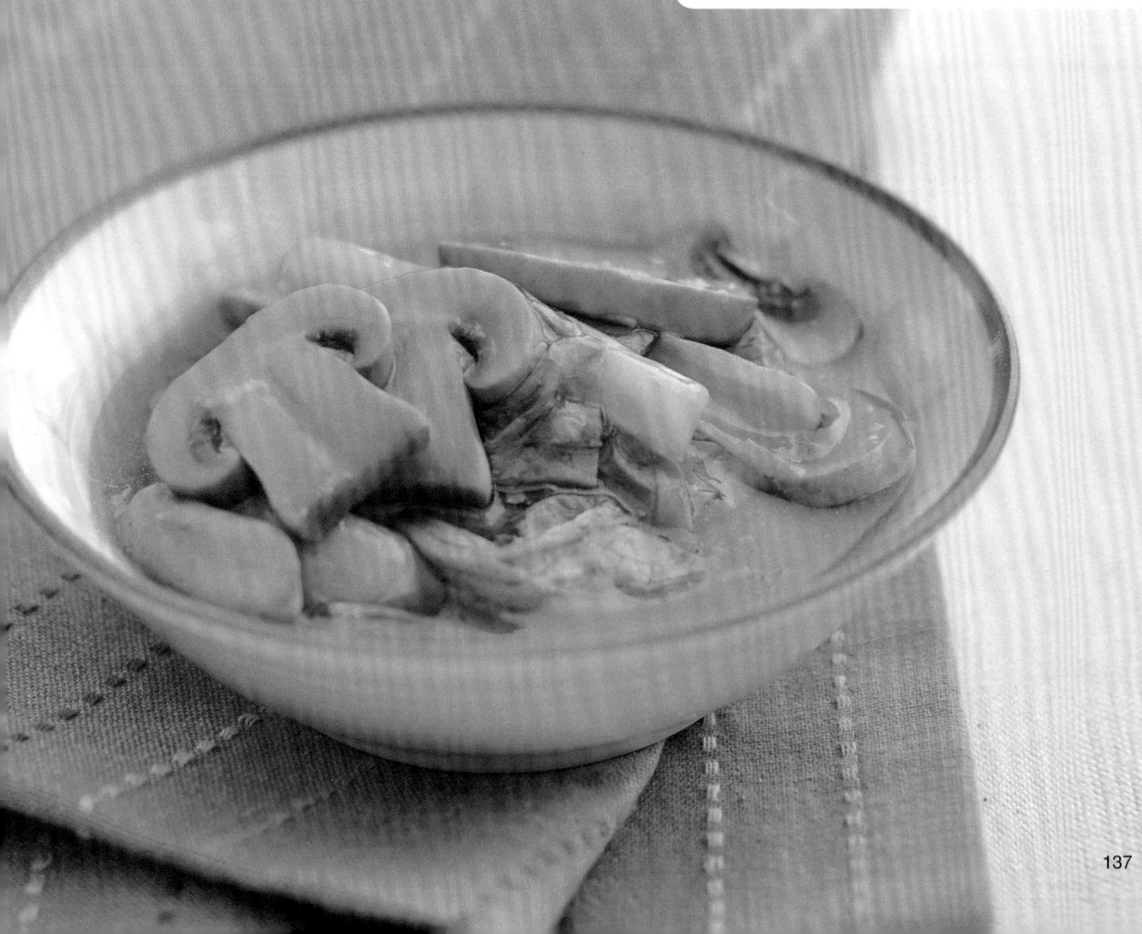

利尿冬瓜湯

改善水腫、痛風

〉食材

冬瓜300g、老薑4片、老玉米鬚20g。

〉作法

1. 將冬瓜的皮、肉與籽分別切開，再把冬瓜籽剁碎。
2. 老玉米鬚洗淨，裝入紗布袋，與冬瓜皮、冬瓜肉、冬瓜籽及老薑放入鍋內，加水1200cc，以大火煮滾後，轉小火續煮30分鐘，濾渣後喝湯並吃冬瓜肉。

〉烹調叮嚀

老玉米鬚可到中藥行購買，菜市場販售的新鮮玉米鬚多數都有農藥。

〉飲食宜忌

頻尿、腹瀉患者不宜食用。

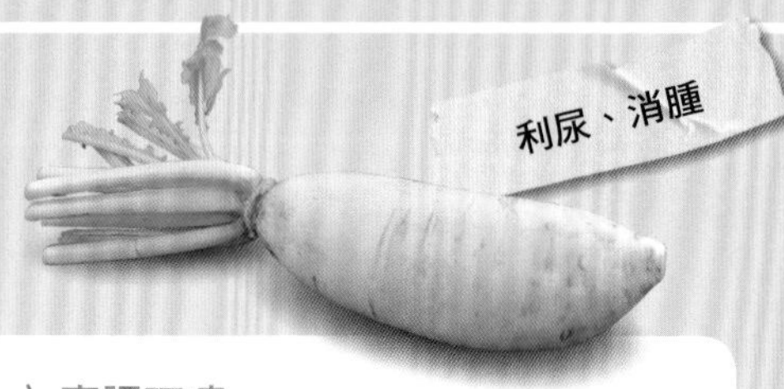

利尿、消腫

涼拌蘿蔔洋蔥

〉食材

洋蔥1/8個、小黃瓜1條、白蘿蔔1/4條、紫蘇梅汁50cc、褐色冰糖30g（碎粒）、葡萄乾60g。

〉作法

1. 洋蔥、白蘿蔔去皮切絲、小黃瓜切片。
2. 以上三者和檸檬醋及冰糖充分拌勻，再加上葡萄乾即可食用。

〉烹調叮嚀

檸檬醋與褐色冰糖應先調至適當比例，酸甜適中，並等冰糖完全溶化後，再倒入菜料，加以攪拌調勻。

〉飲食宜忌

體質寒涼者，可再加入薑絲，使溫寒調和，但亦不可多吃。

促進新陳代謝

蘿蔔小麥冬瓜薑湯

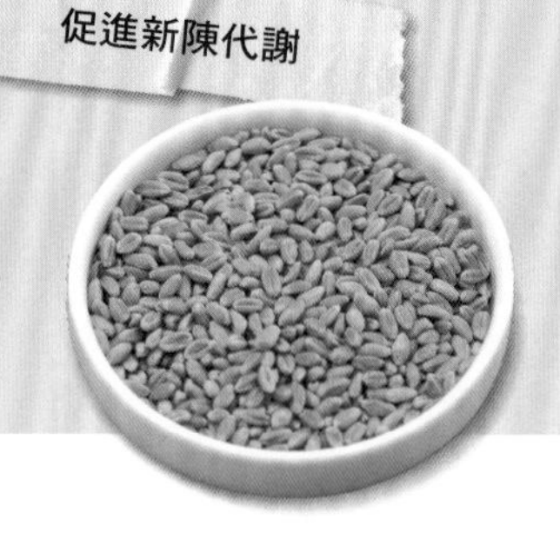

〉食材

白蘿蔔100g、小麥30g、冬瓜100g、生薑3片。

〉作法

1. 白蘿蔔去皮切塊，冬瓜去皮切塊，冬瓜籽切碎。
2. 所有食材加水1000cc，以大火煮滾後再轉小火煮20分鐘，濾渣後當茶喝（濾出的白蘿蔔、小麥與冬瓜均可留待日後使用）。

〉烹調叮嚀

選擇略帶泥土與葉子的白蘿蔔，而且泥土要略為潮濕，表示白蘿蔔剛過採收期不久，比較新鮮甘甜。

〉飲食宜忌

冬瓜性寒涼，脾胃虛弱、腎臟虛寒、久病滑泄、陽虛肢冷者不宜多喝。

雙瓜茅根紅豆茶

去水腫、利尿、排毒

〉食材

冬瓜皮200g、西瓜皮200g、小紅豆150g、白茅根（乾）30g。

〉作法

1. 將冬瓜皮和西瓜皮洗淨、切小塊；小紅豆和白茅根洗淨。
2. 所有食材一起入鍋煮滾後，小火續煮45分鐘，濾渣飲用，連服5～7天。

〉烹調叮嚀

選購冬瓜及西瓜時，最好以有機的為主，才能避免外皮有農藥殘留。

〉飲食宜忌

頻尿者不宜飲用。

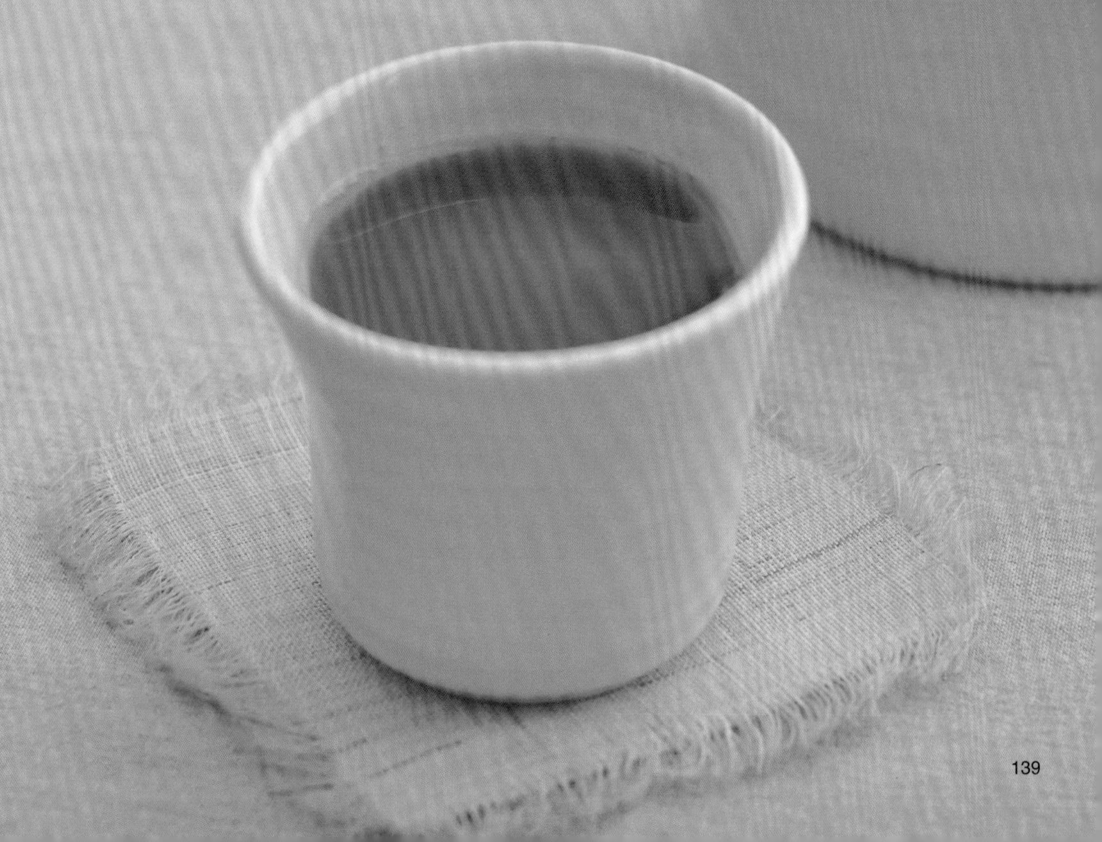

問題10

白帶

白帶是指婦女由陰道分泌出的白色黏液，綿綿如帶。主要是由子宮頸和子宮內膜所分泌出的混合物，一般在排卵期、懷孕期、經期前、長期坐著的女性白帶的量會增加。正常的白帶是透明、無色、無臭、又不會引起搔癢。不過，若分泌物異常，即無故增多、變色、腥臭，伴隨著搔癢、疼痛等症狀時則須加以注意。

導致白帶異常的原因主要是陰道和子宮頸發炎或損傷，而發炎的主因是受到念珠菌或滴蟲兩種微生物感染，令分泌物變黃或帶咖啡色（輕微的內出血），除了就醫外，平時可靠食療來調整體質，同時忌吃生冷食物並注意個人衛生，即可達到改善及預防白帶的情況。

減少白帶問題的紅、黃、綠燈食物大公開

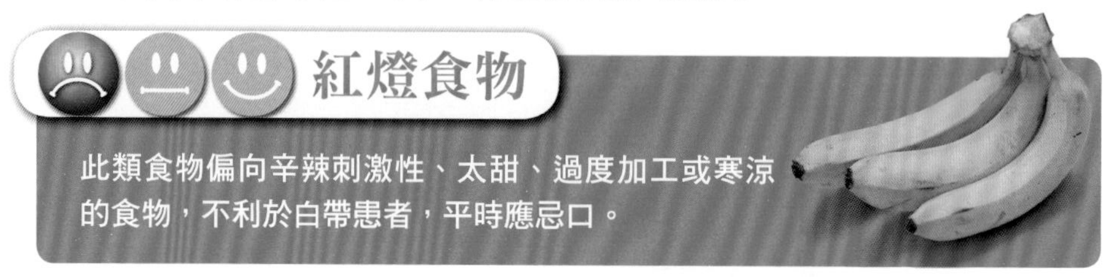

- **過於寒涼食物：**番茄、西瓜、香蕉、奇異果、甜瓜、柚子、橘子、柿子、椰子水、桑椹、蓮霧等水果；竹筍、筊白筍、牛蒡、蘆筍、荸薺、海帶、紫菜、皇宮菜、空心菜、蒟蒻、黃豆芽等。
- **助火發炎食物：**咖哩、芥末醬、沙茶醬、胡椒粉、油條、鹹酥雞、蔥油餅、燻豬肉、烤鴨等，會助長陰道與子宮頸發炎。
- **過甜食物：**蛋糕、布丁、蜂蜜、蛋塔、甜點、冰淇淋、冰棒、剉冰、各種冰冷飲料等，吃過量易導致酸性體質，使白帶更加嚴重。

黃燈食物

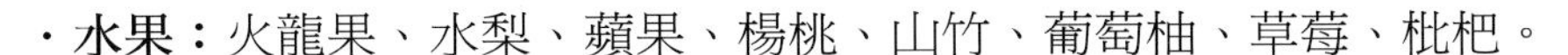

此類食物數屬性偏寒涼，同樣不利於白帶患者，平時應少吃。

- **水果：**火龍果、水梨、蘋果、楊桃、山竹、葡萄柚、草莓、枇杷。
- **蔬菜：**白蘿蔔、大頭菜、大白菜、油菜、金針菇、蘑菇、莧菜、菠菜、芹菜、冬瓜、茄子、萵苣、髮菜、紅鳳菜、佛手瓜、秋葵。
- **五穀雜糧：**小米、大麥、綠豆、薏仁、蕎麥。
- **其他：**仙草、愛玉子、薄荷、左手香、魚腥草、蘆薈、小麥草、冬粉。

綠燈食物

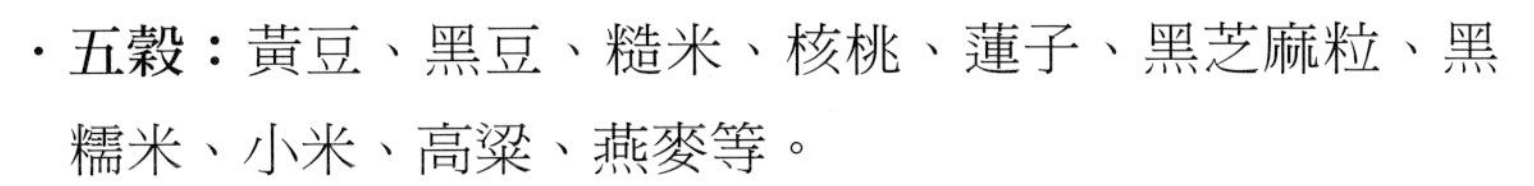

此類食物營養豐富，低熱量、低油、低糖，多為新鮮、天然、原味的食物，平時應多攝取，但不宜過量。

- **五穀：**黃豆、黑豆、糙米、核桃、蓮子、黑芝麻粒、黑糯米、小米、高粱、燕麥等。
- **水果：**桂圓、荔枝、水蜜桃、釋迦、櫻桃、百香果、檸檬、酪梨、鳳梨、葡萄、柳橙、甘蔗、木瓜、青棗等。
- **蔬菜：**黑木耳、薑、洋蔥、大蒜、韭菜、芥菜、香菜、南瓜、甜椒、山藥、胡蘿蔔、芋頭、馬鈴薯、地瓜、綠花椰菜、白花椰菜、高麗菜、苜蓿芽、豌豆苗、香菇、香椿、玉米、蔥、金針菇、茼蒿等。
- **其他：**白果、紅棗、枸杞、當歸、黃耆、優酪乳、白木耳、栗子等。

TIPS

擊退白帶，有撇步！

- **不使用清潔液沖洗陰道**
  避免過度使用清潔液沖洗陰道，以免破壞陰道內正常菌落，導致其它病菌滋生，平時只須用溫水清洗即可。
- **保持會陰部的乾爽，趕跑惱人白帶**
  避免長時間穿太緊或不透氣的絲襪或長褲（如緊身牛仔褲），會讓下半身悶濕不透氣，最好改穿裙子或寬鬆的褲子，並穿著棉質內褲。

黑豆桂圓紅棗糙米粥

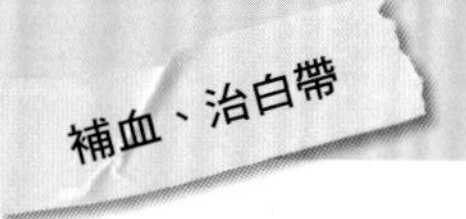

〉食材

黑豆30g、糙米90g、紅棗5顆、桂圓肉10g。

〉作法

1. 將紅棗洗淨、切開；黑豆與糙米洗淨。
2. 將所有食材放入鍋中，加水1200cc，以大火煮滾後，轉小火續煮30分鐘即可食用。

〉烹調叮嚀

紅棗要先切開，若體質燥熱者，紅棗要先去籽，若體質偏寒者，則不必去籽，紅棗籽帶熱氣，正好可以驅寒。

〉飲食宜忌

尿蛋白異常、尿素氮異常、肌酸酐異常、尿毒症、洗腎、腎功能不全、腎癌、尿酸高、痛風、糖尿病、癌症、甲狀腺亢進、感冒及便祕患者不宜食用。

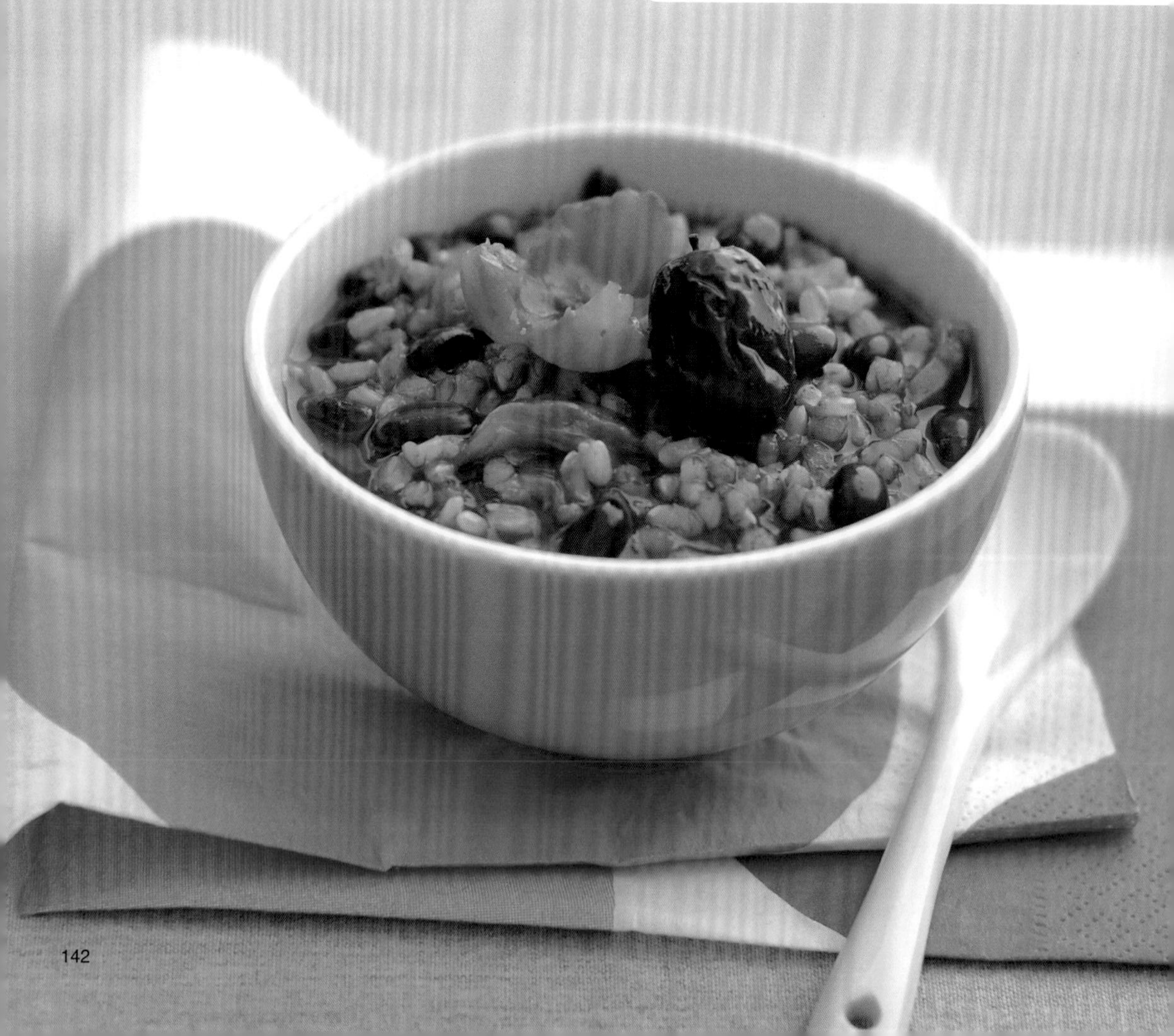

當歸枸杞粥

改善白帶

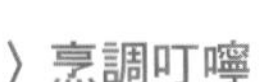

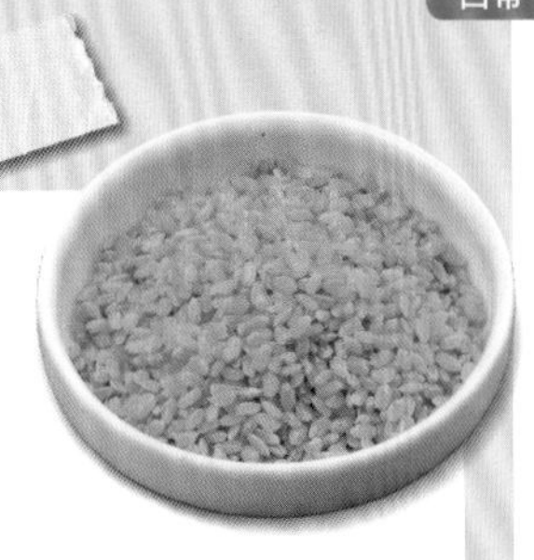

〉食材

當歸1片、枸杞15g、糙米75g。

〉作法

1. 糙米洗淨，加水750cc浸泡4小時，以大火煮滾後轉小火續熬煮成粥。
2. 當歸洗淨切小段，連同枸杞一起加入糙米粥內煮至熟爛，即可進食。

〉烹調叮嚀

糙米由於含有米糠和胚芽，富含營養，購買後不應存放過久，最好能放在冰箱內儲存。

〉飲食宜忌

乳癌、乳房纖維瘤、子宮肌瘤、子宮頸癌、卵巢癌、胃酸過多、胃炎、胃腸潰瘍、胃痛、血糖偏高、胃脹、消化不良、尿蛋白異常、尿素氮異常、肌酸酐異常、尿毒症、洗腎、腎功能不全及腎癌患者忌食。

改善頻尿與白帶

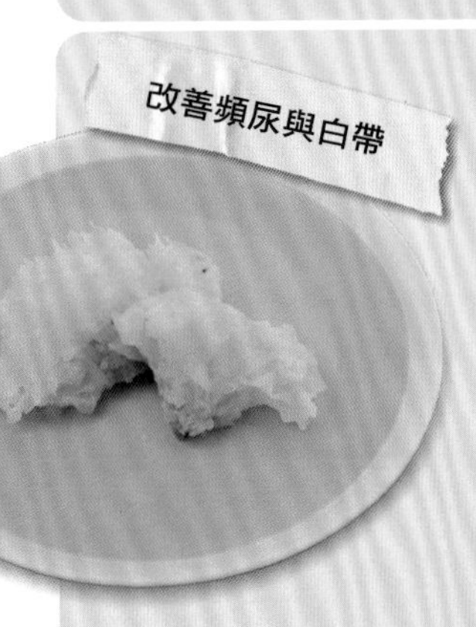

桂圓銀耳湯

〉食材

桂圓乾10顆、白木耳（乾品）5g、紅棗10顆、褐色冰糖1匙（約15g）。

〉作法

將白木耳洗淨、泡軟，紅棗切開，桂圓去殼，所有食材加水500cc，放入電鍋中蒸煮30分鐘即可，宜趁熱進食。

〉烹調叮嚀

挑選桂圓乾時，最好買帶殼的，比較乾淨衛生，可避免人工剝殼時可能產生的污染。

〉飲食宜忌

桂圓性溫大熱，熱性體質、體內發炎者不宜吃，糖尿病、癌症及腎功能異常患者亦不適合。

改善白帶、夜尿頻繁

黑芝麻紅棗栗子飯

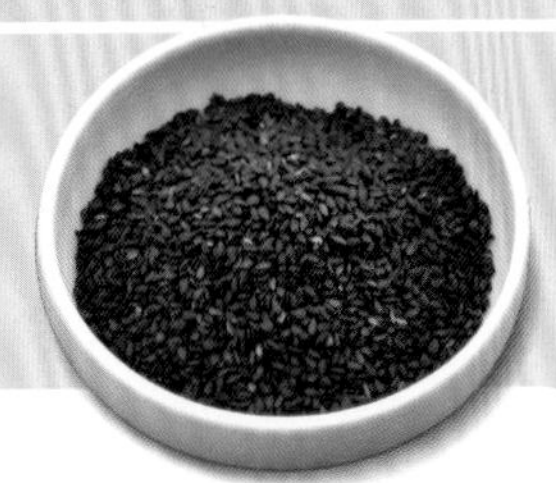

〉食材

黑芝麻粒5g、紅棗6顆、栗子（乾品）6顆、糙米150g。

〉作法

1. 紅棗去籽切碎、栗子泡軟切碎；黑芝麻粒洗淨（可用細孔濾網洗）；糙米洗淨後，泡水6小時。
2. 將所有食材與糙米拌勻後，加水200～250cc，入電鍋煮至熟爛，宜溫熱進食。

〉烹調叮嚀

黑芝麻粒有生、熟兩種。常手腳冰冷、臉色蒼白、腹瀉者為寒性體質，要選熟的黑芝麻粒；口乾舌燥或便祕者，則是熱性體質，要選生的黑芝麻粒。但煮之前必須將黑芝麻粒搗碎，才容易被人體消化吸收。

〉飲食宜忌

糙米比較粗糙，胃弱者可改用胚芽米，或改用高壓鍋煮，較易熟爛。

嫩薑蔬菜泥

增強抗病力、減少白帶

〉食材

嫩薑15g、胡蘿蔔、高麗菜、大黃瓜、馬鈴薯、地瓜各60g、香菇2朵。

〉作法

1. 胡蘿蔔、地瓜、馬鈴薯、大黃瓜洗淨，去皮切丁；高麗菜、嫩薑、香菇洗淨切碎。
2. 全部食材放入鍋內，加水1250cc，以大火煮滾後，轉小火續煮20分鐘，待涼，再倒入果汁機中，攪打成泥狀，吃時一定要先加熱。

〉烹調叮嚀

蔬菜泥宜趁新鮮食用，若實在吃不完，可以放在密封的夾鏈袋冷凍保存，要吃時再解凍加熱即可。

〉飲食宜忌

尿蛋白異常、尿素氮異常、肌酸酐異常、尿毒症、洗腎、腎功能不全、腎癌、糖尿病、尿酸高及痛風患者不宜多吃。

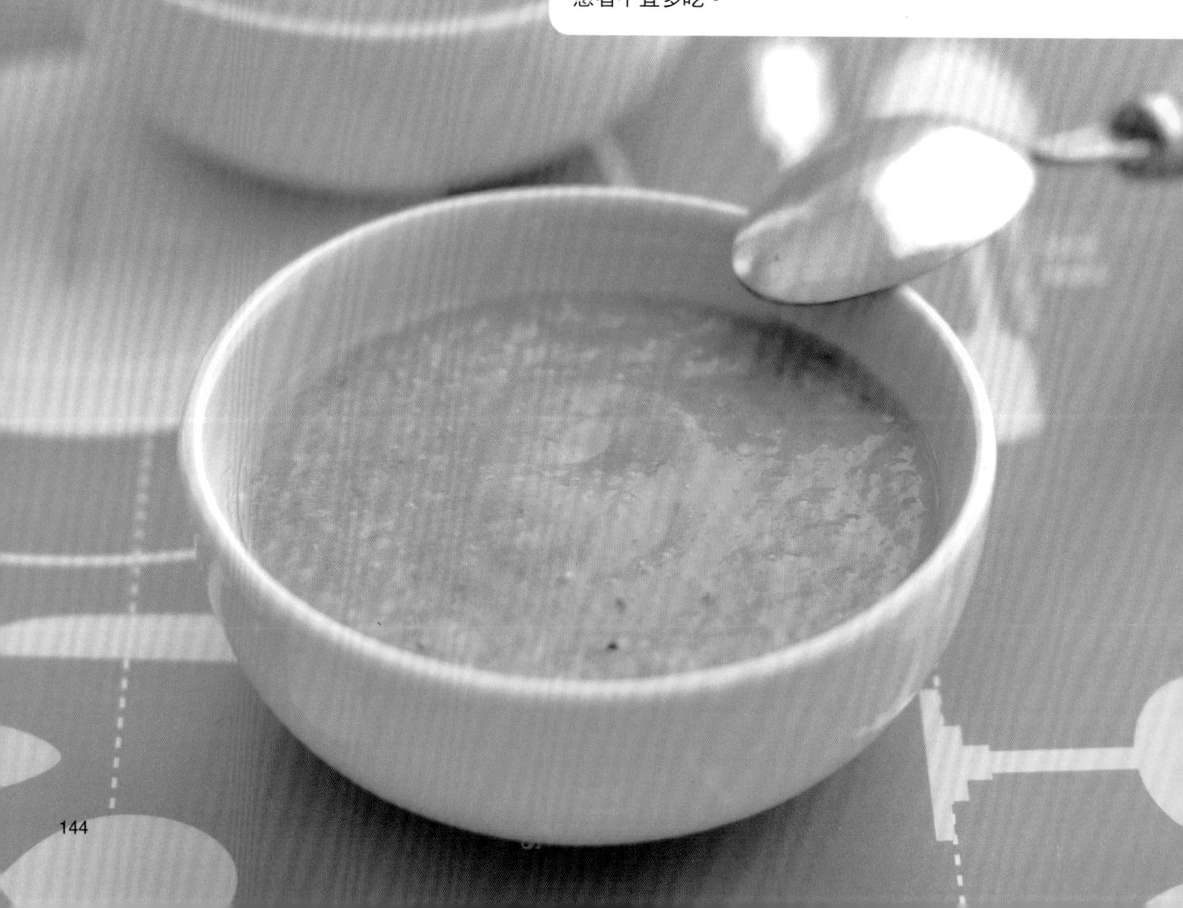

問題11

手腳冰冷

許多女性朋友都會有手腳冰冷的現象，主要是飲食不當、缺乏運動、氣血循環不良所造成，其中虛寒體質的人一到冬天臉色容易發白、怕冷，新陳代謝低下、心臟無法將血液送至末梢，所以容易造成手腳冰冷。另外，貧血的人因紅血球無法攜帶足夠的氧氣至組織細胞，加上體弱少運動，血液循環變差，細胞無法獲得足夠的氧氣和養分，因此也容易手腳冰冷。

手腳冰冷不單單只是身體上的發冷，甚至可能引發如頭痛、腰痛、經期不順、經痛、失眠等併發症，嚴重者建議前往醫院進行檢查，看是否隱藏著其他的疾病，以便早期診治。要特別提醒，容易手腳冰冷的人，一年四季都要避免吃生冷的食物、冰品或喝冷飲，但最好的改善方法，就是營養均衡，並且早睡早起，養成晨間運動的好習慣。

避免手腳冰冷的紅、黃、綠燈食物大公開

紅燈食物

此類食物偏向大寒或加工食物，不利於手腳冰冷的人，平時應忌口。

- **水果：**番茄、西瓜、香蕉、奇異果、哈密瓜、柚子、橘子、梅子、椰子等。
- **蔬菜：**大黃瓜、小黃瓜、竹筍、筊白筍、蓮藕、蘆筍、荸薺、皇宮菜、黃豆芽等。
- **其他：**各種冰品、罐頭、五顏六色的零食、蜜餞等。

黃燈食物

此類食物的屬性偏涼，僅次於大寒食物，也不適合手腳冰冷者。

・**水果：**火龍果、水梨、楊桃、山竹、葡萄柚、草莓、枇杷等。

・**蔬菜：**白蘿蔔、大頭菜、大白菜、油菜、金針菇、蘑菇、莧菜、紅鳳菜、菠菜、芹菜、冬瓜、茄子、萵苣、髮菜、白鳳菜、秋葵等。

・**其他：**仙草、愛玉子、冬粉、牡蠣、百合、薏仁、小麥草、蘆薈、佛手瓜、魚腥草、薄荷、菊花、馬齒莧等。

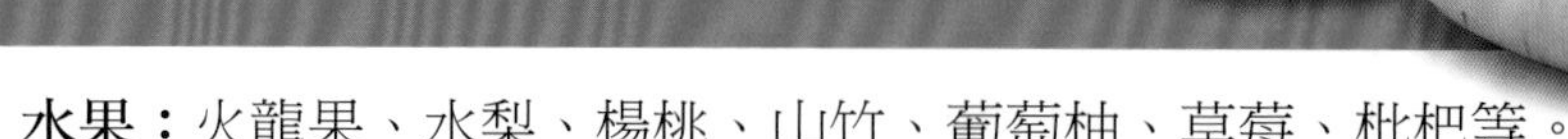

綠燈食物

此類食物營養豐富，低熱量、低油、低糖，多為新鮮、天然、原味的食物，平時應多攝取，但不宜過量。

・**五穀：**糯米、糙米、黃豆、黑豆、紅豆、小米、高粱、燕麥、蕎麥等。

・**水果：**桂圓、榴槤、黑棗、芒果、荔枝、桃子、水蜜桃、釋迦、櫻桃、金桔、酪梨、鳳梨、葡萄、蓮霧、柳橙、甘蔗、芭樂等。

・**蔬菜：**綠花椰菜、胡蘿蔔、韭菜、甘藍菜、菠菜、高麗菜、辣椒、薑、洋蔥、大蒜、芥菜、香菜、南瓜、甜椒、山藥、芋頭、芥藍菜、馬鈴薯、香菇等。

・**其他：**腰果、黃耆、紅棗、枸杞、當歸、西洋參、紅糖等。

TIPS

擊退手腳冰冷，有撇步！

・**多運動，不當冰棒美人**

工作每隔30分鐘或１小時，最好起身動一動，做做簡單的伸展，以促進血液循環。同時養成運動的好習慣，如健走、爬樓梯、有氧運動等，達到稍微流汗的程度，將有助於加速血液循環，改善手腳冰冷最有效。

・**泡澡，讓你暖呼呼**

每到冬天，或炎炎夏日冷氣吹多了，都容易讓寒氣淤積在體內，此時泡澡，不但可以加速全身血液循環，利用熱水還能改善氣血淤滯。方法很簡單，在水深及胸的熱水中泡半身浴，約15分鐘左右，身體就會立刻暖和起來。起身後，別忘喝杯水補充水分喲！

溫補菜飯

補中益氣、調節體溫

〉食材

南瓜（留皮去籽）150g、小白菜30g（約1株）、胡蘿蔔6公分長、芥藍菜50g（約1株）、馬鈴薯（小）1個、香菇（乾品）2朵、山藥6公分長、豆腐乾2塊、生薑2片、糙米150g。

〉作法

1. 南瓜連皮切小丁，小白菜及芥藍菜切碎，胡蘿蔔及馬鈴薯去皮切丁，香菇泡軟切絲，山藥去皮切丁，豆腐乾切小丁，生薑切成細絲，糙米洗淨後泡水8小時。
2. 所有食材洗淨後，酌加橄欖油、海鹽、天然調味料，充分混合後加入適量的冷開水（水的高度大約淹過所有食材約2公分高即可）。
3. 用電鍋煮至熟爛，宜趁熱進食。

〉烹調叮嚀

香菇不可爆香，爆香如同炸煎會產生反式脂肪，有害健康。

〉飲食宜忌

尿酸高、痛風或腎病患者，可將香菇、豆腐乾去除。

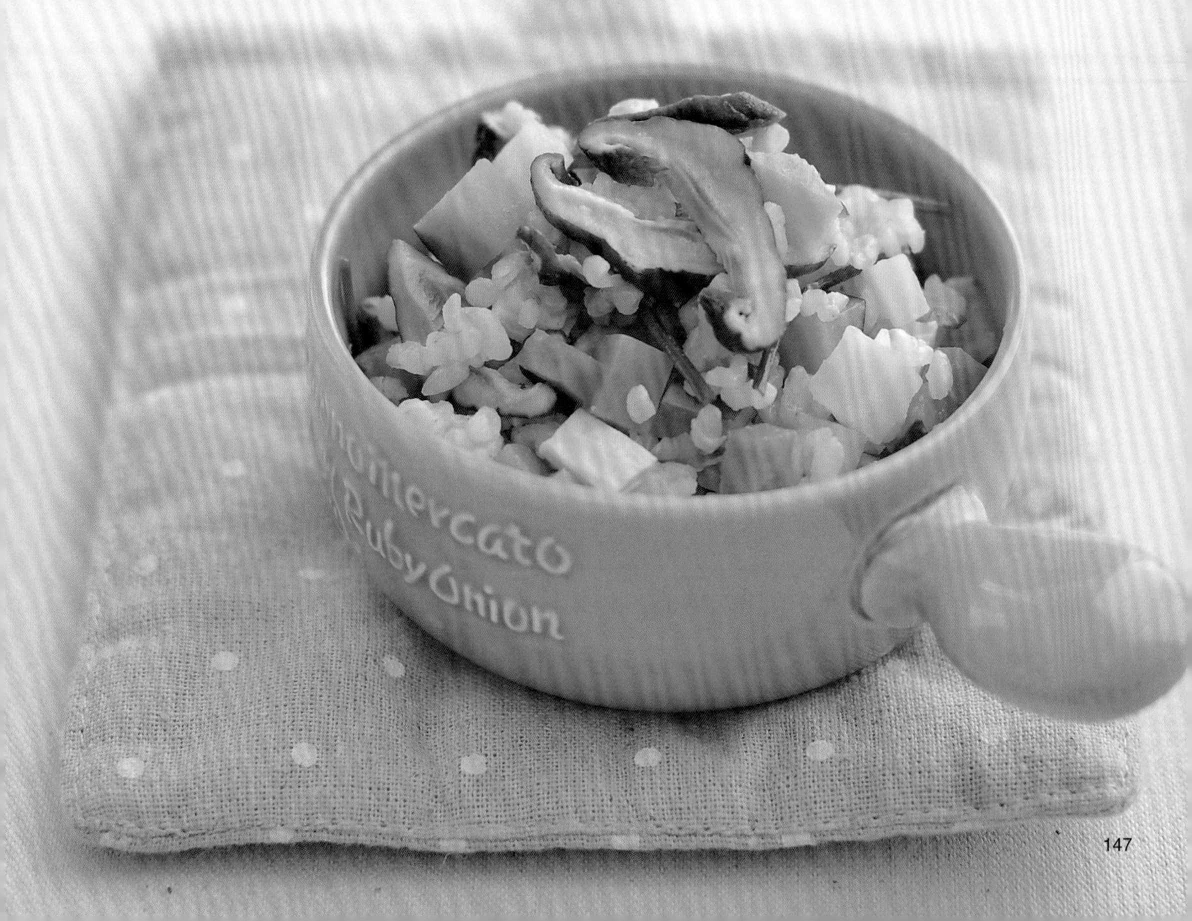

五穀腰果南瓜奶

改善手腳冰冷

〉食材

五穀米150g、腰果5顆、南瓜200g。

〉作法

1. 五穀米洗淨後泡水8小時，南瓜連皮去籽切成小塊。
2. 所有食材洗淨後加水6碗（約1500cc），入鍋合煮，大火先煮滾，小火續煮30分鐘。
3. 再將所有已熟的食材，連同湯汁一起倒入攪拌機內，充分拌勻成奶狀，即可趁熱飲用。

〉烹調叮嚀

南瓜皮不要削掉，留皮連肉營養價值高；南瓜籽去除，但不要丟棄，可留給男性成人煮來吃，防止前列腺肥大。

〉飲食宜忌

腰果的普林較高，尿酸高與痛風、胃病患者不宜多吃。

黃耆紅棗枸杞湯

補血補氣

〉食材

黃耆15g、紅棗12g、枸杞12g、當歸1片、西洋參2片。

〉作法

將所有材料加水1000cc煮滾後，轉小火續煮20分鐘，濾渣當開水喝。

〉烹調叮嚀

黃耆、紅棗、枸杞、西洋參及當歸等藥材，雖然看起來很乾淨，仍然要經過水洗，將可能的污穢洗掉後，才正式加水入鍋合煮，以確保安全。

〉飲食宜忌

尿蛋白異常、尿素氮異常、肌酸酐異常、尿毒、洗腎、腎功能不全、腎癌、尿酸高、痛風、乳癌、卵巢癌、子宮肌瘤、攝護腺癌、感冒及便祕患者不宜飲用。

生薑薏仁紅糖茶

促進氣血循環

〉食材

生薑2片、薏仁150g、紅糖15g。

〉作法

1. 所有食材加水2000cc，以大火煮滾後轉小火再煮45分鐘。
2. 濾渣後即可飲用。

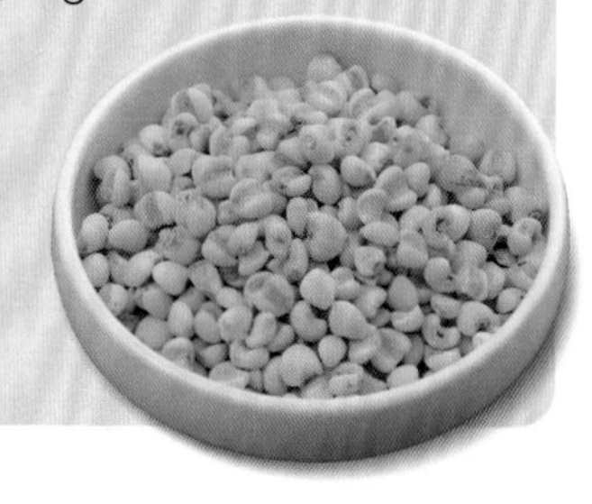

〉烹調叮嚀

濾出的薏仁不用丟棄，可留待日後吃。薏仁有助於降血脂、利尿及美白皮膚，薏仁屬性偏涼，因此須加生薑予以平衡。

〉飲食宜忌

糖尿病與癌症患者，可不放紅糖，只喝生薑薏仁湯，仍然有效。

生薑胡蘿蔔汁

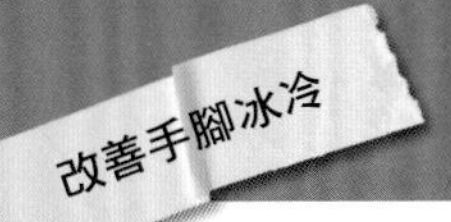

〉食材

生薑1片、胡蘿蔔1條、蘋果1顆、蜂蜜15cc。

〉作法

1. 胡蘿蔔、蘋果去皮切丁，生薑洗淨切細。
2. 所有材料加冷開水300cc，一起放入果汁機充分拌勻即可。

〉烹調叮嚀

胡蘿蔔、蘋果若是有機的，可以連皮使用，但蘋果的蒂頭及尾部仍要切除，避免其中藏污納垢。

〉飲食宜忌

1. 吃三天停一天。
2. 可在兩餐之間飲用。

問題12

黑眼圈

黑眼圈是很多女性朋友的困擾，常讓人看起來無精打采、精神欠佳，就算抹上厚厚的粉底，還是無法掩飾，真是有苦說不出。其實，造成黑眼圈的原因，主要是眼部血液回流不順，使得血液內的廢物與色素囤積在皮下組織，導致肌膚暗沉，形成黑眼圈。

長期過度勞累、睡眠不足，或化妝不當，以及眼瞼受傷引起皮下滲血，都有可能造成眼圈發黑，甚至是婦科疾病的警訊，如經痛或月經不調所引起的。此外，更年期不適、貧血、甲狀腺功能低下、肝功能不正常等也都會造成眼眶周圍循環障礙，引起眼圈發黑。

要改善黑眼圈，除了雷射美容，最有效的方法是先改善病因，如因鼻子過敏引起的黑眼圈，應該先避開過敏原。同時加強食療，配合早早上床睡覺，相信假以時日，就能還妳一雙明亮眼眸。

預防及改善黑眼圈的紅、黃、綠燈食物大公開

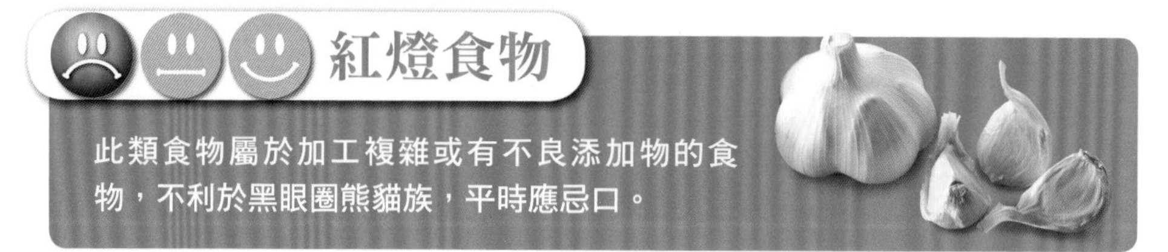

紅燈食物

此類食物屬於加工複雜或有不良添加物的食物，不利於黑眼圈熊貓族，平時應忌口。

- **油膩食物：**油條、臭豆腐、炸排骨、牛排、鹹酥雞、蔥油餅、燻肉、烤鴨等，因油脂含量高，易造成血液黏稠，使黑眼圈更加嚴重。
- **加工食物：**香腸、臘肉、罐頭、蜜餞、泡麵、甜不辣及精緻加工的素料，含有諸多不良的添加物，食後易使黑眼圈惡化。
- **熱性助火食物：**榴槤、辣椒、咖哩、芥末醬、沙茶醬、胡椒粉、花生醬、芝麻醬、大蒜、花椒、人參、羊肉等。

黃燈食物

此類食物偏向屬性寒涼的食物，會阻礙氣血循環，有黑眼圈的人平時應少吃。

- **水果：**楊桃、番茄、西瓜、橘子、柿子、椰子水等。
- **蔬菜：**白蘿蔔、大頭菜、大白菜、芹菜、冬瓜、黃瓜、苦瓜、竹筍、蓮藕、牛蒡、蘆筍、空心菜等。
- **其他：**各種冰品、冰淇淋、冰涼飲料等。

綠燈食物

此類食物營養豐富，低熱量、低油、低糖，多為新鮮、天然、原味的食物，平時應多攝取，但不宜過量。

- **水果：**釋迦、香吉士、龍眼、奇異果、芭樂、木瓜、火龍果、水梨、蘋果、甘蔗、葡萄、水蜜桃、鳳梨等。
- **蔬菜：**山藥、金針菜、洋蔥、胡蘿蔔、小白菜、芥藍菜、綠花椰菜、薑、香椿、洋蔥、菊苣葉、香菇等。
- **其他：**艾草、紅棗、紅葡萄酒、紫菜等。

TIPS

擊退黑眼圈，有撇步！

- **洗澡時，進行眼部SPA**
  洗澡時，利用浴室的蓮蓬頭，以適當溫度的熱水衝擊臉部，眼眶周圍的部分要特別加強，達到按摩的效果，將有助於促進眼周的血液循環，可迅速改善黑眼圈。
- **充足睡眠，不當熊貓眼**
  熬夜是美容大敵，充足的睡眠可以避免黑眼圈的發生，如果不能避免熬夜，則一定要靠多喝水來預防，大約每熬夜一小時就要補充500cc的水分，並且白天一定要補眠。
- **按摩及熱敷眼部**
  眼眶周圍有許多穴道，按摩時順著眼眶逐點按壓，按摩後若用熱毛巾敷眼部，更有助益。另外，每晚用冷水、溫熱水交替敷眼部30分鐘，對消除黑眼圈也是特效的方法。

艾草紅棗茶

消除黑眼圈

〉食材

艾草（乾品）38g、紅棗15顆。

〉作法

1. 紅棗洗淨切開去籽，艾草洗淨。
2. 將所有材料加水3000cc，以大火煮滾後，轉小火續煮20分鐘，濾渣即可當茶飲用。

〉烹調叮嚀

艾草屬性偏溫，紅棗必須去籽（因籽帶熱氣），以免長期喝會引起上火。

〉飲食宜忌

腎功能異常者不宜多喝。

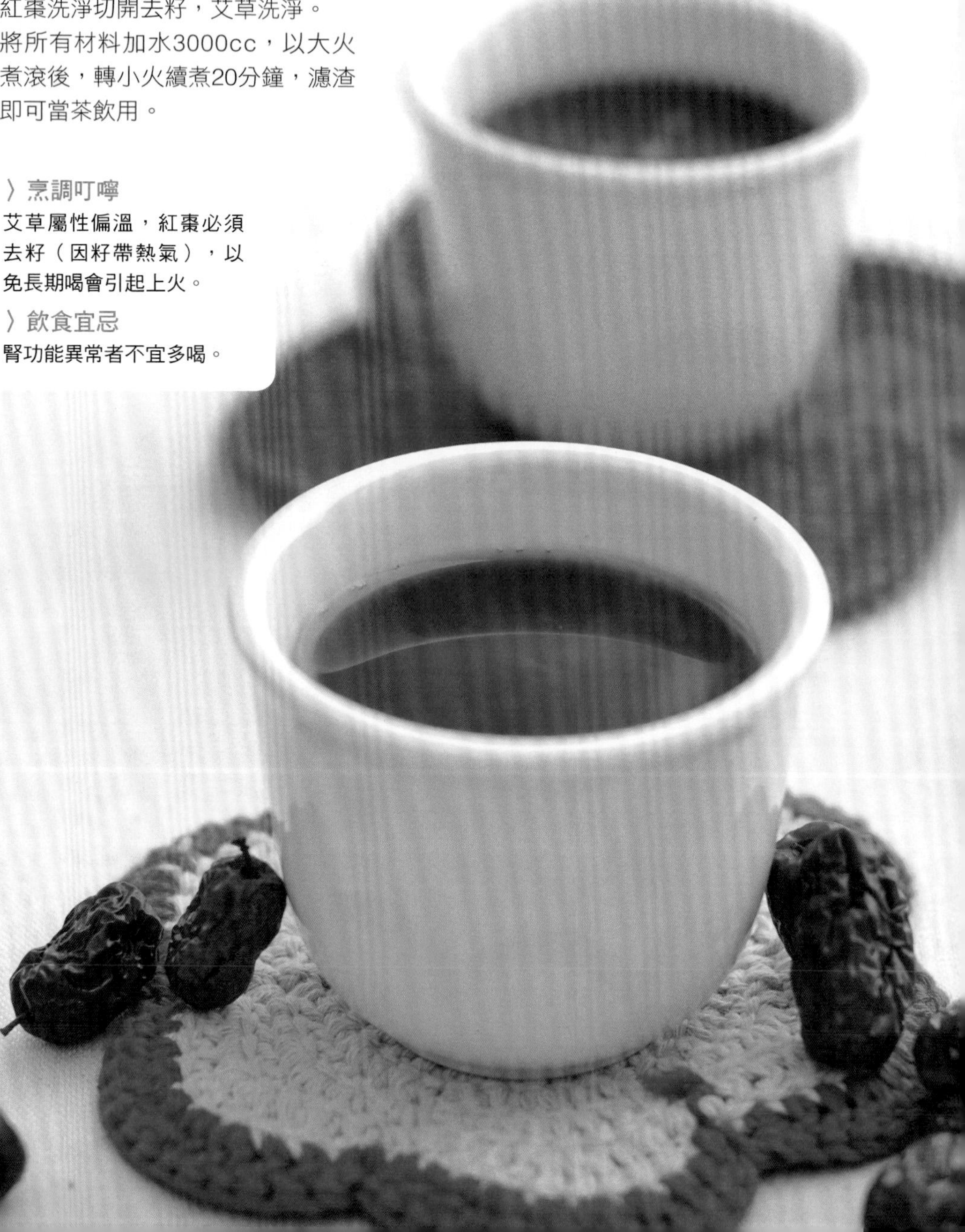

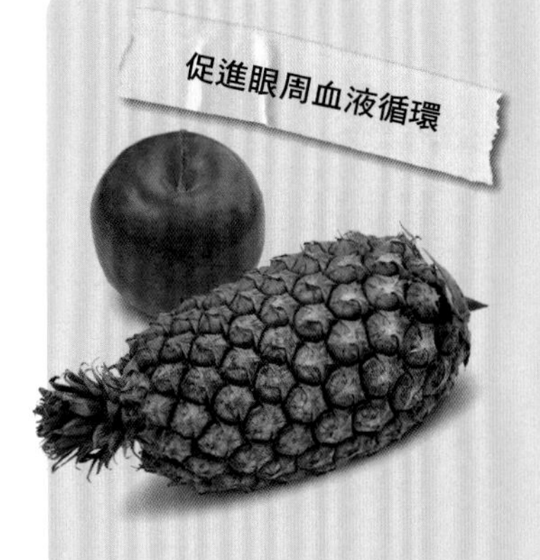

促進眼周血液循環

鳳梨蘋果汁

〉食材

鳳梨200g、蘋果1個。

〉作法

將鳳梨、蘋果洗淨，去皮切塊，兩者以榨汁機榨出原汁，即可趁鮮飲用。

〉烹調叮嚀

蘋果若為有機的，可洗淨連皮切塊榨汁，反之，就必須去皮。

〉飲食宜忌

癌症、糖尿病、胃酸過多及胃腸潰瘍患者不宜飲用。

洋蔥金針飲

安神助眠、改善黑眼圈

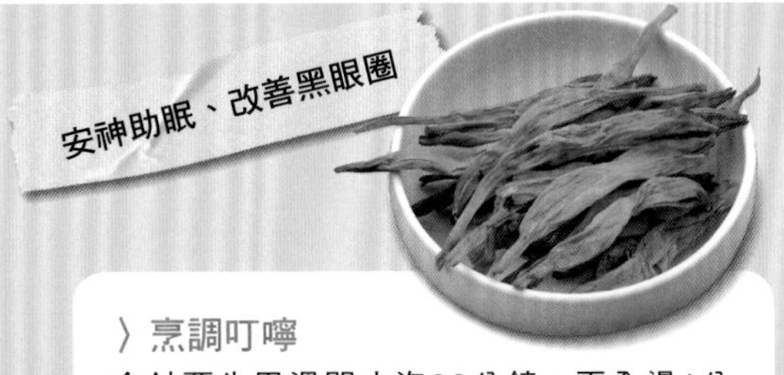

〉食材

洋蔥1個、金針（乾品）30朵。

〉作法

1. 洋蔥去外膜切絲；金針須先經溫開水泡20分鐘，再用沸水洗淨汆燙1分鐘瀝乾。
2. 所有食材加水3000cc，以大火滾後轉小火續煮30分鐘，濾渣取湯，不必調味，要溫熱飲用。

〉烹調叮嚀

金針要先用溫開水泡20分鐘，再汆燙1分鐘，瀝乾後再使用，以免殘留過敏物質，造成飲後拉肚子。

〉飲食宜忌

洋蔥屬於熱性，熱性體質的人不宜飲用過多。

改善氣血循環、防止黑眼圈

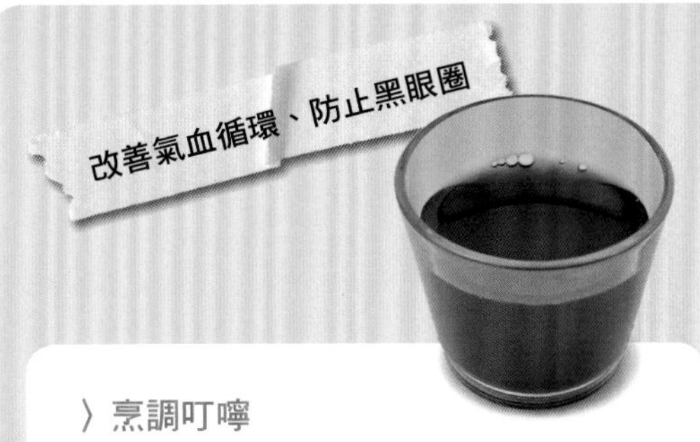

洋蔥紅葡萄酒

〉食材

洋蔥1個、紅葡萄酒500cc、玻璃罐1個。

〉作法

1. 洋蔥去薄膜，再用冷開水沖洗乾淨，瀝乾後切成小瓣。
2. 玻璃罐洗淨，用沸水殺菌後瀝乾。
3. 倒入葡萄酒與洋蔥瓣片，將罐蓋封妥，放置冰箱3天後即可飲用。每次飲用30～50cc，飲剩者宜放冰箱冷藏。

〉烹調叮嚀

洋蔥能幫助降血壓，主要來自於表皮的褐色薄膜，因此不要急著把薄膜丟掉，可以洗乾淨後放在冰箱保存，等到有人需要降血壓時，再拿出來加水煮，當作降壓飲料。

〉飲食宜忌

肝功能異常及糖尿病、癌症患者不宜喝。

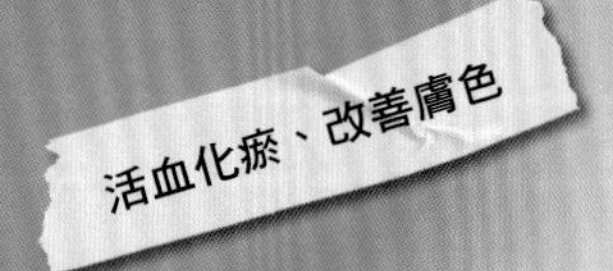

菊苣胡蘿蔔蘋果汁

〉食材

胡蘿蔔1條、蘋果1個、菊苣葉30g。

〉作法

1. 胡蘿蔔洗淨切塊；蘋果洗淨去皮切塊；將兩者用分離式榨汁機榨出原汁。
2. 菊苣葉洗淨切段，與胡蘿蔔蘋果原汁放入果汁機中，充分拌勻即可趁鮮飲用。

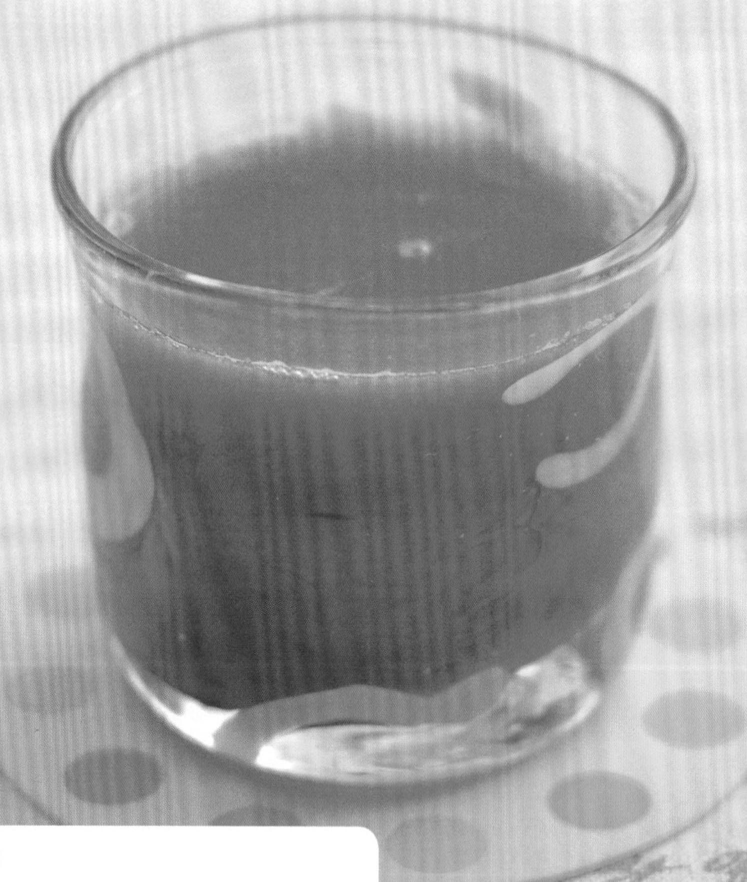

〉烹調叮嚀

胡蘿蔔與蘋果若是有機的，可連皮切塊榨汁，反之，就必須去皮；菊苣葉偏苦，不宜多放。

〉飲食宜忌

腎功能異常者不宜飲用。

問題13 美容養顏護膚

根據統計，月經開始的前1～2週，是女性出現肌膚問題最多的時期。這是因為受到黃體期內分泌的影響，開始出現皮膚油膩、毛孔粗大、痤瘡、黑斑等令人在意的皮膚症狀。還有一些人的皮膚相當敏感，每當季節更迭、過度疲勞或壓力大時，會引起刺痛、發癢、紅腫或脫屑的現象。不少女性會誤認為這就是敏感性肌膚，其實，絕大多數都只是一些容易混淆的皮膚疾病，如接觸性皮膚炎、脂漏性皮膚炎、酒槽鼻……等。

對於皮膚病必須要找出病因，針對癥結給予治療，不能過度依賴擦拭保養品，否則容易使皮膚更加惡化。此外，吃對食物可以幫助我們延緩老化、延長青春，含有大量新鮮蔬果的飲食方式，不但會讓身體機能維持最佳狀態，也能擁有動人的好膚色。

美容養顏護膚的紅、黃、綠燈食物大公開

紅燈食物

此類食物為高熱量、高油、高糖或是調味、加工較複雜的刺激性食物，不利於養顏護膚，平時應忌口。

- **辛辣刺激性食物：**咖哩、芥末、沙茶醬、胡椒粉、辣椒醬、五香粉等，以及易上火發炎的食物，如大蒜、洋蔥、韭菜、香菜、薑等。
- **炸煎燻烤食物：**臭豆腐、炸排骨、鹹酥雞、燒烤、薯條、蚵仔煎等，吃多了容易長痘，膚色暗淡無光。
- **過敏性食物：**牛奶、蛋、蝦、蟹等，肌膚不好的人，大多數屬於過敏體質，因此必須避開容易導致過敏的食物。

黃燈食物

此類食物也含過敏源，同樣不利於養顏護膚，平時應少吃。

- **水果：**芒果、鳳梨、草莓、奇異果等。
- **蔬菜：**竹筍、茄子、南瓜、芋頭等。
- **其他：**花粉、蜂蜜、小麥、燕麥、花生等。

綠燈食物

此類食物營養豐富，低熱量、低油、低糖，多為新鮮、天然、原味的食物，平時應多攝取，但不宜過量。

- **五穀：**薏仁、綠豆、黃豆、糙米、胚芽米、大豆等。
- **水果：**柳丁、檸檬、蘋果、梨、番茄、芭樂、柑橘、百香果、西瓜、水蜜桃、櫻桃、哈密瓜等。
- **蔬菜：**山藥、蘿蔔、菠菜、青江菜、包心白菜、花椰菜、韭菜、冬瓜、絲瓜、苦瓜、芥藍、茼蒿、青椒、地瓜、豌豆苗等。
- **其他：**魚腥草、蜂王漿、黃耆、枸杞、紅棗、木耳、豆腐、冬粉、優酪乳、酸乳酪、豆漿等。

TIPS

擊退肌膚問題，有撇步！

- **出門防曬不可少**

  炎炎夏日，一不小心太陽就會在臉頰、臂膀和背部留下印記，造成紅腫發癢、曬黑曬傷，這可是肌膚保養的大忌。出門前15分鐘別忘在臉部擦上防曬乳，並搭配洋傘或帽子，才能有效防止紫外線的傷害。

- **選擇適合自己的肌膚用品**

  選擇質地溫和、洗後不緊繃的洗面乳，以及能徹底清潔化妝品的卸妝產品，以洗去肌膚上的污垢。另外，擦臉時把毛巾貼在臉上，吸乾臉上的水分即可，千萬不要大力擦臉，以免造成日後肌膚粗糙。

芥藍炒雙耳

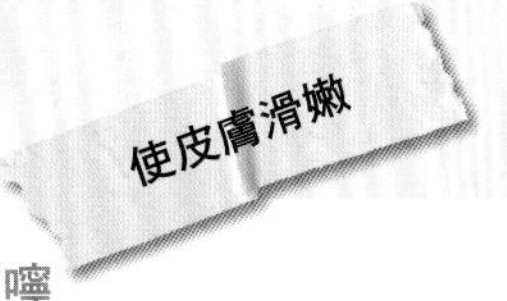

〉食材

芥藍菜200g、黑木耳（乾品）30g、白木耳（乾品）30g。

〉調味料

橄欖油、粗鹽、天然調味料、米酒適量。

〉作法

1. 黑木耳及白木耳泡軟切片，芥藍菜切小段。
2. 三者以橄欖油拌炒至熟，再加粗鹽、天然調味料、米酒調味即可。

〉烹調叮嚀

水先下鍋煮菜，而不是油先下鍋爆炒菜，這種水煮菜的吃法，對健康比較有利。

〉飲食宜忌

懷孕初期不宜吃太多的黑木耳；尿酸高及痛風患者，則不宜吃太多的白木耳。

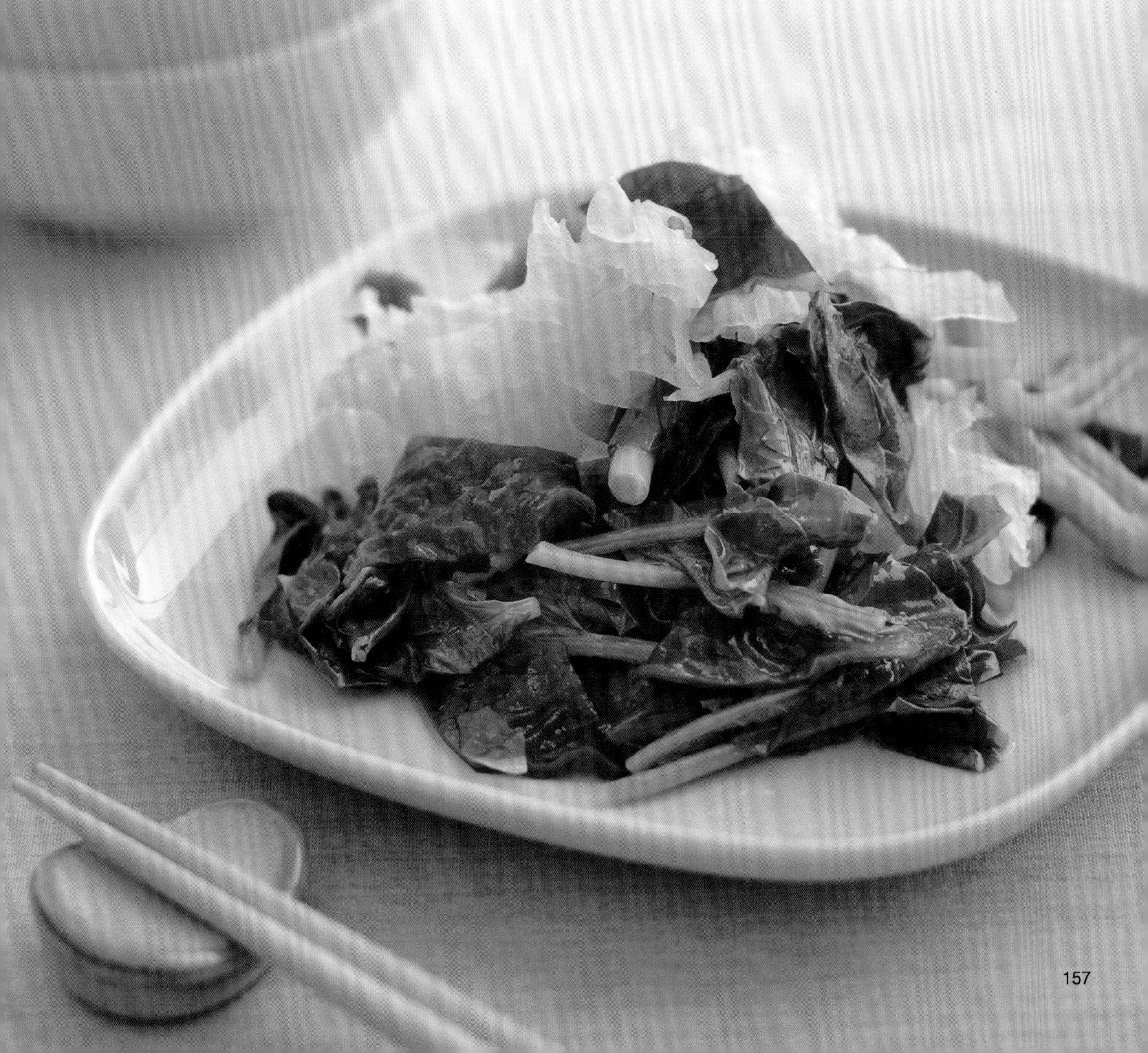

茼蒿豆腐冬粉

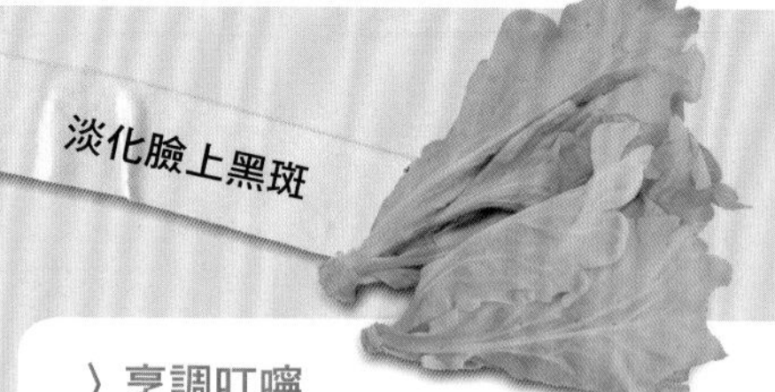

〉食材

茼蒿250g、芹菜50g、豆腐1塊、冬粉1把。

〉調味料

橄欖油、粗鹽、天然調味料適量。

〉作法

1. 豆腐切小塊，芹菜切末。
2. 豆腐與冬粉加水750cc一起下鍋煮熟，再加入芹菜末和茼蒿，酌加調味料調味即可。

〉烹調叮嚀

茼蒿最後才入鍋，勿煮太爛，半生半熟，營養較高。

〉飲食宜忌

腹瀉或體質寒涼者可加入少量薑絲；橄欖油亦可改成冷壓麻油，可溫寒平衡，食後平安。

青椒薏仁糙米飯

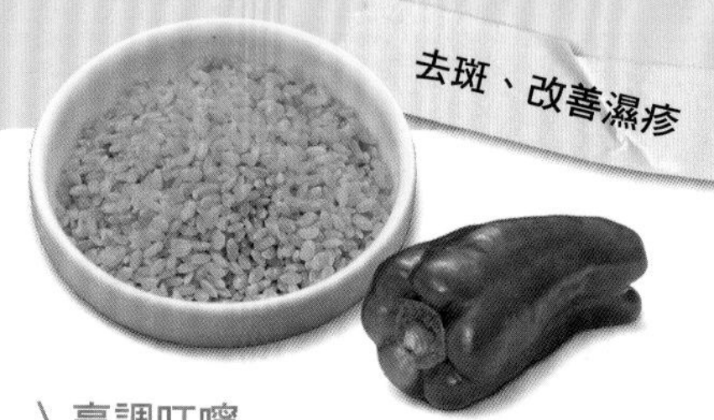

〉食材

青椒 1個、糙米80g、薏仁30g、胡蘿蔔半條、玉米半條。

〉調味料

粗鹽、素雞粉適量。

〉作法

1. 薏仁及糙米泡水4小時後瀝乾，再加水放入電鍋蒸煮成飯。
2. 青椒切丁，胡蘿蔔去皮切丁，玉米剝粒，三者再燙至半熟。
3. 最後將薏仁糙米飯加入三者一起拌炒，同時酌加調味料調味即可。

〉烹調叮嚀

糙米由於含有米糠和胚芽，富含營養，購買後不應存放過久，最好能放在冰箱內儲存。

〉飲食宜忌

糙米不容易消化，食用時最好細嚼慢嚥，以免其中的營養成分無法順利吸收，影響腸胃消化。

薏仁綠豆地瓜湯

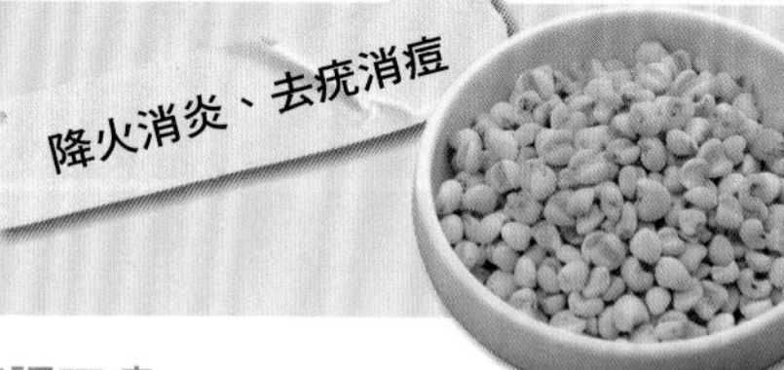

〉食材

薏仁90g、綠豆30g、地瓜200g。

〉作法

1. 薏仁及綠豆洗淨後泡水4小時；地瓜去皮切丁。
2. 瀝乾後的薏仁與綠豆，加入地瓜丁連水1000cc，一起放入電鍋蒸煮至熟爛，宜趁溫熱進食。

〉烹調叮嚀

薏仁會促進荷爾蒙的分泌，有婦科腫瘤者不可大量食用，宜吃一天停一天。

〉飲食宜忌

尿蛋白異常、尿素氮異常、肌酸酐異常、尿毒症、洗腎、腎功能不全、腎癌、尿酸高及痛風者忌食。

哈密瓜綿綿冰

讓皮膚水嫩白皙

〉食材

哈密瓜1顆、寡糖30cc、原味優酪乳50cc。

〉作法

1. 哈密瓜去皮去籽切成薄片，放入冰箱冷凍一夜。
2. 將寡糖和冷凍哈密瓜一起放入果汁機打成冰沙綿綿冰，再淋上優酪乳即可。

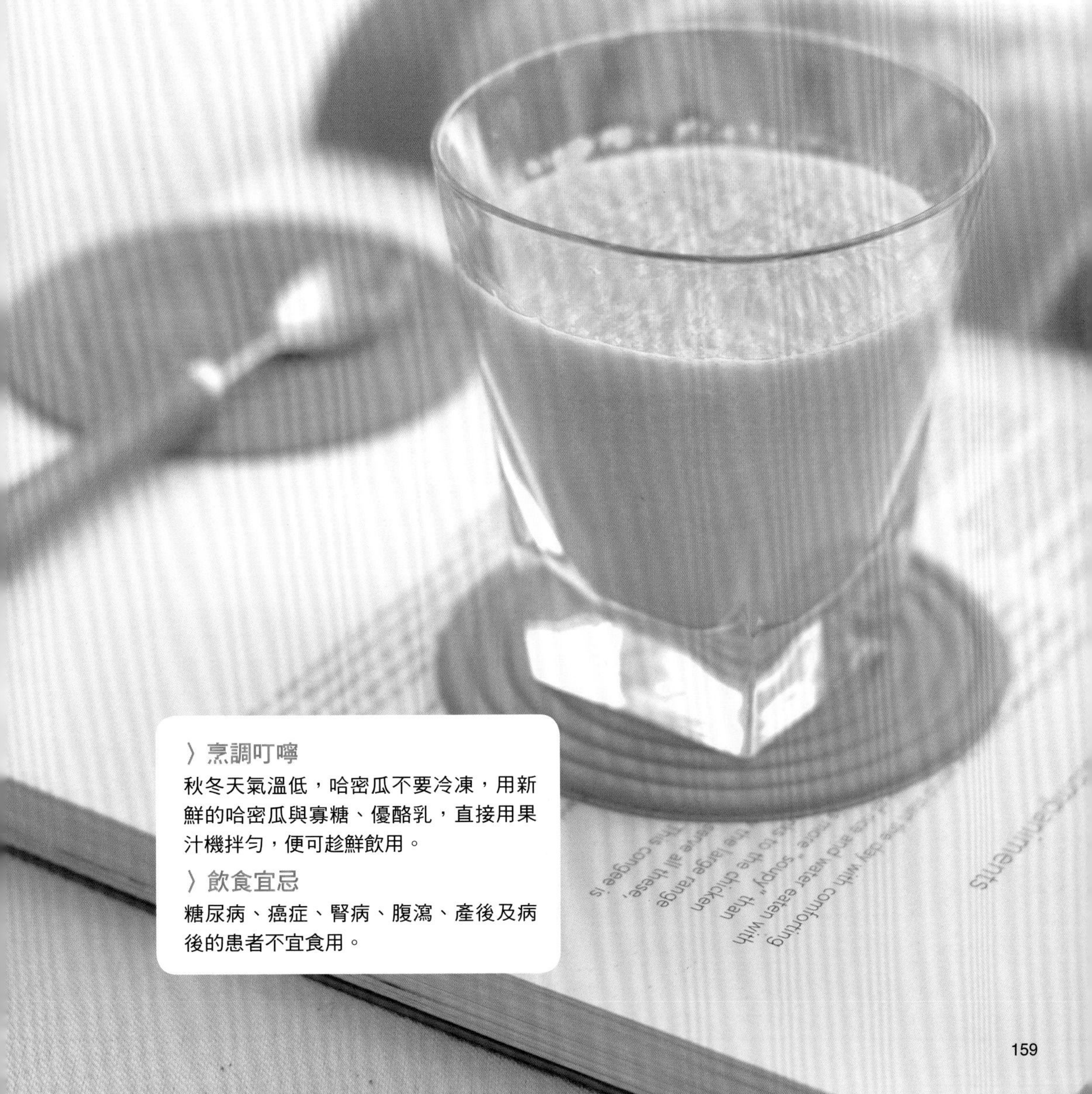

〉烹調叮嚀

秋冬天氣溫低，哈密瓜不要冷凍，用新鮮的哈密瓜與寡糖、優酪乳，直接用果汁機拌勻，便可趁鮮飲用。

〉飲食宜忌

糖尿病、癌症、腎病、腹瀉、產後及病後的患者不宜食用。

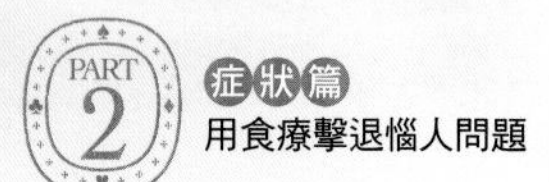

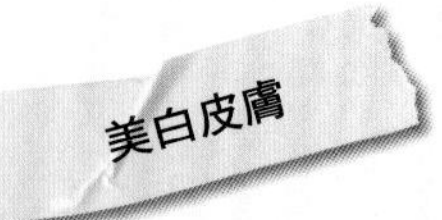

豆苗美膚精力湯

〉食材

豌豆苗50g、蘋果1顆、鳳梨100g、三寶粉15g（大豆卵磷脂、啤酒酵母、小麥胚芽各5g）、豆漿200cc。

〉作法

1. 豌豆苗切段，鳳梨與蘋果去皮切丁。
2. 所有食材放入果汁機打成汁即可。

〉烹調叮嚀

精力湯做好後應趁新鮮一次吃完，不宜冷藏保存，放入冰箱雖不會變壞，但卻會因逐漸氧化而喪失大半的營養，若量過多一人吃不完，建議找人一起共享。

〉飲食宜忌

體虛、氣虛及血虛體質的人不宜使用。若有皮膚過敏，鳳梨可改成香蕉1/2條，啤酒酵母、小麥胚芽必須刪除。

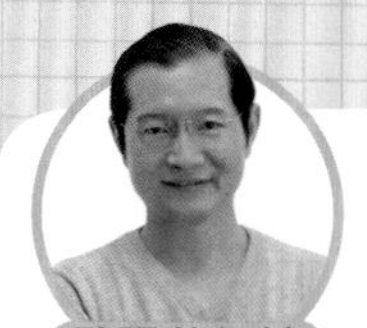

事前準備，妳也可以安心上婦產科

歐陽英保健

前往婦產科檢查對於女性來說，總是望之卻步、裹足不前，畢竟上婦產科這件事與個人隱私問題密不可分，以及需要躺在檢查臺上進行內診，將自己最私密的部位呈現出來，造成許多女性心裡感到相當不自在，進而產生恐懼感，非得拖到症狀十分嚴重時才前往就診。

其實只要懂得掌握以下的原則，內診將不會再是件令人難堪的事情，畢竟女人的一生中總會經歷幾次婦女病的困擾，選擇自己信賴的醫師就診，才能獲得更理想的醫療服務。

1. **看診前，記錄自己的症狀：**就醫前，先記錄自己的症狀及病史，並將問題分點簡短地寫下來，以免因一時緊張，忘了詢問醫師，提供的線索越仔細，越能幫助醫師釐清問題的所在。
2. **衣著輕便，易穿脫為佳：**前往婦產科看診時，最好穿著裙子，且不要穿褲襪，以利內診時的方便性。
3. **告知有無性經驗或懷孕：**進行內診前，應先告知醫師有無性經驗或懷孕，如有異常的陰道出血、陰道分泌物或外陰等不適症狀，不要先行清洗，以便醫師做最正確的診斷。
4. **了解內診的程序：**進行內診前，醫師應有充分說明並解釋必要性，同時，內診空間應獨立且完善，並設有門禁，避免無關人員隨意進出。當接受內診時，醫療人員應拉上隔簾，且不應讓患者在暴露身體下等待醫師來檢查，以保障女性的隱密性及安全性。
5. **別害羞，多提問：**有許多女性即便生過小孩，卻仍然對自己的身體處於一知半解的狀態，建議不妨將心中的疑慮，直接詢問醫師，如發生的原因、如何預防或保健，以便獲得最正確的解答。
6. **就醫後，觀察病情有無好轉：**就醫後，持續觀察自己服藥或擦藥後的反應，有無好轉等，並且記錄下來，供下次就醫做為參考，如果同一位醫生，看了兩次症狀仍未獲改善，不妨換位醫生，尋求第二意見，以免延誤病情。

在此呼籲女性朋友要以正確的態度來看婦產科，千萬不要因為害羞，而遲遲不願意就診，如此一來，妳的健康將會有更多的保障！

珍愛自己的身體，對婦科檢查有正確的觀念，都有助於自己更能輕鬆面對內診。

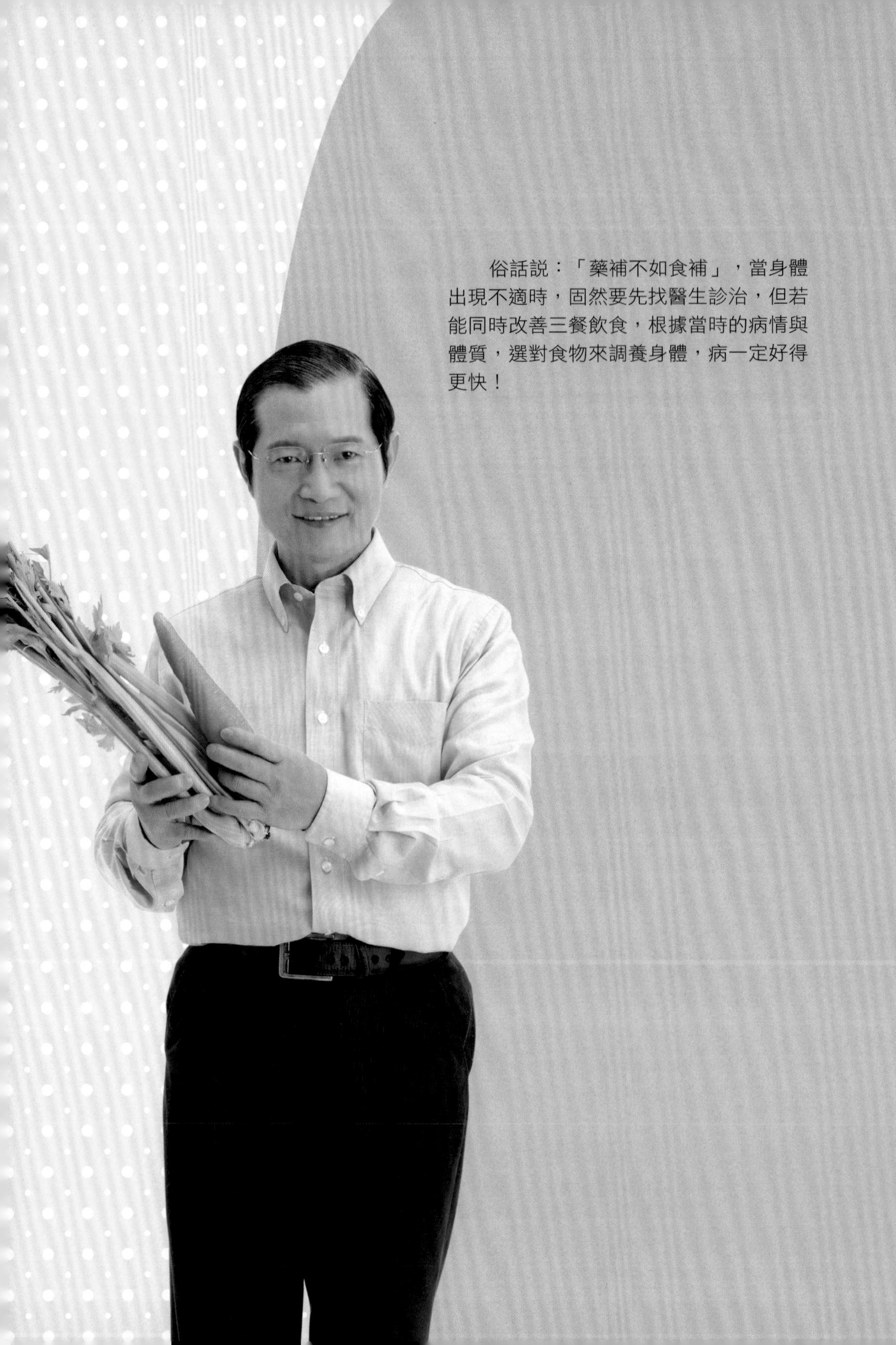

俗話說：「藥補不如食補」，當身體出現不適時，固然要先找醫生診治，但若能同時改善三餐飲食，根據當時的病情與體質，選對食物來調養身體，病一定好得更快！

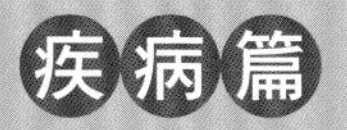

用食療對抗婦女病

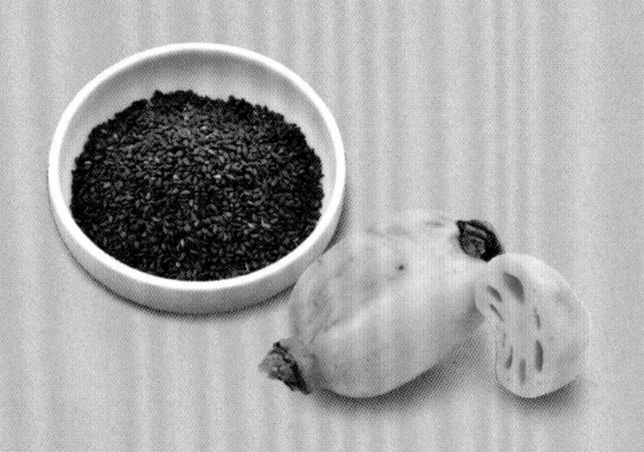

問題01

過敏性皮膚病

皮膚過敏是一種常見的過敏現象，將近20%的人都有皮膚過敏的現象。皮膚過敏的特徵是發癢，有時也可能會有紅腫、乾屑、水泡或病灶結痂及滲出液體等症狀。這些形狀與大小因人而異，偶爾會發生胸部緊繃、麻木、腫脹等症狀。當出現這些症狀時，必須立即就醫。其他全身的過敏症狀還包括眼睛發癢、打噴嚏、流鼻水、淚眼、皮疹、氣道阻塞或蕁麻疹等。

預防及改善皮膚過敏的紅、黃、綠燈食物大公開

紅燈食物

此類食物偏向於刺激性或加工複雜的食物，不利於皮膚保養，平時應忌口。

- **辛辣食物：**蔥、薑、大蒜、辣椒、榨菜、咖哩、五香粉等。
- **興奮食物：**酒、濃茶、咖啡、可可、巧克力等。
- **油膩食物：**雞排、臭豆腐、炸薯條、蚵仔煎等油炸或油煎食物。
- **過敏食物：**蝦、蟹、貝類、牛奶、蛋、芋頭、芒果、竹筍等。
- **其他：**蛋糕、餅乾、泡麵、沙茶醬等加工食物。

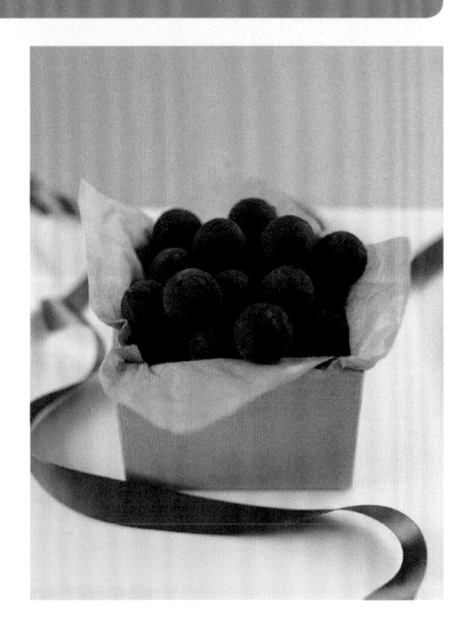

黃燈食物

此類食物也含過敏原，不適合皮膚過敏的人，平時應少吃。

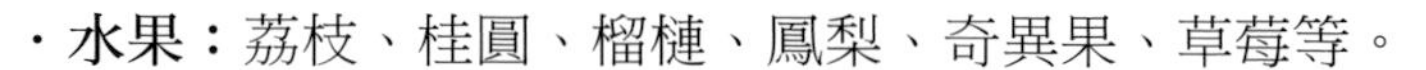

- **水果**：荔枝、桂圓、榴槤、鳳梨、奇異果、草莓等。
- **蔬菜**：玉米、茄子、南瓜、芋頭等。
- **其他**：花粉、小麥、各種麥類、蜂蜜、小麥胚芽、啤酒酵母等。

綠燈食物

此類食物營養豐富，低熱量、低油、低糖，多為新鮮、天然、原味的食物，平時應多攝取，但不宜過量。

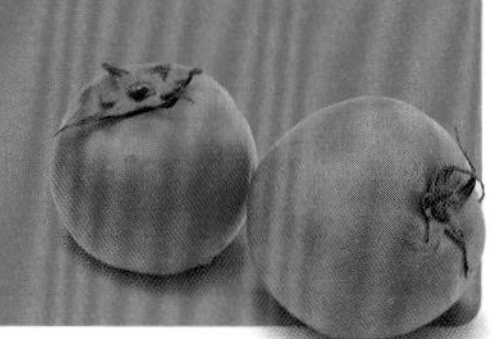

- **五穀**：糙米、薏仁、小米、黑芝麻粒、紅豆、黑豆、黃豆、綠豆等。
- **水果**：蘋果、香蕉、木瓜、葡萄、櫻桃、番茄、芭樂、梨子、蓮霧、水蜜桃、山竹、火龍果等。
- **蔬菜**：高麗菜、空心菜、芹菜、莧菜、萵苣、絲瓜、冬瓜、苦瓜、黃瓜、胡蘿蔔、筊白筍、蓮藕、牛蒡、海帶、地瓜、山藥、香菇。
- **其他**：紅棗、蓮子、小麥草、菊花、牧草、魚腥草、薄荷、甘草、麥門冬、黃耆、麻油、黑糖、冰糖等。

TIPS

擊退過敏，有撇步！

- **保持充足的睡眠及適度的運動**
  根據研究，每天運動達30分鐘以上，可以增加免疫力，身體健康，就能趕跑過敏。散步、游泳、慢跑等運動，對於過敏性疾病都有一定程度的幫助，但也要衡量自己的體能，選擇適合的運動。
- **保持愉悅的心情**
  當人處於低落、壓力大的情緒時，都會讓免疫系統受到壓制，使得過敏找上門來，因此懂得適時宣洩負面的情緒是很重要的，當覺得自己快要無法負荷時，找件喜歡的事情，來轉移注意力吧！

麻油米粉

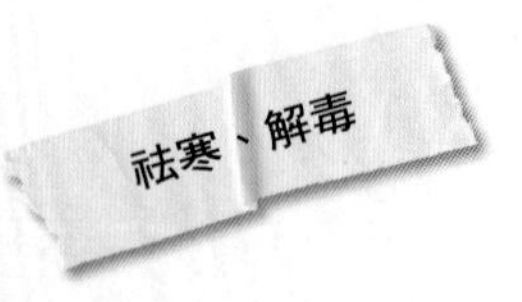

〉食材

米粉60g、乾香菇2朵、芹菜1株。

〉調味料

麻油1湯匙（約6cc）、橄欖油少許、海鹽適量。

〉作法

1. 香菇泡冷水30分鐘，變軟後切絲；米粉泡冷水10分鐘，變軟後取出瀝乾待用；芹菜洗淨後切末備用。
2. 用少許橄欖油熱鍋，倒入香菇絲低溫快炒後，再加入米粉及水750cc後煮至熟爛。
3. 加芹菜末及少量海鹽，增加色澤及調味；起鍋前再加入麻油，增添撲鼻的香味即可。

〉烹調叮嚀

烹煮時可以加入少許切絲的生薑，幫助氣血循環，抗過敏的效果會更好！

〉飲食宜忌

由於麻油與生薑屬於燥熱的食材，因此平日容易口乾舌燥、便祕、眼睛乾澀、兩頰易長青春痘的人不宜吃，以免熱上加熱，反而不利身體。

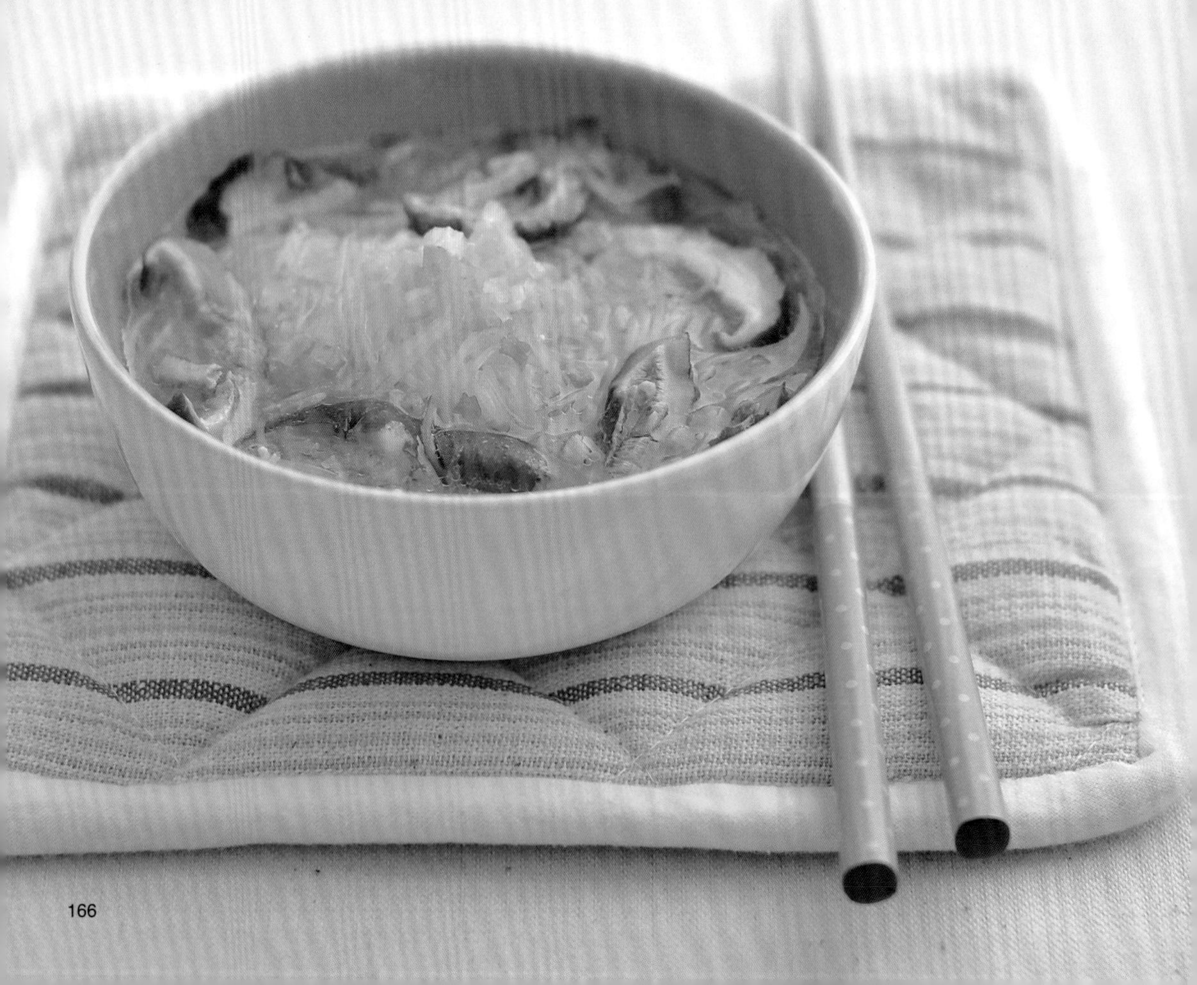

利尿、美膚

薏仁綠豆地瓜山藥粥

〉食材

綠豆40g、大顆薏仁120g、地瓜150g、山藥150g。

〉作法

1. 綠豆、薏仁洗淨後，浸泡於1500cc的沸水中，約半小時使之軟化；地瓜、山藥洗淨後去皮、切丁。
2. 將綠豆、薏仁與浸泡的水放入鍋中，以大火煮滾後轉小火，熬煮至熟爛。
3. 再加入地瓜丁與山藥丁，以小火續煮15分鐘，地瓜丁略呈金黃透明色即可。

〉烹調叮嚀

購買薏仁時，建議選擇大顆品種的糙薏仁或紅薏仁，可在全省南北貨店或生機飲食店購得。

〉飲食宜忌

綠豆、薏仁性寒涼，脾胃虛弱和寒涼體質的人不宜多吃。反之，熱性體質的人比較適合吃，但還是要吃吃停停（任何食物都不可以天天吃）。

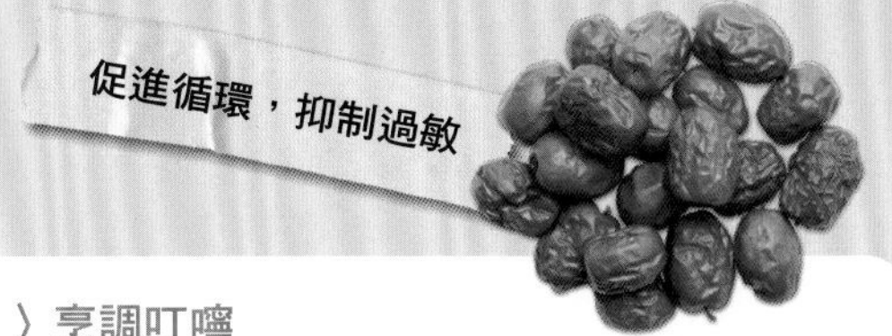

糖蜜紅棗湯

〉食材

紅棗10粒、黑糖10g、糖蜜10cc。

〉作法

紅棗、黑糖加水750cc，以大火煮滾後，轉小火續煮20分鐘，濾渣加入糖蜜調勻，即可飲用。

〉烹調叮嚀

紅棗能提升體溫及刺激身體活力，有效改善氣血循環的阻滯，因此可以抑制過敏症狀的發作。

〉飲食宜忌

紅棗性溫，過多食用可能會上火，若屬於體質偏燥熱的朋友不宜喝多。

青蔥白蘿蔔米粉湯

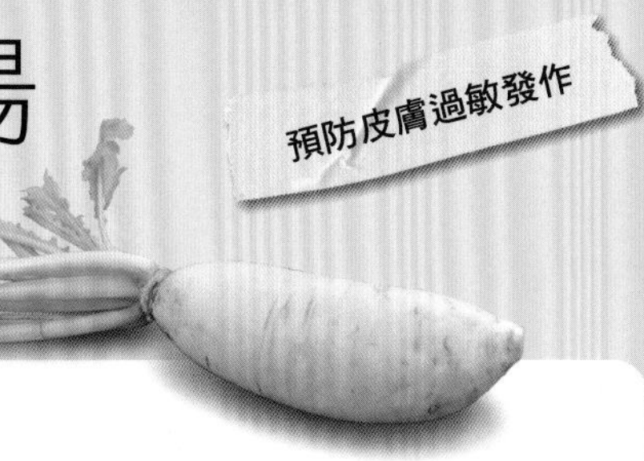

〉食材

青蔥1株、白蘿蔔1/2條、米粉150g。

〉作法

1. 青蔥洗淨切末，白蘿蔔去皮切丁。
2. 所有材料加水600cc，入電鍋蒸煮至熟，酌加粗鹽、橄欖油調味。

〉烹調叮嚀

氧化是油品最大的敵人，因此在購買橄欖油時，請選擇深色玻璃瓶裝，才能有效阻隔陽光和空氣對橄欖油的影響。

〉飲食宜忌

吃六天停一天。

止咳解毒、抗過敏

薏仁甘草解毒湯

〉食材

薏仁、黑豆及麥門冬各40g、烏梅5顆、甘草12g、紅棗15顆、黃耆12g、褐色冰糖30g。

〉作法

所有食材洗淨放入鍋中加水4000cc，以大火煮滾後，轉小火續煮1小時，濾渣再加入冰糖，煮至冰糖融化，即可飲用。

〉烹調叮嚀

熱症者增加玉竹18g，氣虛者增加黨蔘20g。

〉飲食宜忌

薏仁會刺激子宮收縮，生理期及孕婦不宜食用。

問題02

貧血

當血液中血紅素含量減少時，體內細胞的含氧量也隨之減少。一旦腦細胞的含氧量變少，就有可能產生暈眩，此現象即是貧血。貧血是臨床最常見的疾病之一，倘若有營養不良、月經崩漏、嚴重失血、服用破壞紅血球的藥物，就容易引起貧血。

飲食中缺少維生素B_1、B_2、泛酸……等，會造成鐵的不易吸收，長期使用通便劑、經常腹瀉，也會妨礙鐵的吸收，即俗稱的「缺鐵性貧血」。倘若體內缺乏維生素B_{12}，無法製造成熟的紅血球，會導致「惡性貧血」，嚴重時會危害生命。貧血經常伴隨著倦怠、臉色蒼白、食慾不振、暈眩、耳鳴、眼花、注意力不集中、嗜睡……等症狀，且較常發生於女性朋友身上。

預防及改善貧血的紅、黃、綠燈食物大公開

紅燈食物

此類食物為低營養、高熱量、高油、高糖或是調味、加工較複雜的食物，不利於貧血的人，平時應忌口。

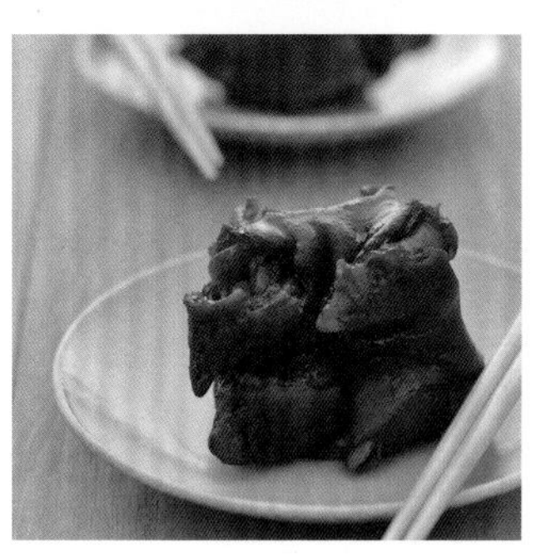

- **加工食品：**香腸、臘肉、貢丸、泡麵、醃漬泡菜、罐頭、蜜餞、素料、市售飲料及各種冰品等。
- **肥膩及黏滯食物：**糯米飯、肥肉、豬腳、油飯、肉粽等。
- **不宜食用物：**酒、濃茶、咖啡等。

黃燈食物

此類食物營養、熱量適中，但屬性偏寒涼，同樣不利於貧血的人，平時應少吃。

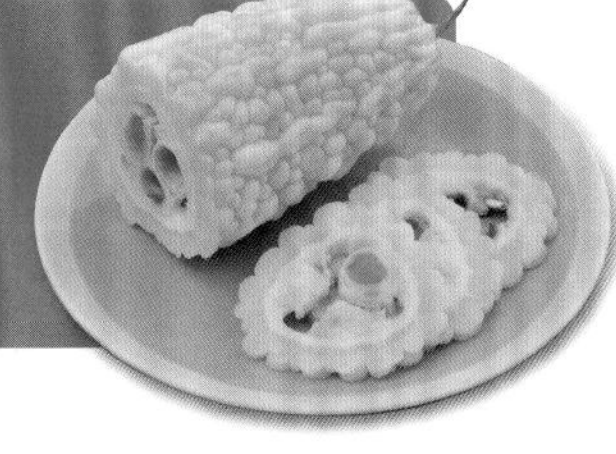

- **五穀雜糧：**大麥、綠豆、薏仁、蕎麥等。
- **水果：**火龍果、水梨、楊桃、山竹、枇杷、西瓜、香蕉、奇異果、柚子、椰子水、葡萄柚、草莓、番茄、甜瓜、柿子等。
- **蔬菜：**白蘿蔔、大頭菜、大白菜、油菜、金針菇、蘑菇、芹菜、冬瓜、茄子、大黃瓜、小黃瓜、苦瓜、竹筍、筊白筍、蘆筍、荸薺等。

綠燈食物

此類食物營養豐富，低熱量、低油、低糖，多為新鮮、天然、原味的食物，平時應多攝取，但不宜過量。

- **五穀：**黃豆、全穀類、米麩、黑糯米、黑芝麻粒等。
- **水果：**葡萄、草莓、橘子、柿子、木瓜、鳳梨等。
- **蔬菜：**金針、甜菜、甘藍菜、芥菜、萵苣、胡蘿蔔、香菜、青椒、綠花椰菜、玉米、菠菜、芋頭、豌豆、髮菜、香菇等。
- **其他：**豆腐、銀耳、枸杞、腰果、松子、葡萄乾、杏仁粉、黑芝麻粉、薑黃粉、紅棗、黃耆、當歸、優酪乳、海藻、糖蜜等。

TIPS

擊退貧血，有撇步！

- **錯開影響鐵質吸收的食物**
  咖啡、茶含有單寧酸會與鐵結合，降低鐵的吸收，若要喝這兩種飲料須與正餐相隔時間2小時。另外，若有吃鈣片的習慣，也建議與高鐵食物相隔2小時，以提高兩者的吸收率。
- **均衡飲食，改善貧血**
  蛋、豆、魚、肉是優質的蛋白質來源，也是造血不可或缺的原料，女性朋友千萬別為了減肥而不敢吃肉類，均衡飲食是所有飲食的基本原則，同時也要多注意食物的搭配，才能遠離貧血。

金針髮菜豆腐湯

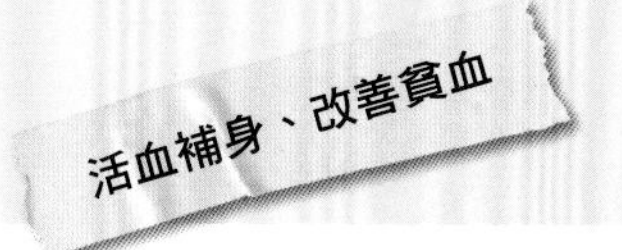

〉食材

胡蘿蔔200g、金針葉（乾品）5g、髮菜3g、豆腐1塊、菠菜100g、蓮藕粉10g。

〉作法

1. 胡蘿蔔去皮切絲；金針泡水20分鐘後再汆燙30秒；髮菜洗淨；菠菜洗淨切段；豆腐切小方塊。
2. 所有材料加水750cc，煮滾後轉小火續煮20分鐘。
3. 蓮藕粉加水調勻，入鍋勾芡，即可。

〉烹調叮嚀

金針葉（乾品）要慎選，顏色以自然呈現淡黃、淡褐色者為佳，若顏色過於鮮豔，就要小心可能含有不良添加物。

〉飲食宜忌

尿蛋白異常、尿素氮異常、肌酸酐異常、腎結石、尿道結石、尿毒症、洗腎、胃脹、腎功能不全、腎癌、痛風、高尿酸血症及甲狀腺亢進者不宜食用。

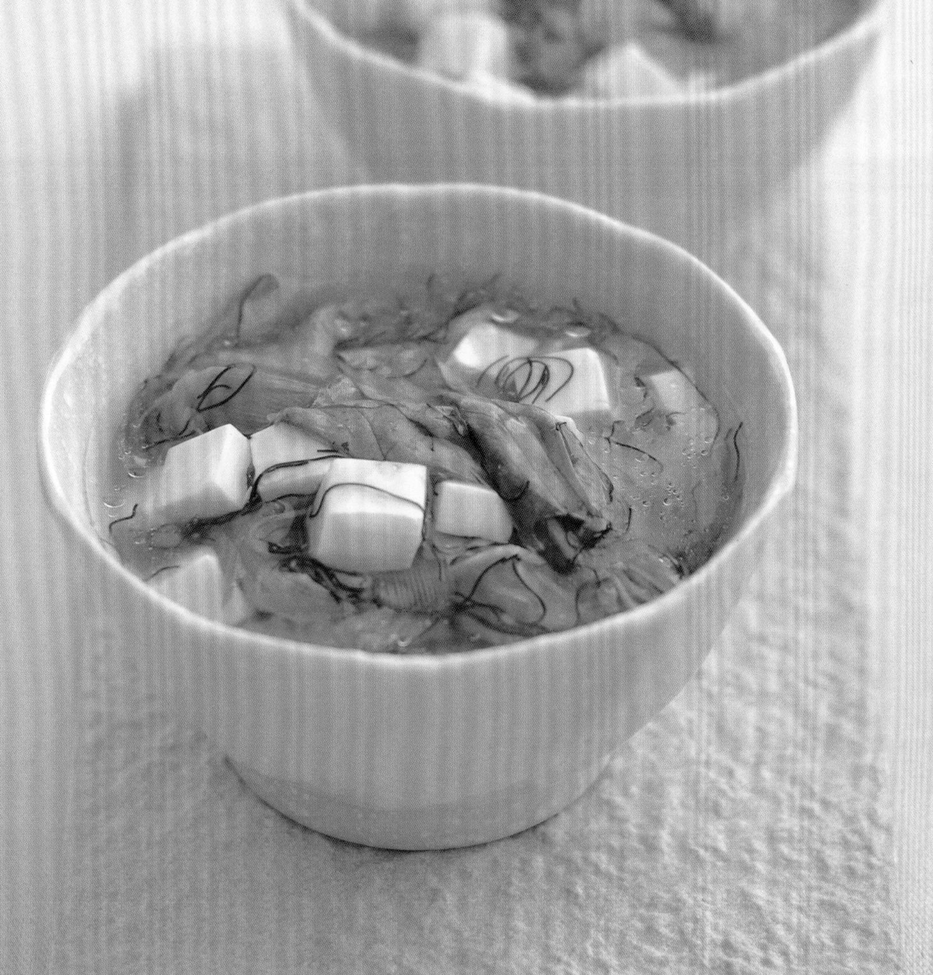

補血雜糧粥

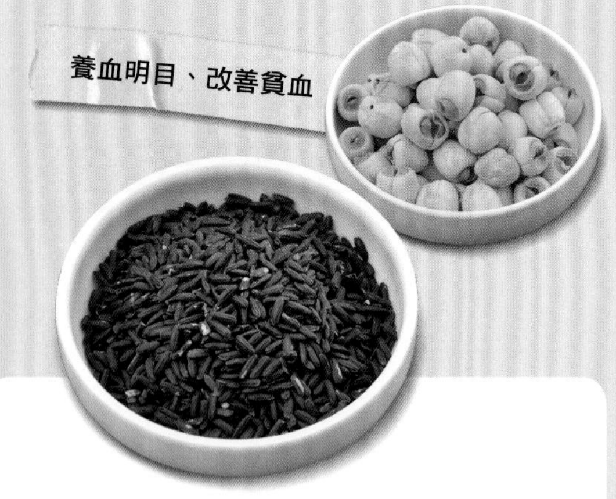

〉食材

黑糯米150g、紅棗10顆、桂圓少許、蓮子10顆、銀耳5朵、枸杞子15g、黑芝麻粒3g。

〉作法

1. 黑糯米洗淨；銀耳泡開。
2. 將全部食材加水1000cc，放入電鍋內鍋，外鍋放1杯水，待蒸熟開關跳起後，外鍋再加2杯水，蒸煮第二遍。
3. 待開關跳起來後，再燜1小時，即可食用。

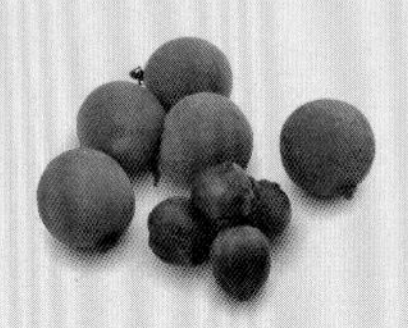

〉烹調叮嚀

黑糯米的營養大部分在表皮上，因此清洗時不宜過度浸泡，以免營養流失。

〉飲食宜忌

尿蛋白異常、尿素氮異常、肌酸酐異常、尿毒症、洗腎、腎功能不全、腎癌、尿酸高、痛風及胃酸過多者不宜食用。

補血長壽糕

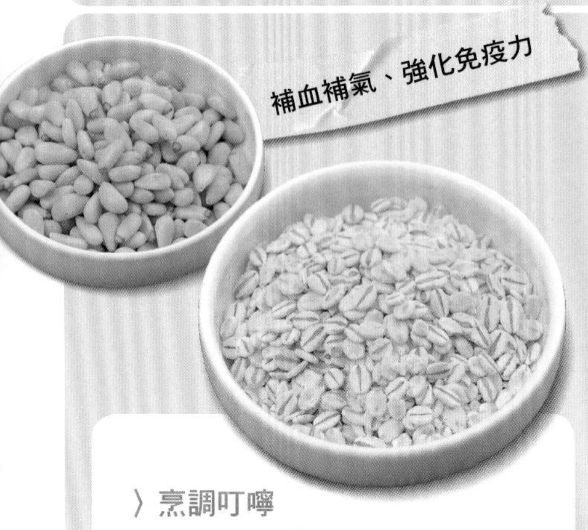

〉食材

全麥麵粉250g、燕麥片250g、已去殼桂圓肉60g、黑芝麻粉15g、腰果50g、松子50g、葡萄乾60g、杏仁粉60g、紅糖15g。

〉作法

1. 桂圓肉加冷開水200cc，用攪拌機打成桂圓泥。
2. 腰果洗淨後切碎，連同所有材料，包括桂圓泥，一同加入冷開水600cc，快速拌勻，用力調成麵糊。
3. 電鍋內鍋均勻抹上橄欖油，再把已調勻的麵糊倒入抹平，外鍋放3杯水（450cc），約蒸30分鐘左右。
4. 待開關跳起後，再燜10分鐘，然後掀起鍋蓋，冷卻15分鐘後便可倒出切食。

〉烹調叮嚀

調好的麵糊要濃稠度適中，檢查方法為用大湯匙裝滿調勻的麵糊，迅即翻轉，若麵糊在3秒準時掉落，代表水量適當。若麵糊無法掉落，便是水量太少，反之，若麵糊在大湯杓翻轉時瞬間掉落，便是水太多。

〉飲食宜忌

對麥過敏者，不宜食用。

貧血豆穀菜飯

改善貧血

〉食材

五穀米150g、紅蘿蔔丁、白蘿蔔丁、馬鈴薯丁、芋頭丁、毛豆、豌豆、香菇絲、玉米粒、青椒丁各10g、芹菜末5g、薑黃粉1g。

〉調味料

粗鹽3g、素雞粉適量、橄欖油10cc。

〉作法

1. 五穀米洗淨，用水180cc泡2小時，放入電鍋內鍋，外鍋放1杯水，煮至開關跳起。
2. 炒鍋內放水100cc，再放入其餘食材拌勻煮熟，酌加調味料，最後將飯與菜兩者拌勻，即可進食。

〉烹調叮嚀

五穀米不管生熟都應當冷藏，以避免黃麴毒素與變質的發生。

由於白蘿蔔、芹菜屬性偏涼，因此須加薑黃粉。

〉飲食宜忌

腎臟病、糖尿病、痛風，以及貧血和缺鈣的人，不宜吃太多五穀米，每天以一餐為宜。另外，像有胃潰瘍等消化問題的人，則不宜食用五穀米，以免容易脹氣。

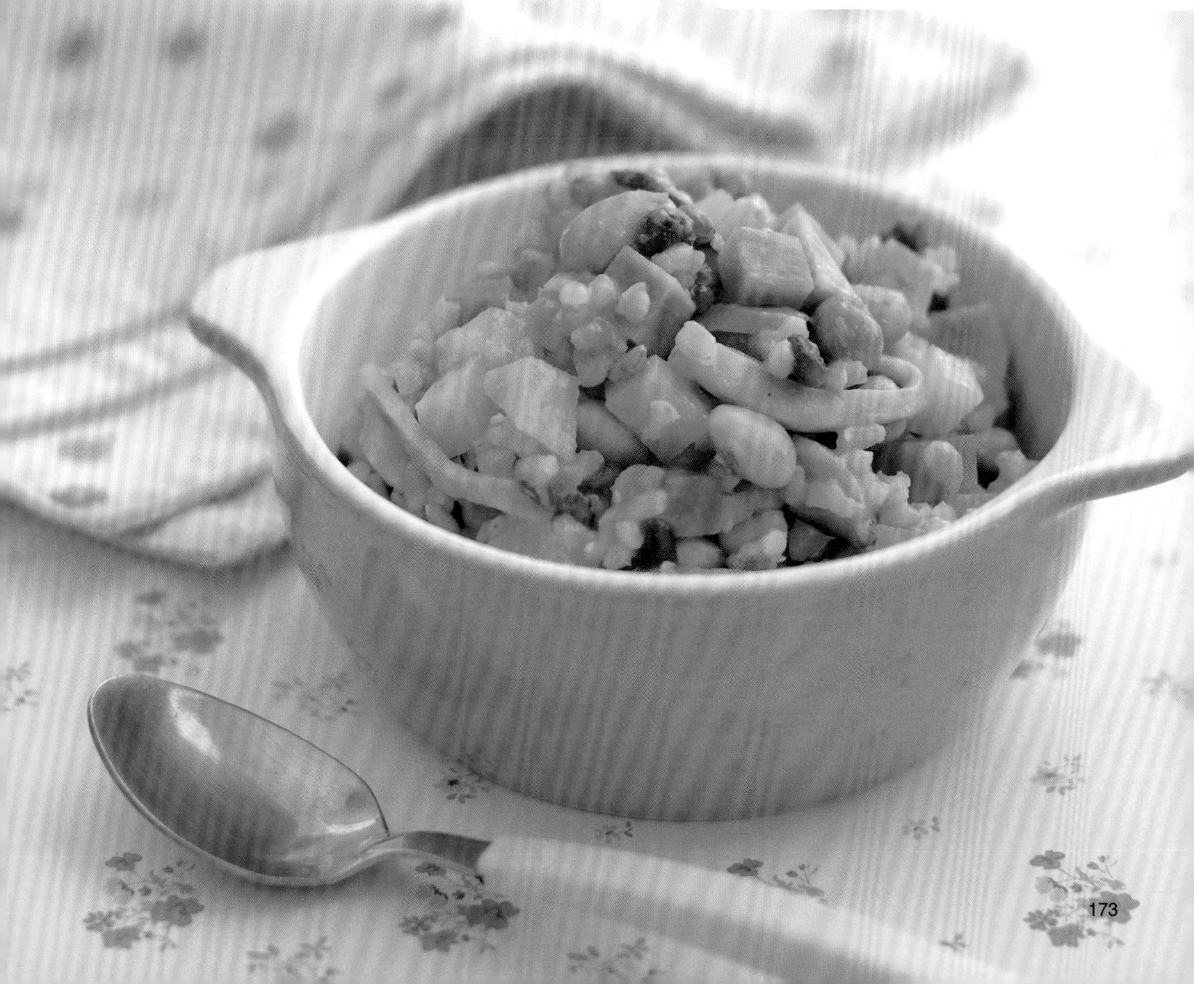

優酪乳水果點心

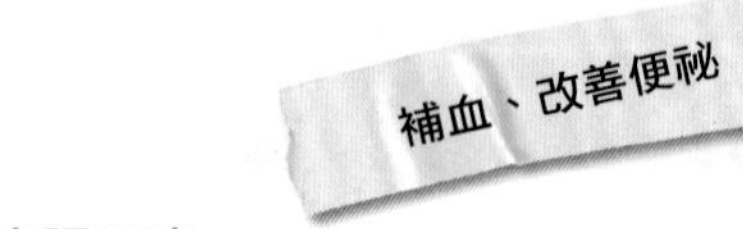

〉食材

木瓜1/2個、鳳梨200g、原味優酪乳200cc。

〉作法

木瓜與鳳梨去皮切塊，裝盤後淋上優酪乳即可。

〉烹調叮嚀

選擇市面上販售的無糖優酪乳，可避免攝取過多的糖分及熱量。

〉飲食宜忌

腸胃功能欠佳者，可能會因為食用較酸的鳳梨，而感到不舒服，可改用其他水果取代。

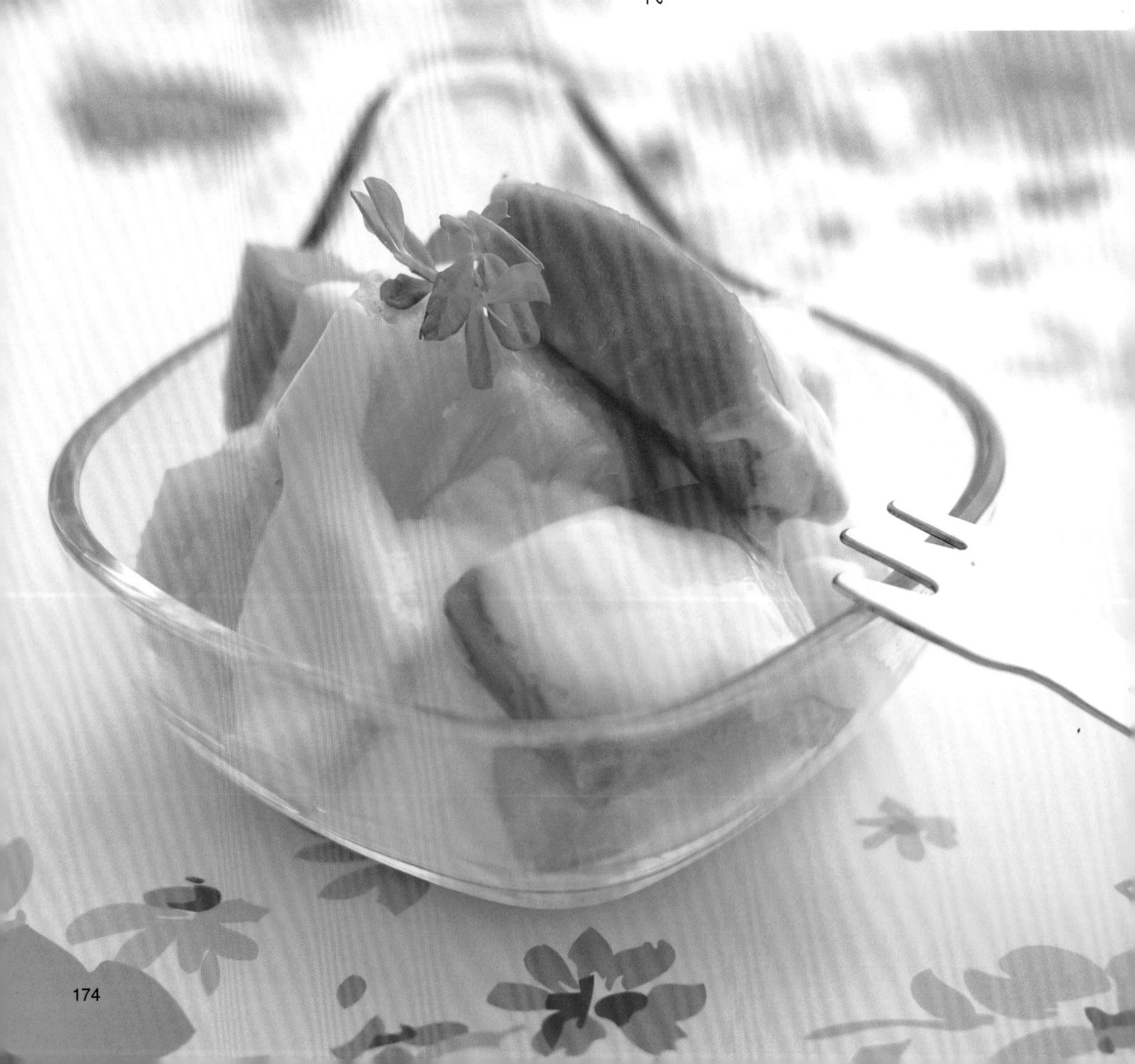

問題03

五十肩

五十肩又稱冰凍肩，多半好發於中高年齡患者，通常是因為姿勢不良或運動過度所引起，造成肩關節病變退化，手臂一抬高就疼痛不已，不僅平時雙手無法提拿重物，就連寫字、讀書都會覺得肩膀負擔很重，由於肩關節的活動受到限制，日常生活如穿衣、梳頭等一般人可以輕而易舉完成的動作，可能都需要旁人協助，患者因此倍受折磨。

預防及改善五十肩的紅、黃、綠燈食物大公開

紅燈食物

此類食物容易加重炎症，或油膩或刺激，甚至有不良的加工方式或添加物，不利於五十肩患者，平時應忌口。

- **刺激食物：**大蒜、咖哩、辣椒、酒、芥末、沙茶醬、胡椒粉等。
- **上火食物：**榴槤、釋迦、桃子、荔枝、龍眼、櫻桃、紅毛丹、核桃、栗子、黑棗等。
- **煎炸燻烤食物：**炸豬排、油條、洋芋片、鹽酥雞、臭豆腐、炸薯條、蚵仔煎、烤鴨、燒餅、洋芋片、奶油蛋糕、甜甜圈等。
- **生冷食物：**冰淇淋、生魚片、冰涼飲料等。

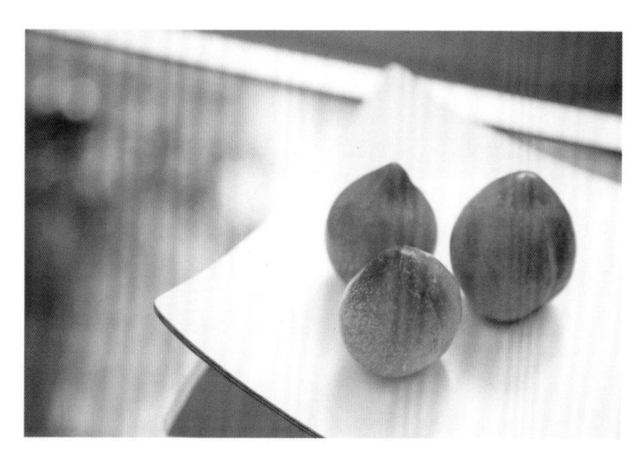

黃燈食物

由於五十肩屬於關節疾病，因此高普林食物應該限制進食，以免導致尿酸升高，使病情更加複雜，痠痛加劇。

- **蔬菜類：**蘆筍、金針等。
- **海藻類：**紫菜、海苔等。
- **葷食類：**動物內臟（如豬肝、牛肝、豬腰、豬腦、豬腸等）。
- **五穀雜糧類：**黃豆、黑豆、腰果、松子、花生等。
- **菇菌類：**香菇、金針菇、草菇、蘑菇等菇類。
- **其他：**小麥胚芽、啤酒酵母、優酪乳等。

綠燈食物

此類食物營養豐富，低熱量、低油、低糖，多為新鮮、天然、原味的食物，平時應多攝取，但不宜過量。

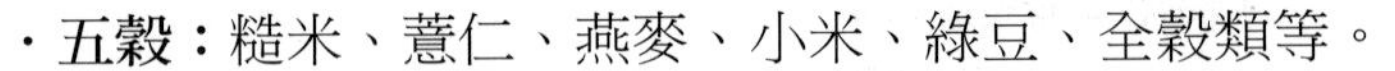

- **五穀：**糙米、薏仁、燕麥、小米、綠豆、全穀類等。
- **蔬菜：**冬瓜、胡蘿蔔、絲瓜、小白菜、薑、馬鈴薯、金針菜、蘆筍、香菇、黑木耳等。
- **水果：**番茄、鳳梨、奇異果、蘋果。
- **其他：**葡萄乾、魚腥草、艾草、香椿葉、紅棗、糖蜜。

TIPS

擊退五十肩，有撇步！

- **泡溫水澡，活絡筋骨**

  首先將水溫控制在40～41℃，全身浸泡在浴缸中，加速全身氣血循環，有助於鬆弛肩關節周圍的筋骨，也可以在浴缸裡進行手臂的伸展，盡量忍著痛往上舉，慢慢地讓手臂恢復正常。

- **勤做復健運動**

  遵照醫囑，進行復健運動，如手指爬牆，方法如下：面對牆壁，兩手的手指沿著牆面，慢慢地向上爬，試著將手抬高，但不要太勉強，忍著痛天天做，每天都進步一點，只要持之以恆，雙手便能順利上舉了。

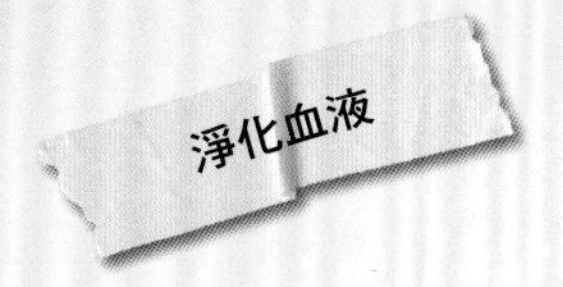

苜蓿芽生菜沙拉

〉食材

苜蓿芽150g、番茄80g、鳳梨80g、奇異果1個、葡萄乾少許。

〉作法

1. 番茄洗淨後，去蒂切薄片；鳳梨、奇異果去皮切薄片。
2. 苜蓿芽洗淨，鋪放下層，將水果薄片做成拼盤，鋪於苜蓿芽上層，葡萄乾灑於表面，即可趁鮮進食。

〉烹調叮嚀

苜蓿芽用水洗掉褐色種皮，若殘留少許種皮，仍然可吃。但吃之前，須用冷開水沖洗過，才能吃得放心。

〉飲食宜忌

紅斑性狼瘡的病患，不宜食用苜蓿芽，其他芽菜也應避開，比較安全，以免使病情惡化。

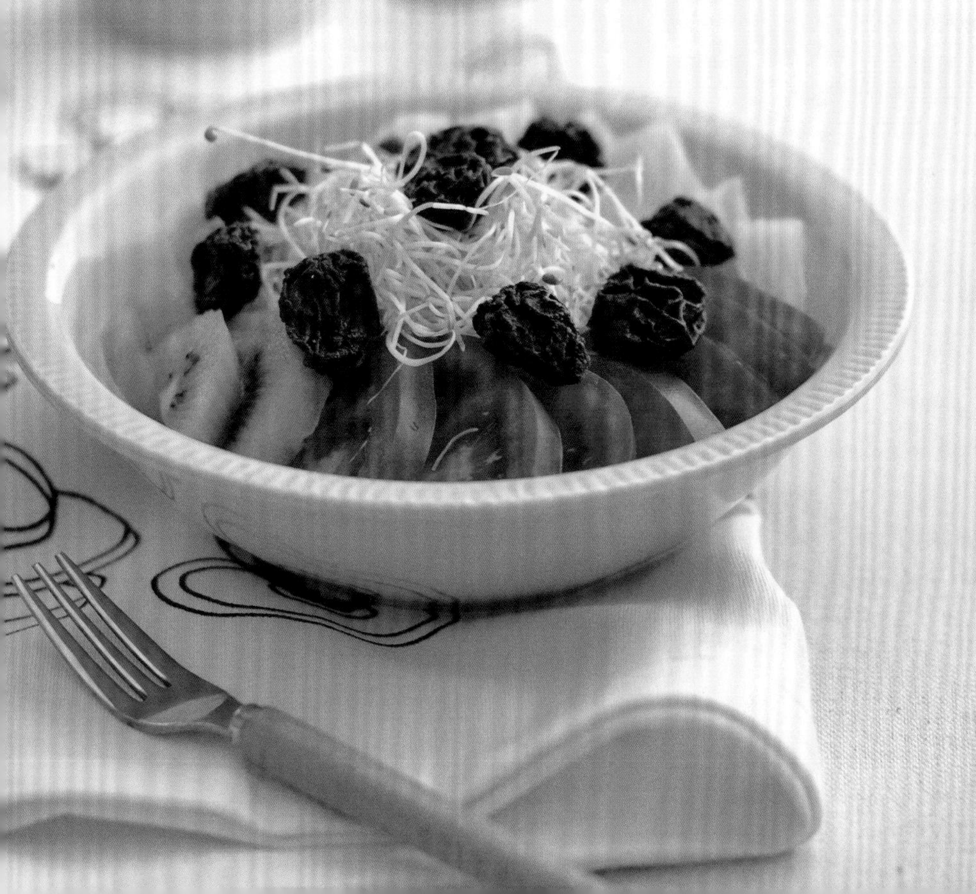

絲瓜粉

清熱涼血、疏通經絡

〉食材

絲瓜1顆（普通大小即可）。

〉作法

1. 絲瓜洗淨後切薄片，放在太陽底下讓其自然曬乾。
2. 用調理機磨成細粉。
3. 放在冰箱冷藏，要吃時再拿出來。

〉烹調叮嚀

絲瓜磨成粉可請中藥行幫忙。

〉飲食宜忌

1. 每餐飯前30分鐘，以絲瓜粉12g配開水100cc飲用，一天三次，兩個禮拜就能見效。此外，絲瓜粉還有降血壓的效果。
2. 絲瓜粉保存期限是半年，過期就會失效，必須丟掉。
3. 可以加些薑粉同飲，還能降血糖（但高血壓患者就不能加薑粉）。

魚腥草艾草茶

消炎解毒、抗菌鎮痛

〉食材

魚腥草（乾品）50g、艾草（乾品）25g。

〉作法

魚腥草、艾草洗淨後，加水3000cc泡10分鐘，大火煮滾後轉小火續煮20分鐘，濾渣即可飲用。

〉烹調叮嚀

要注意時間的掌握，不要熬煮過久，因為魚腥草久煮，會失去抗炎的作用。

〉飲食宜忌

喝三天停一天，因為魚腥草性寒，又屬於藥草，不宜天天吃，要吃吃停停。

活血精力湯

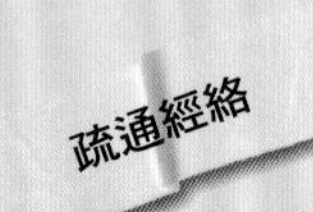

〉食材

苜蓿芽1碗、有機小白菜2碗、鳳梨150g、蘋果1顆、生薑3片。

〉作法

1. 生薑加水500cc，入鍋合煮，大火先煮滾，小火再煮20分鐘，濾渣後放涼備用。
2. 苜蓿芽、有機小白菜洗淨後切碎；鳳梨及蘋果去皮切丁。
3. 所有材料連同冷卻的薑湯，一同放入果汁機裡充分打勻即可，此為兩人份，宜趁新鮮飲用，每次喝300～500cc。

〉烹調叮嚀

由於精力湯大量使用生鮮的有機蔬菜與芽菜，屬性較寒涼。經常手腳冰冷、腹瀉、低血壓的人，在製作精力湯時，可以用煮好的薑湯來代替冷開水。利用熱性的薑湯來打精力湯，就連虛寒體質的人也能安心飲用。

〉飲食宜忌

紅斑性狼瘡的病患，不宜食用苜蓿芽，其他芽菜也應避開，比較安全，以免使病情惡化。

香椿紅棗茶

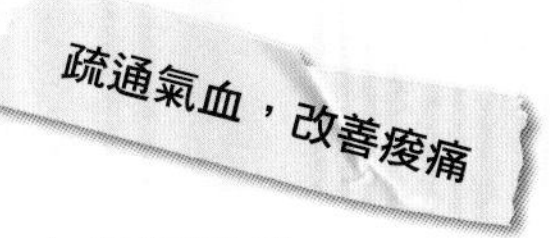

〉食材

香椿葉50g、紅棗15顆、糖蜜15cc。

〉作法

1. 紅棗切開去籽，香椿葉洗淨。
2. 上述材料加水3000cc一同合煮，滾後轉小火煮20分鐘，濾渣後加入糖蜜，拌勻即可飲用。

〉烹調叮嚀

選擇質嫩而新鮮的香椿葉，而且一定要用熱開水氽燙後再行烹煮。

〉飲食宜忌

癌症患者不能吃茶中的紅棗。

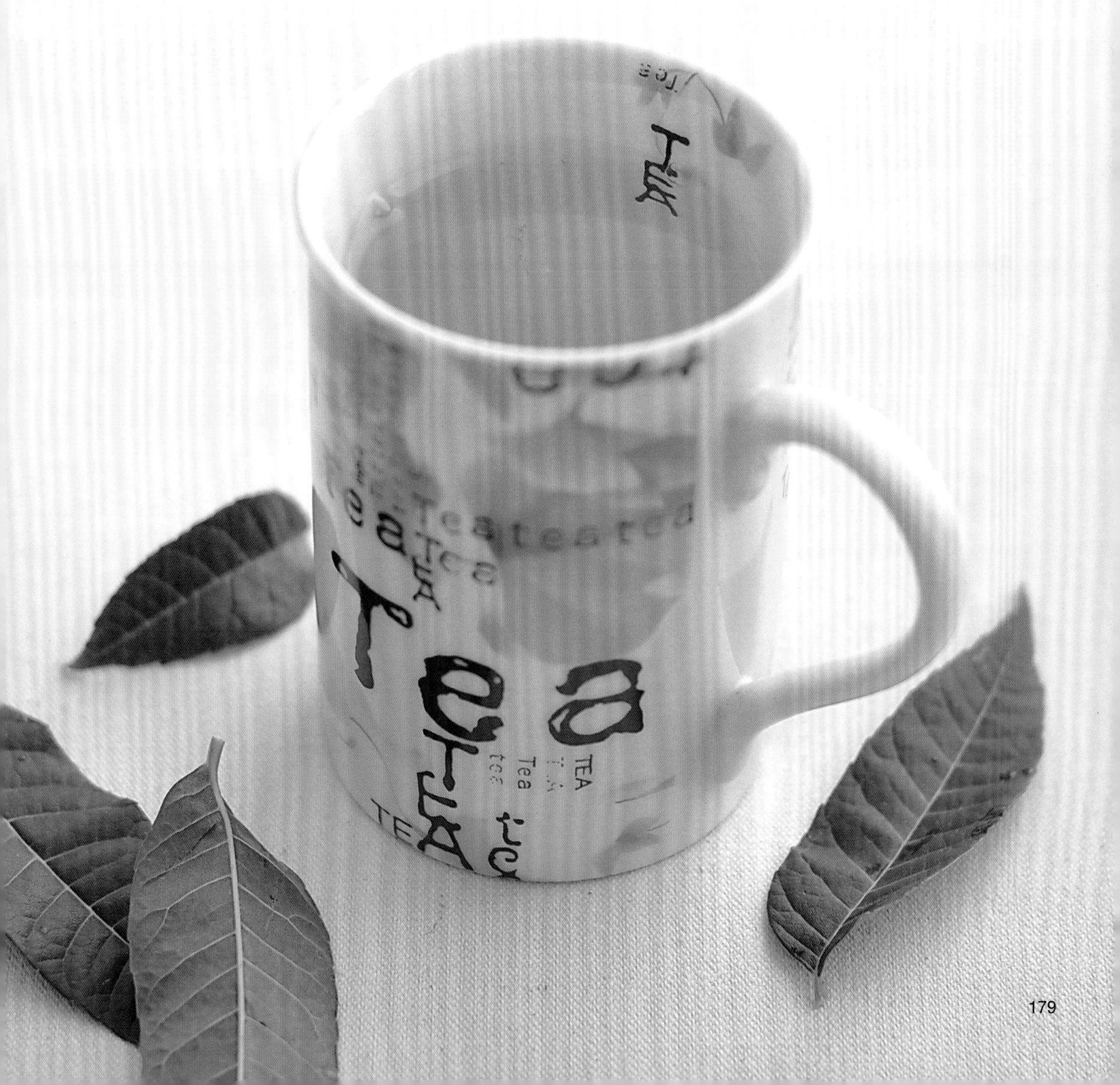

問題04

骨質疏鬆

女性停經之後，因為體內荷爾蒙減少，造成鈣質流失，久而久之，骨質密度不夠，很容易就會出現關節疼痛的現象，加上人體的老化多從膝蓋開始，如果骨頭不夠勇健，日後就會影響到行走、爬樓梯的能力，嚴重者甚至只要稍經外力碰撞，就會骨折。其實骨質疏鬆是不分年齡的，年輕人若沒有好好保養身體，骨質疏鬆也會悄悄上身。

預防及改善骨質疏鬆的紅、黃、綠燈食物大公開

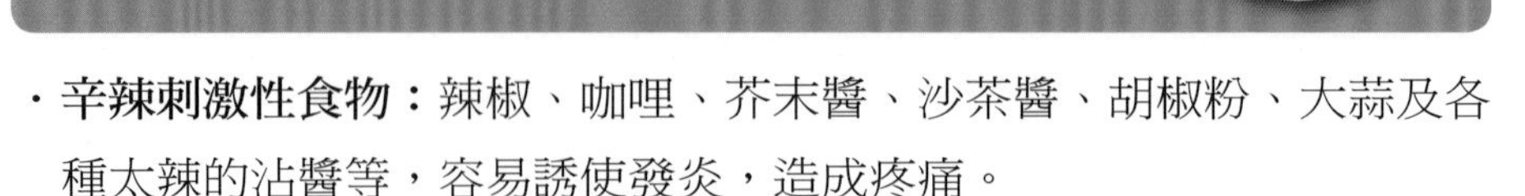

紅燈食物

此類食物會造成鈣質流失、或影響鈣質的吸收，想要預防及改善骨質疏鬆問題，平時應忌口。

- **辛辣刺激性食物：**辣椒、咖哩、芥末醬、沙茶醬、胡椒粉、大蒜及各種太辣的沾醬等，容易誘使發炎，造成疼痛。
- **加工食品：**香腸、臘肉、罐頭、蜜餞、泡麵及各種精緻的素料等，含有諸多不良的添加物，如防腐劑、色素、香料、糖精等，會造成內臟機能衰退，加速骨質疏鬆，使病情惡化。
- **過甜食物：**各種五顏六色的飲料、甜餅乾、甜麵包、布丁、蛋塔、糖果等，糖攝取過量會阻礙鈣質的吸收，因此盡量不吃。
- **過鹹食物：**鹹魚、泡菜、醬油、醃漬食物等，食鹽中的鈉會搶走骨骼中的鈣，破壞骨骼，因此盡量不吃。
- **油膩食物：**油條、臭豆腐、鹹酥雞、炸排骨、牛排、烤鴨、燻肉、蔥油餅等，因會使病情惡化，要忌口少吃。

黃燈食物

此類食物，吃多會造成骨質流失，不利於骨質疏鬆患者，平時應少吃。

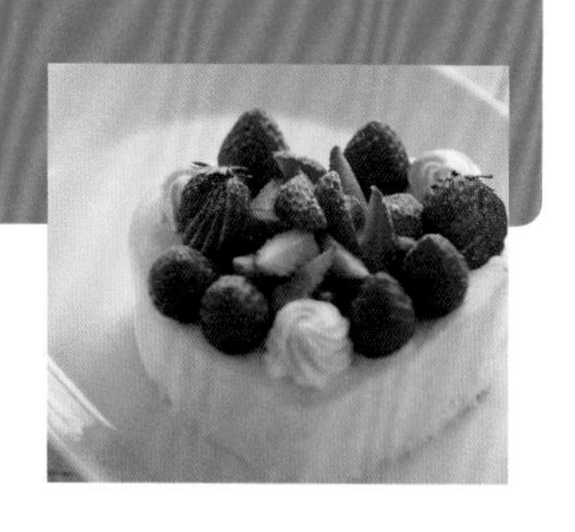

- **醋類**：鳳梨醋、檸檬醋、蘋果醋、米醋等。
- **其他**：酵母粉、過於精製的加工食物（如：糕餅、麵包、素料等）。

綠燈食物

此類食物營養豐富，低熱量、低油、低糖，多為新鮮、天然、原味的食物，平時應多攝取，但不宜過量。

- **五穀**：薏仁、小麥、燕麥、芡實、黃豆、黑芝麻、堅果、糙米等。
- **水果**：蘋果、葡萄、鳳梨、奇異果、酪梨、芭樂等。
- **蔬菜**：山藥、牛蒡、香菜、黑木耳、紫菜、油菜、苜蓿芽、日曬的香菇（富含維生素D）等。
- **其他**：蜂王漿、優酪乳、菊花、柿餅、板栗、蜂蜜、三寶粉、黑芝麻粉、花粉等。

TIPS

擊退骨質疏鬆，有撇步！

- **多攝取高鈣食物、曬太陽自身合成維生素D**
  豆製品、深綠色蔬菜或優酪乳等高鈣食物，可以幫助我們顧好骨本。另外，每天曬太陽15分鐘或到戶外運動，身體就可以自行合成足夠的維生素D（維生素D可幫助身體吸收「鈣」）。
- **均衡飲食，維持理想體重**
  儘管「瘦身」已蔚為風潮，但過瘦將不利骨骼的新陳代謝，維生素D是脂溶性，脂肪太少則難以被身體吸收，骨骼缺乏保護，容易折斷。至於過重則會增加關節的負擔，因此保持良好的體態對健康很重要。
- **經常運動，骨本自然有**
  適度的運動，能使血液流通，增加骨頭的養分，讓骨骼變得堅強。「水中漫步」對患有骨質疏鬆的人是一項好的選擇，不僅能達到運動的效果，也能避免增加關節的壓力。

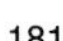

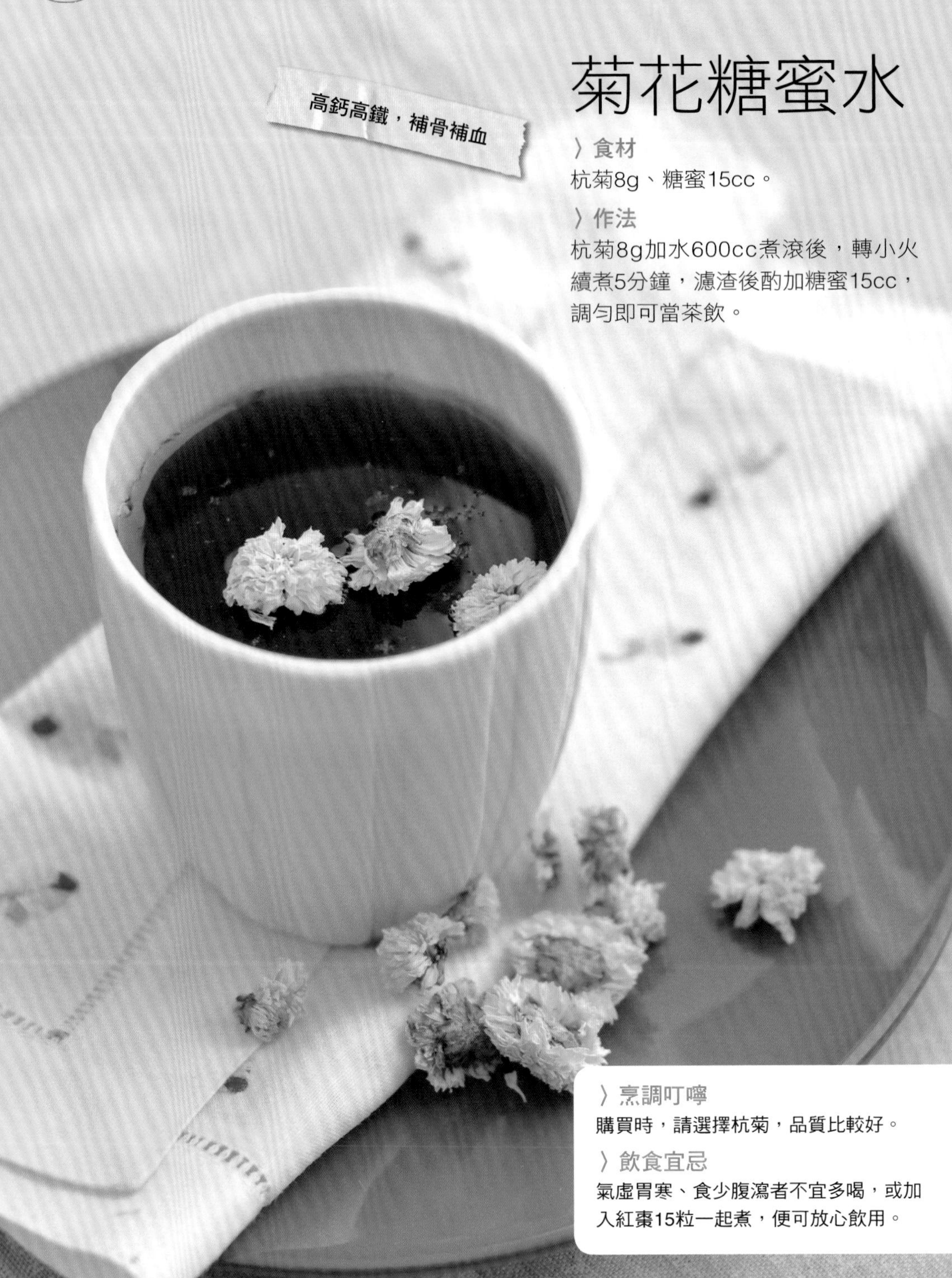

菊花糖蜜水

〉食材

杭菊8g、糖蜜15cc。

〉作法

杭菊8g加水600cc煮滾後，轉小火續煮5分鐘，濾渣後酌加糖蜜15cc，調勻即可當茶飲。

〉烹調叮嚀

購買時，請選擇杭菊，品質比較好。

〉飲食宜忌

氣虛胃寒、食少腹瀉者不宜多喝，或加入紅棗15粒一起煮，便可放心飲用。

黑芝麻柿栗飯

高鈣壯骨

〉食材

柿餅1個、板栗5顆、黑芝麻粒15g、五穀米1杯（約150g）、水180～200cc。

〉作法

1. 將柿餅洗淨、切丁；板栗泡軟、切碎。
2. 將五穀米洗淨，加入柿餅、板栗與黑芝麻粒，再加水用電鍋蒸煮至熟爛，即可。

〉烹調叮嚀

柿餅買回家後，應放置在冰箱的冷凍庫中保存，以保持柿餅的新鮮。

〉飲食宜忌

腎臟病、糖尿病與痛風患者，不宜吃太多五穀米，每天以一餐為宜。另外，像有胃潰瘍等消化問題的人，則不宜食用五穀米，可改用白米。

三合一蜂王漿

促進荷爾蒙分泌
防止骨質流失

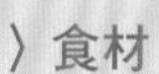

〉食材

蜂王漿5g、花粉10g、蜂蜜15cc。

〉作法

所有食材加200cc溫水調勻即可飲用。

〉烹調叮嚀

保存蜂王漿，需放置冰箱中冷凍，否則極易變質。另外，挖取時要用木匙、塑膠匙、陶匙或不鏽鋼匙，千萬不可用鐵湯匙，以免成分起化學變化，功效變差。

〉飲食宜忌

每天一次，空腹時飲用，喝三天停一天。另外，有氣喘或過敏體質者，不宜飲用。

黑豆糙米芝麻奶

維護骨骼健康

〉食材

黑豆20g、糙米60g、黑芝麻粒20g。

〉作法

1. 將所有食材洗淨，並泡在剛煮沸的開水中一小時。
2. 所有食材連水一起打成米漿，再經由電鍋煮熟，即可飲用。

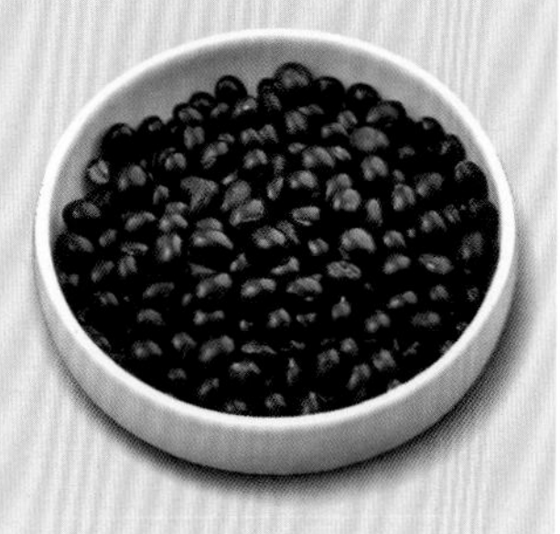

〉烹調叮嚀

糙米由於含有米糠和胚芽，富含營養，購買後不應存放過久，最好能放在冰箱內儲存。

〉飲食宜忌

尿酸高、痛風與腎病患者不宜飲用。

防老複方精力湯

〉食材

奇異果1個、酪梨150g、芭樂½個、蘋果1個、苜蓿芽75g、豌豆苗75g、腰果5顆、三寶粉（大豆卵磷脂、小麥胚芽、啤酒酵母）各5g、黑芝麻粉8g。

〉作法

1. 腰果洗淨，泡在剛煮沸的開水中5分鐘，待軟化後瀝乾。
2. 奇異果、芭樂、蘋果、酪梨洗淨後，有皮去皮去籽，切小塊。
3. 苜蓿芽、豌豆苗洗淨後瀝乾，與其他食材一同放入果汁機，加冷開水200～300cc，攪拌均勻，即可趁新鮮飲用。

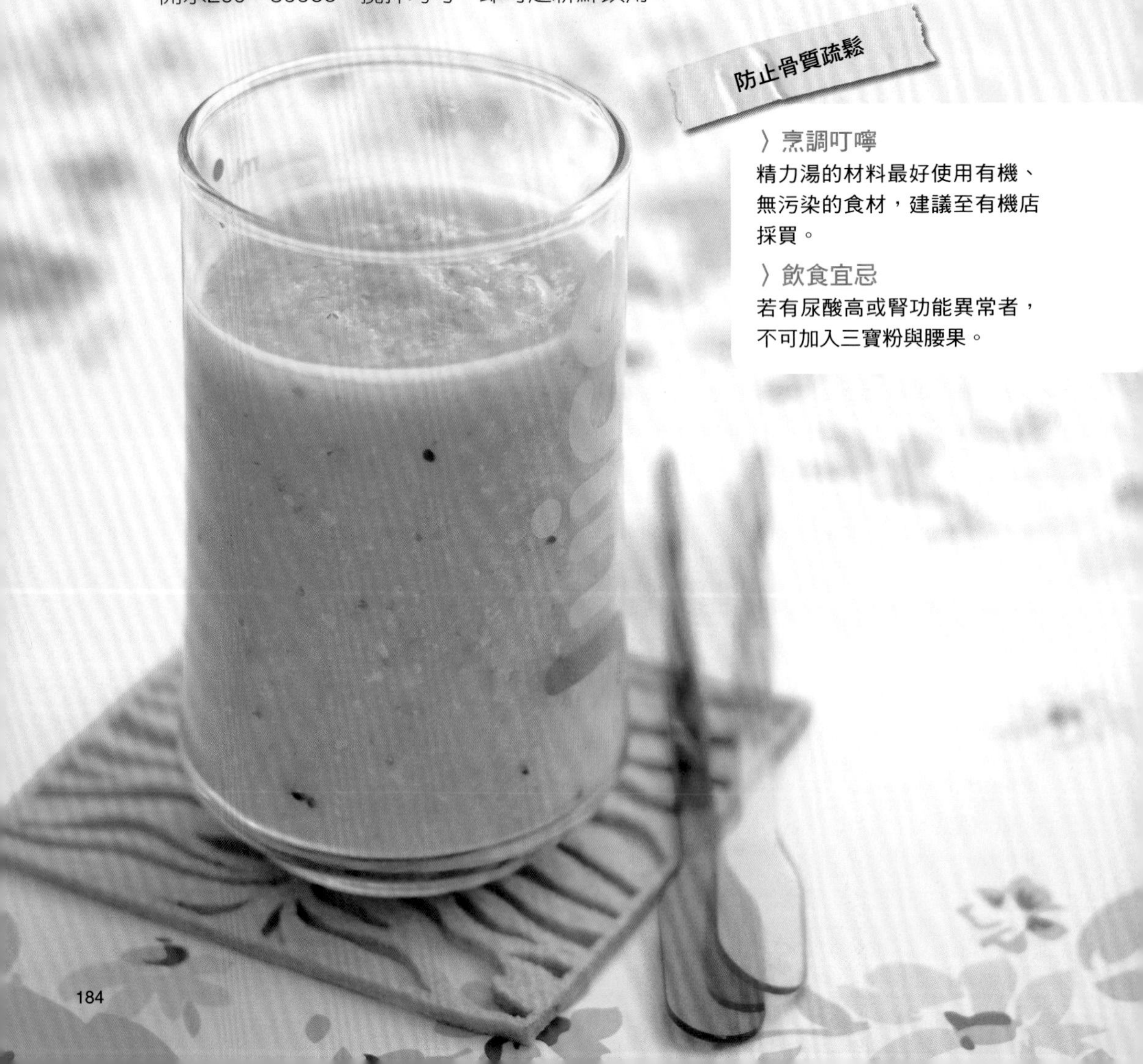

防止骨質疏鬆

〉烹調叮嚀

精力湯的材料最好使用有機、無污染的食材，建議至有機店採買。

〉飲食宜忌

若有尿酸高或腎功能異常者，不可加入三寶粉與腰果。

問題05

類風濕性關節炎

類風濕性關節炎為侵害關節的疾病，病情反覆。患病時間長短不一，有時終生不癒，有時突然發病，多好發於40歲以上的女性。病發原因是自體免疫系統異常，產生許多不必要的抗體，不但會殺死病菌，同時也破壞身體正常的結構。最常侵犯的部位是四肢關節，再來是肌肉、肺、皮膚等部位，為全身性的疾病。患者可能感到身體不適和疲勞，有時會發熱。常見症狀有關節疼痛、腫脹及僵硬、全身乏力、食慾減退、貧血、性冷感、腰痠腳軟，晚期甚至引起關節變形。

預防及改善類風濕性關節炎的紅、黃、綠燈食物大公開

紅燈食物

此類食物屬於會誘發關節炎症狀的過敏原，不利於類風濕性關節炎患者，平時應忌口。

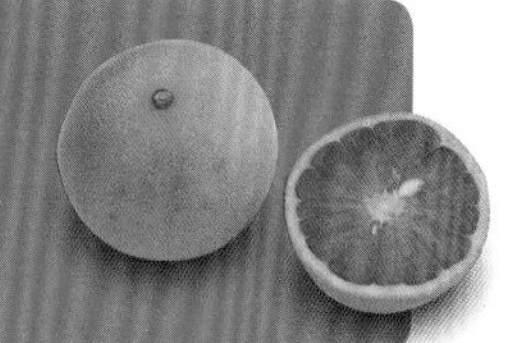

- **高普林食物：**紫菜、蘑菇、香菇、黃豆、黑豆、豆乾、米糠、白木耳、菜豆、花生、腰果、黑芝麻粒、白芝麻、蘆筍、豌豆、筍乾、金針，以及動物內臟類、海產類、肉類製品、各種含酵母的乳酸飲料，如養樂多、健健美、優酪乳等。
- **使病情惡化的前15名食物：**玉米、小麥、醃燻豬肉、橘子、牛奶、燕麥、黑麥、雞蛋、牛肉、咖啡、麥芽、乾酪、葡萄柚、番茄、花生。
- **加工食品：**香腸、臘肉、罐頭、蜜餞、泡麵、甜不辣、貢丸及精緻加工的素料、五顏六色的飲料、含添加物的各式零食、肉乾、肉鬆、鹹魚乾、久醃泡菜、口香糖等。
- **辛辣刺激性食物：**辣椒、咖哩、芥末、沙茶醬、胡椒粉、酒等。

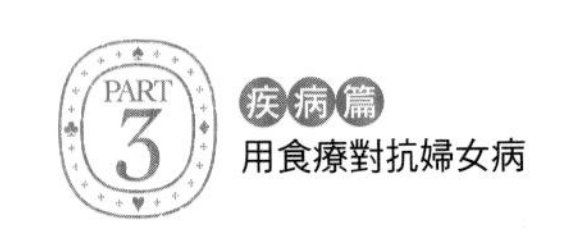

黃燈食物

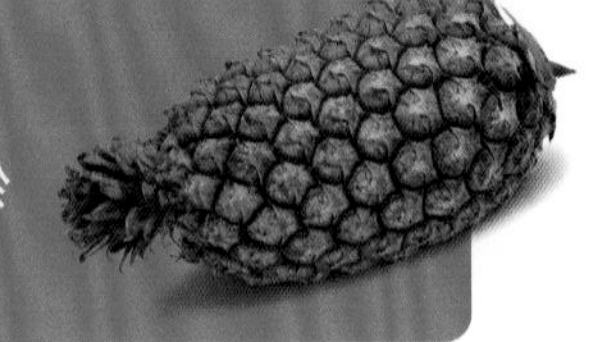

此類食物營養、熱量適中，含油、糖稍高，同樣不利於類風濕性關節炎患者，平時應少吃。

- **水果：**荔枝、榴槤、龍眼、芒果、鳳梨、奇異果、草莓等。
- **蔬菜：**大蒜、南瓜、韭菜、香菜、蔥、茄子、芋頭、竹筍等。
- **其他：**胡椒、啤酒酵母、薑黃粉、醬油、核桃等。

綠燈食物

此類食物營養豐富，低熱量、低油、低糖，多為新鮮、天然、原味的食物，平時應多攝取，但不宜過量。

- **五穀：**黃米、紅薏米、黑糯米、薏米、糙米等。
- **水果：**山竹、山楂、水梨、水蜜桃、火龍果、西瓜、李子、金桔、哈密瓜、香瓜、香蕉、桃子、釋迦、蘋果、柳橙等。
- **蔬菜類：**大白菜、大黃瓜、大頭菜、小白菜、小黃瓜、牛蒡、冬瓜、白蘿蔔、西洋芹、油菜、芹菜、芥菜、萵苣、瓠瓜、蓮藕、絲瓜、菠菜、綠豆芽、蒟蒻、蓮藕、豌豆苗、龍鬚菜、薑等。
- **其他：**珊瑚草、海帶、髮菜、淡竹葉、小麥草、麥苗粉、綠茶等。

TIPS

擊退類風濕性關節炎，有撇步！

- **補充營養品，並嚴格禁食「紅燈食物」**
  早餐後吃顆天然綜合維生素，可以補充食物中未攝取到卻又必需的微量元素，讓病情早日得到改善，尤其要避開「紅燈食物」至少半年，否則不利病情改善。
- **隨時呵護自己的關節**
  日常生活中盡量不要搬運重物，避免關節過度耗損，同時保持正確良好的姿勢，如：坐姿、站姿……，以預防關節變形。
- **適度運動，注意保暖**
  冬季清晨起床要注意保暖，並進行適度運動，如游泳、騎腳踏車、散步等和緩柔軟的運動。關節疼痛時可以試試全身泡熱水浴，減輕不適。

栗子糙米飯

〉食材

栗子（乾品）30g、糙米80g。

〉作法

將糙米、栗子洗淨，加水200cc泡4小時，用電鍋蒸煮至熟爛即可。

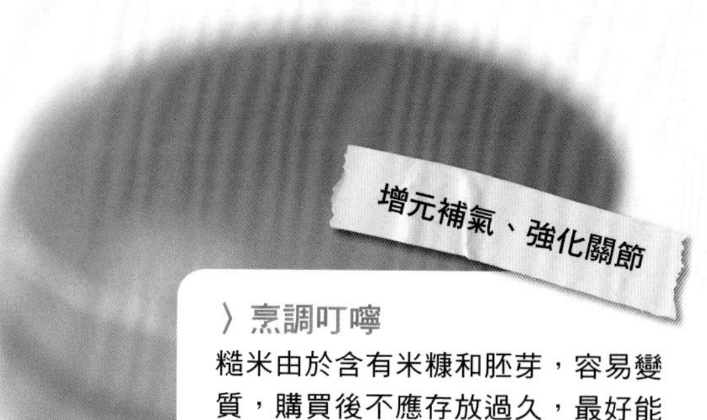

〉烹調叮嚀

糙米由於含有米糠和胚芽，容易變質，購買後不應存放過久，最好能放在冰箱內儲存。

〉飲食宜忌

糙米不容易消化，食用時最好細嚼慢嚥，以免其中的營養成分無法順利吸收，甚至影響腸胃消化。

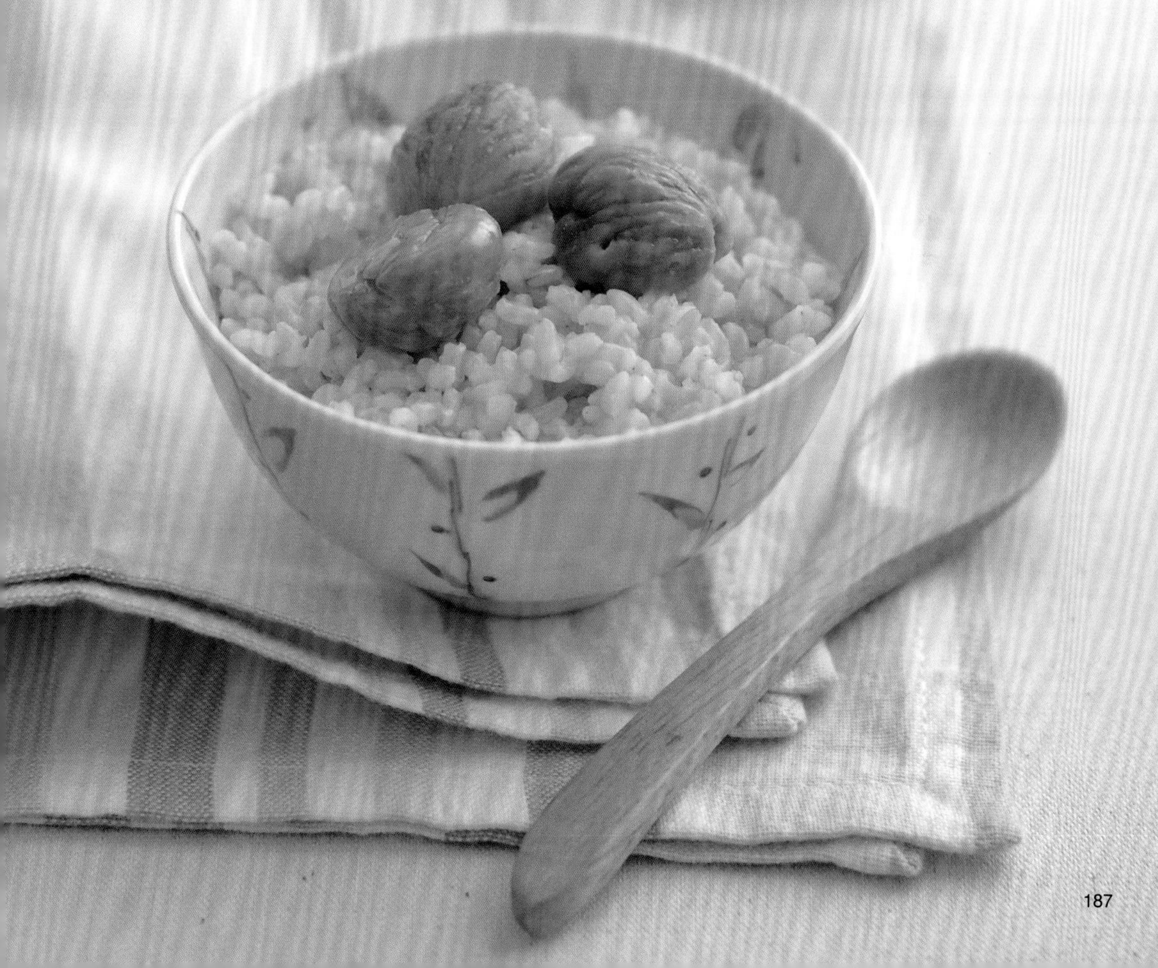

淡竹葉瓠瓜湯

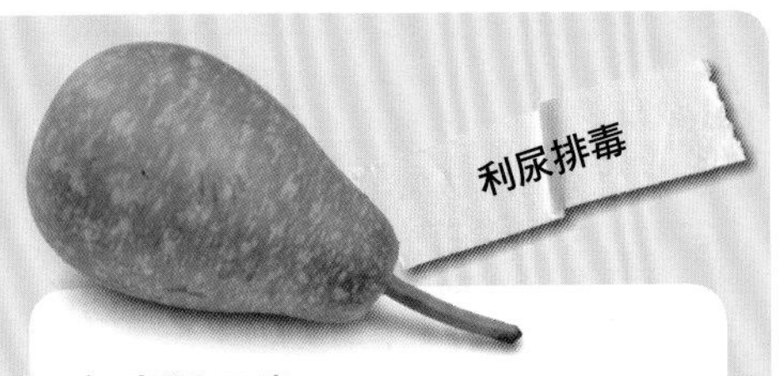

〉食材

淡竹葉2捲（中藥房有售，乾品約30g）、瓠瓜1條（約600g）。

〉作法

1. 將瓠瓜洗淨，將蒂頭與尾部切除，連皮切片；淡竹葉洗淨，瀝乾備用。
2. 瓠瓜、淡竹葉加水3500cc合煮，滾後轉小火續煮45分鐘，濾渣當茶飲。

〉烹調叮嚀

不可加入任何調味料，只喝清湯（瓠瓜亦可吃）。

〉飲食宜忌

若體質偏寒者，可添加生薑2片或紅棗15粒（切開不去籽）。

小麥草柳橙汁

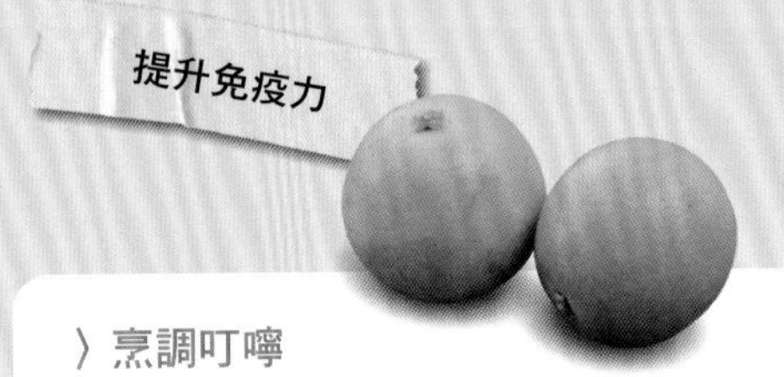

〉食材

新鮮小麥草80g、柳橙或進口香吉士2個。

〉作法

1. 小麥草洗淨後，要以「專用的麥草榨汁機」榨出約40～50cc的原汁。
2. 柳橙洗淨後去皮切塊，用分離式榨汁機榨出約200cc的原汁。
3. 兩者混合拌勻，趁新鮮飲用。

〉烹調叮嚀

小麥草可至有機店購買。

〉飲食宜忌

尿蛋白異常、尿素氮異常、肌酸酐異常、尿毒症、洗腎及腎功能不全者不宜飲用。

抗炎精力湯

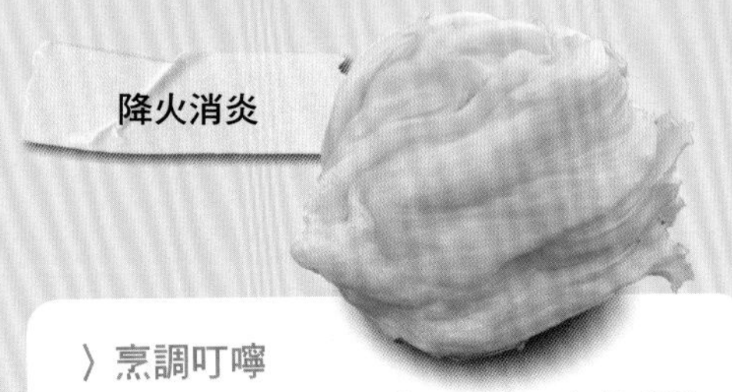

〉食材

結球萵苣（即生菜）切碎2碗量、小黃瓜1條、蘋果1個、火龍果1個、蓮藕1條（三節長）。

〉作法

1. 蓮藕洗淨後切塊，用分離式榨汁機榨出約300cc的蓮藕原汁。
2. 蘋果與火龍果均去皮切小塊。
3. 所有材料洗淨後切碎，連同蓮藕汁一起放入攪拌機充分拌勻，即可趁新鮮飲用。此為兩人份，每次約喝300～500cc。

〉烹調叮嚀

蔬果表皮可能沾有灰塵、細菌、蟲卵或殘留農藥，務必仔細洗淨，且最好以過濾水清洗，以免蔬果吸收自來水中的氯；為了防止養分流失，也不要在水中浸泡太久。

〉飲食宜忌

糖尿病患者可將蘋果改成番茄，或蘋果只用1/2個亦可。

加速關節復原

胡蘿蔔蘋果汁

〉食材

胡蘿蔔2條、蘋果1個。

〉作法

1. 胡蘿蔔洗淨；蘋果洗淨後去皮去核切塊。
2. 兩者用分離式榨汁機榨出原汁，要趁新鮮即時飲用。

〉烹調叮嚀

若胡蘿蔔與蘋果為有機的便連皮一起榨汁，反之，便要全部削皮，以免農藥污染。

〉飲食宜忌

只要耐心喝一個月，便見顯著功效，但為了避免色素沉澱，皮膚變黃，最好吃兩天停一天。

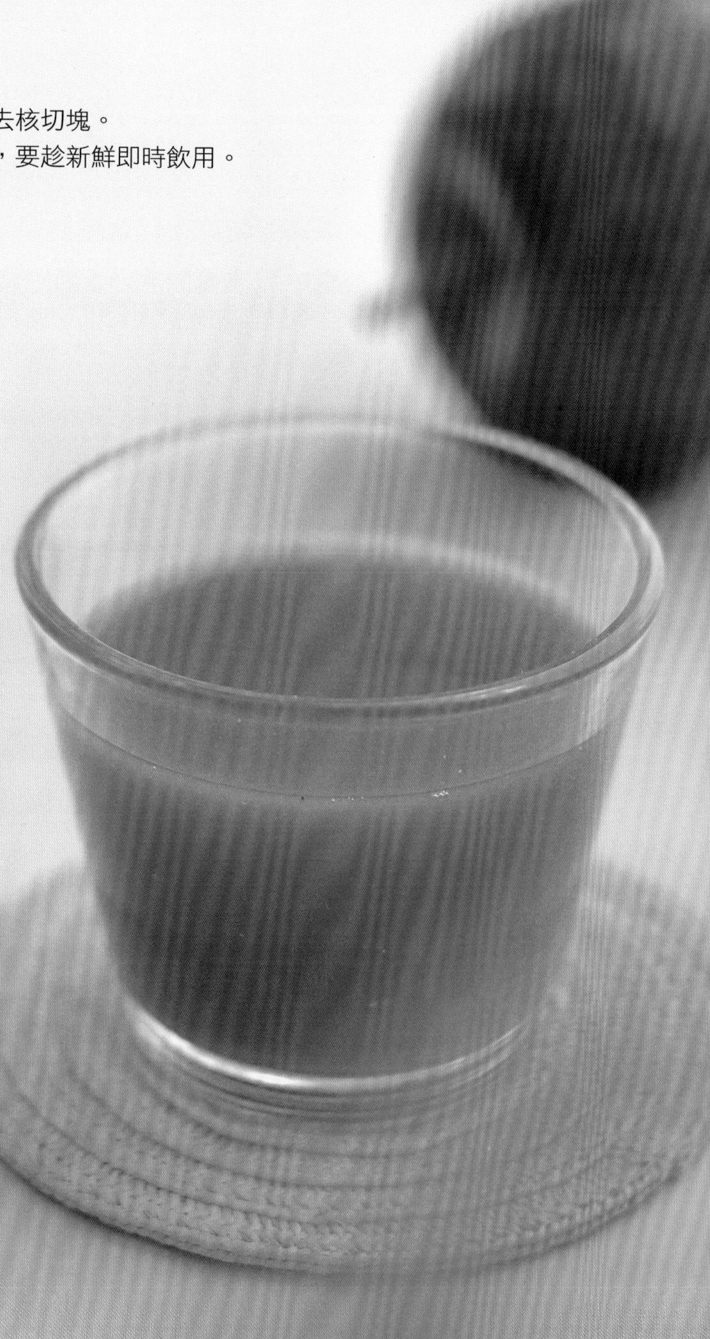

問題06

糖尿病

食物在胃腸道被消化分解後產生葡萄糖，經血液運送至胰臟，胰臟會分泌胰島素，分解血液中的糖分，提供身體活動所需的能量。當胰島素不足或身體組織對胰島素反應不好時，血液便會含有過多的葡萄糖，使得血糖過高，造成糖尿病，因而引起三多（吃多、喝多、尿多）、體重減輕、疲勞、傷口不易復原、皮膚乾燥搔癢等症狀。儘管糖尿病即使接受治療也無法完全根治，但患者可以透過飲食、運動、紓壓等方式穩定及控制血糖，這才是最根本的改善之道。

預防及改善糖尿病的紅、黃、綠燈食物大公開

紅燈食物

此類食物為低營養、高熱量、高油、高糖或是調味、加工較複雜的食物，不利於糖尿病患者，平時應忌口。

- **辛辣刺激性食物：**辣椒、咖哩、芥末、胡椒粉、沙茶醬等。
- **過甜水果：**榴槤、香蕉、荔枝、龍眼、水蜜桃、釋迦、櫻桃、甘蔗、芒果、西瓜、哈密瓜等。
- **過度加工食品：**香腸、臘肉、蜜餞、泡麵及精緻加工的素料。
- **不宜吃的食物：**炸、煎、燻、烤、烘焙、海鮮、動物內臟等。
- **其他：**酒、醬菜、罐頭、五顏六色的飲料、各種加糖的零食、三合一咖啡、麻糬等。

黃燈食物

此類食物營養、熱量適中，含油、糖稍高，同樣不利於糖尿病患者，平時應少吃。

- **五穀：**黃米、冬粉、大米、白麵粉、白麵條、白麵線、全麥麵粉、全麥麵條、米粉、芡實、胚芽米、黑糯米、糯米等。
- **蔬菜：**芋頭、馬鈴薯、蕃薯等。
- **其他：**蓮藕粉、葡萄乾、大棗、羅漢果、紅豆、綠豆、豌豆等。

綠燈食物

此類食物營養豐富，低熱量、低油、低糖，多為新鮮、天然、原味的食物，平時應多攝取，但不宜過量。

- **水果：**奇異果、番石榴、木瓜、火龍果、青蘋果等。
- **蔬菜：**紅鳳菜、白鳳菜、紅色地瓜葉、苜蓿芽、山藥、涼薯、荸薺、菱角、蓮藕、薑、空心菜、南瓜、苦瓜等。
- **其他：**大豆卵磷脂、小麥胚芽、啤酒酵母、玉米鬚、番石榴蕊葉、馬齒莧等。

TIPS

擊退糖尿病，有撇步！

- **自我監測血糖，不可少**
  選擇適合自己的測血糖機，隨時掌握血糖的變化，做為調整藥物和飲食份量的原則，使糖尿病得到良好的控制，減少發生高血糖及低血糖的危險。
- **掌握少鹽、少油、少糖的飲食原則**
  多選擇低油和清淡的食物，注意食物「量」的控制，自然可以吃得安心、健康又充滿變化。不妨向營養師學習食物的分類和份量，多練習食物代換，一樣可以享受美食的樂趣。
- **動態生活，穩定病情**
  除了登山、健走、游泳等全身性的有氧運動外，也可以進行適當的肌力訓練與伸展運動，如：瑜伽，以達到均衡的體能。不妨隨身佩戴計步器，紀錄自己一整天所走的步數，循序漸進至一萬步。

空心菜玉米鬚茶

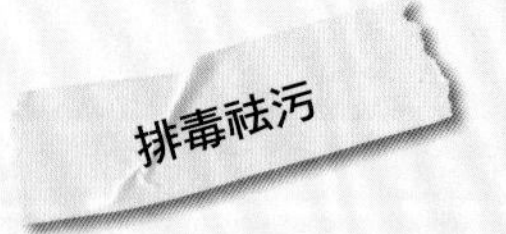

〉食材

空心菜200g、玉米鬚（乾品）5g。

〉作法

1. 將空心菜洗淨切段，玉米鬚洗淨裝入紗布袋。
2. 兩者入鍋加水1000cc合煮，以大火煮滾後轉小火續煮20分鐘，濾渣當茶飲。

〉烹調叮嚀

玉米鬚散在水中，飲用時會影響口感，因此要把玉米鬚裝入紗布袋中，才不會散落出來。

〉飲食宜忌

脾胃虛寒、腹瀉者必須另加生薑2片一起煮，才適合飲用。

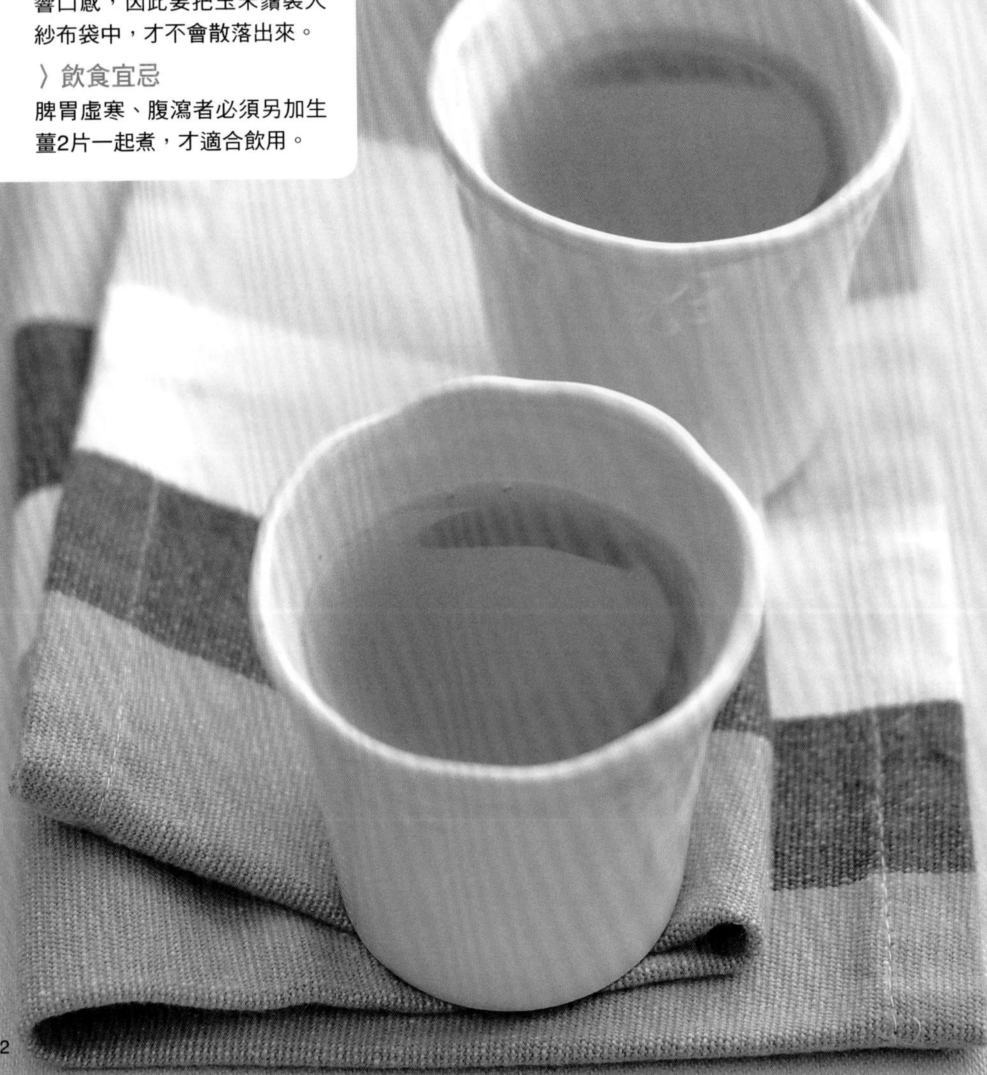

馬齒莧紅鳳菜湯

穩定血糖值

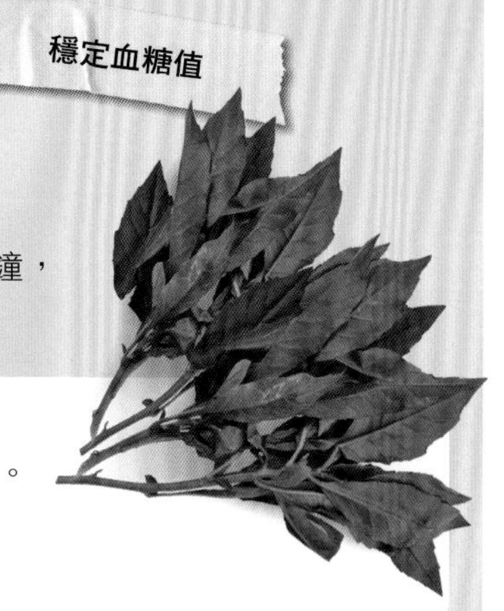

〉食材

馬齒莧150g、紅鳳菜150g。

〉作法

兩者洗淨後切碎，加水3000cc煮滾後，再轉小火續煮20分鐘，濾渣後飲用。

〉烹調叮嚀

馬齒莧又稱「豬母乳」，可於青草店購買，降血糖的功效十分顯著。

〉飲食宜忌

體質本身虛寒者，以及腎功能有問題的患者應減少食用。

番石榴蕊葉茶

降血糖 降血壓

〉食材

番石榴蕊葉（乾品）3g。

〉作法

1. 番石榴蕊葉洗淨，放入杯中，用溫開水100cc泡洗30秒後瀝乾（將其中的污穢洗掉）。
2. 倒入熱開水500cc，沖泡20分鐘，過濾後即可當茶飲。

註：番石榴蕊葉在一般有機店或青草店均有售。

〉烹調叮嚀

用有蓋的保溫杯燜泡20分鐘，功效尤佳。

〉飲食宜忌

尿蛋白異常、尿素氮異常、肌酸酐異常、尿毒症、洗腎及腎功能不全者不宜多飲。

香蕉皮湯

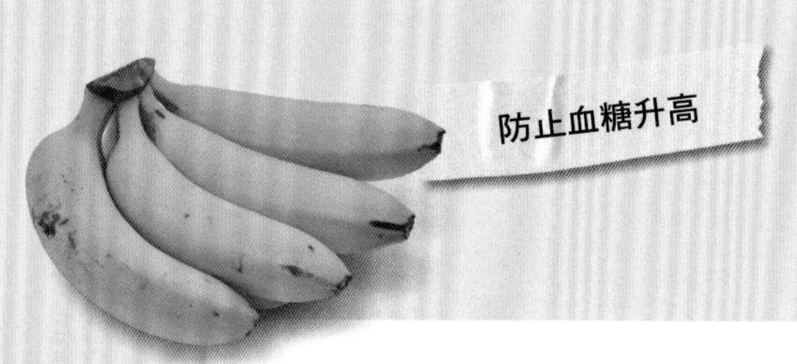

防止血糖升高

〉食材

未熟的青皮香蕉3條。

〉作法

香蕉洗淨後去肉留皮，再將皮切成小段，與水3000cc合煮，水滾後轉小火續煮20分鐘，濾渣後飲用。

〉烹調叮嚀

香蕉皮一定要未熟的青皮，功效才會顯著。

〉飲食宜忌

本湯飲具有澀味，因為要降血糖，飲用時千萬不可加糖。

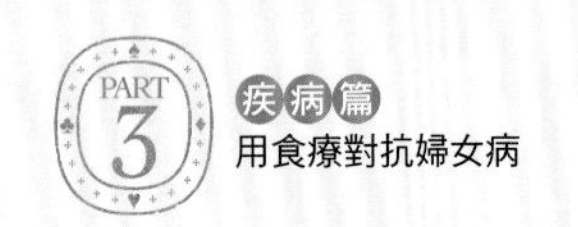

苦瓜玉米南瓜湯

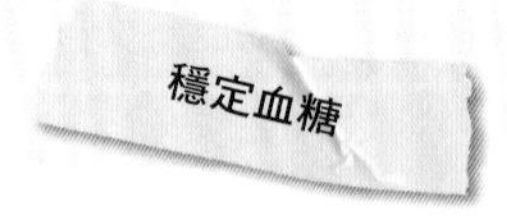

〉食材

苦瓜1/2條、玉米1/2條、南瓜200g。

〉調味料

海鹽、天然調味料適量。

〉作法

1. 南瓜洗淨留皮去籽，切小塊；苦瓜洗淨切塊；玉米切小段。
2. 三者加水1000cc入鍋合煮，大火煮沸後，小火續煮30分鐘，酌加海鹽、天然調味料，即可趁溫熱飲用。

〉烹調叮嚀

最好買有機食材，南瓜宜去籽留皮，若不是有機的，要先將三種食材經沸水汆燙2分鐘後瀝乾，再行加水煮食，才不會吃到殘留的農藥。

〉飲食宜忌

若是過敏體質者，可將南瓜改成山藥。

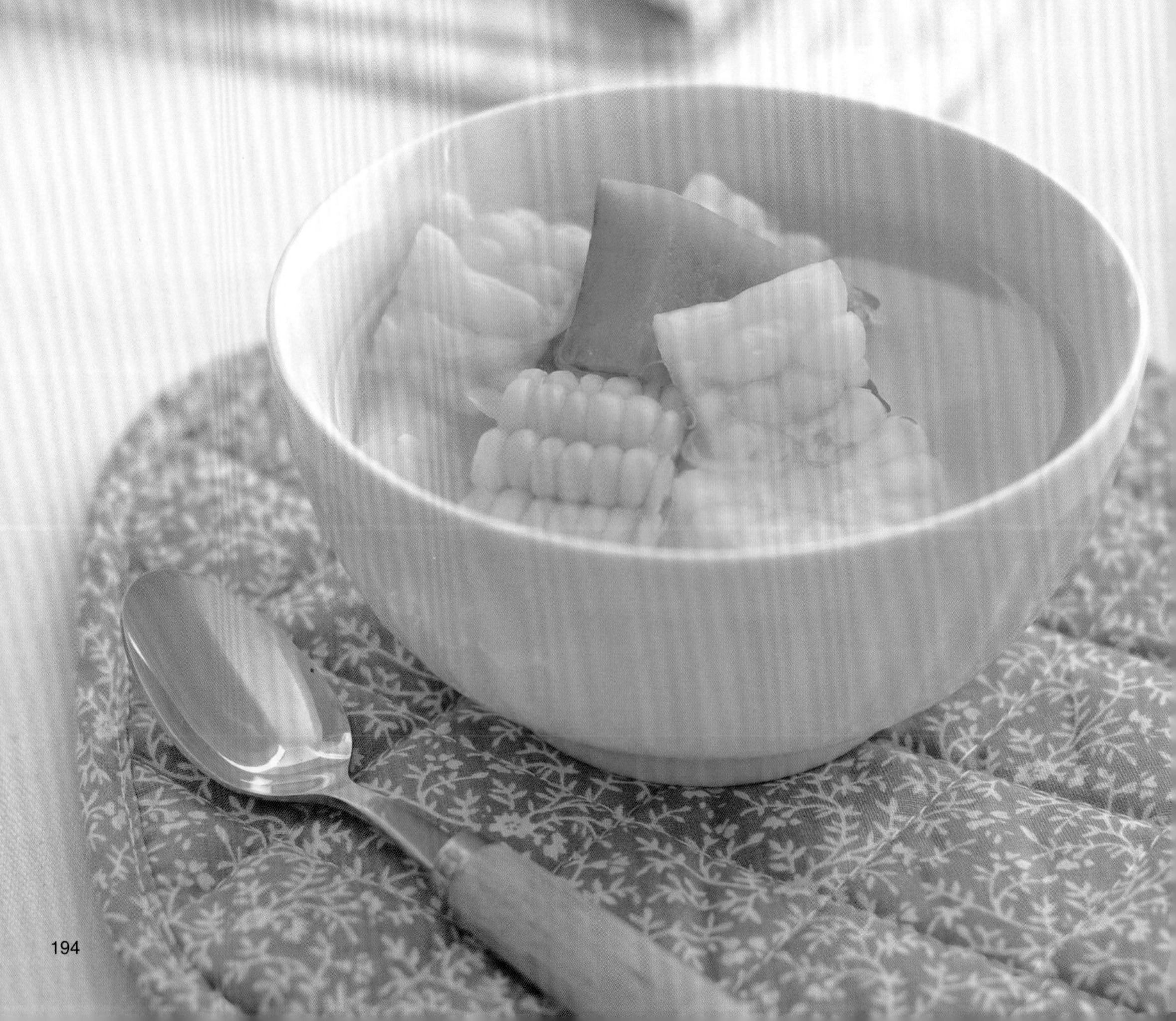

問題07

甲狀腺機能亢進

甲狀腺所分泌的甲狀腺素，負責新陳代謝的調節及促進組織再生的功能，當甲狀腺素分泌過量，就會加速代謝造成體內營養素消耗，即所謂的「甲狀腺機能亢進」，為一種常見的內分泌疾病。

其主要症狀有心悸、血壓升高、緊張、容易激動、失眠、多汗……等。另外，食慾旺盛，但體重下降，大便次數增加、雙手平舉伸出時會顫抖、眼球突出，月經減少甚至停止。患者要多攝取富含維生素B群及營養均衡的食物，同時要避免喝咖啡和茶，禁吃海藻類及高碘食物，以免因代謝率增高而過度消耗熱量。

預防及改善甲狀腺機能亢進的紅、黃、綠燈食物大公開

紅燈食物

此類食物多屬辛辣刺激、精製加工、高碘高油的食物，不利於甲狀腺機能亢進患者，平時應忌口。

- **辛辣刺激性食物：**辣椒、薑、胡椒、花椒、芥末、沙茶醬、濃茶、咖啡、可可、酒、蔥、蒜、韭菜等。
- **加工食物：**香腸、臘肉、貢丸、泡麵、醃漬泡菜、罐頭、蜜餞、精緻過度加工的素料等。
- **不宜吃的食物：**菠菜、海帶、海苔、紫菜、海產及碘食鹽等含碘多的食物。
- **其他：**乳酪、起司、冰淇淋、牛奶等乳製品。

黃燈食物

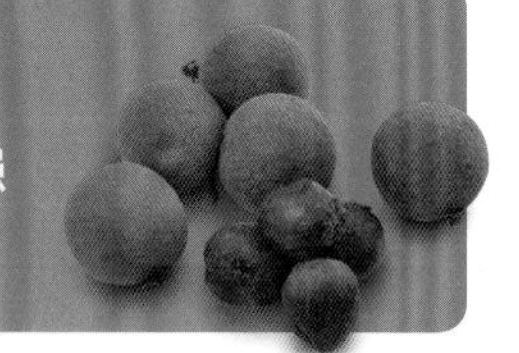

此類食物偏向熱性食物，同樣不利於甲狀腺機能亢進患者，平時應少吃。

- **水果：**榴槤、黑麥、荔枝、龍眼、紅毛丹、水蜜桃、釋迦、金桔、櫻桃、芒果、棗子、桃子、葡萄等。
- **蔬菜：**洋蔥、香菜、南瓜、蔥、九層塔、芥菜、刀豆、皇帝豆、白鳳豆等。

綠燈食物

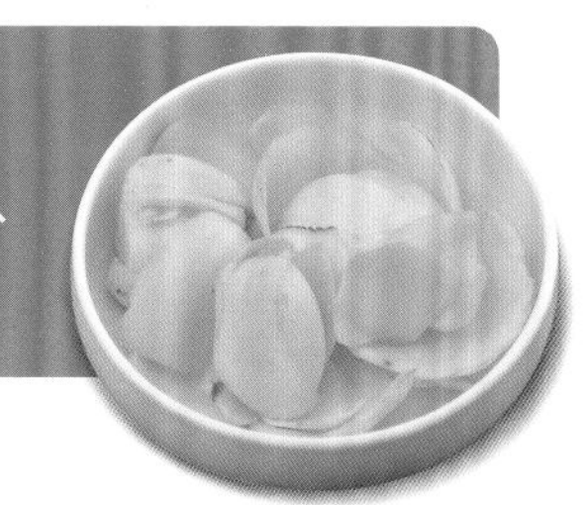

此類食物營養豐富，低熱量、低油、低糖，多為新鮮、天然、原味的食物，平時應多攝取，但不宜過量。

- **五穀：**全穀類、黃豆、綠豆等。
- **水果：**西瓜、甘蔗、水梨、桃子、木瓜、桑椹等。
- **蔬菜：**花椰菜、高麗菜、芥藍菜、紅蘿蔔、大頭菜、小白菜、青江菜、芹菜、冬瓜、大黃瓜、荸薺、山藥、絲瓜、香菇、黃瓜、苦瓜、黑木耳、莧菜等。
- **其他：**百合、枸杞、豆皮、蜂蜜等。

TIPS

擊退甲狀腺亢進，有撇步！

- **低碘飲食，控制甲亢**
  採低碘飲食控制時，避免吃海帶、紫菜等含碘食物。另外，購買包裝食物，也要注意外包裝上的營養成分是否標示有含碘（英文 Iodine；I）的成分。外食時，可先把菜用湯洗一洗再吃，減少鹽分攝取。
- **適度運動，維持體態**
  適度地節制飲食及規律地運動，如游泳、健走等可增加心肺功能的活動，避免因服用藥物而導致體重增加。
- **作息正常，避免勞累**
  由於甲狀腺機能亢進的病人代謝旺盛，能量消耗大，若過度勞累容易使病情復發，因此懂得讓自己適度放鬆很重要。

清熱雜糧粥

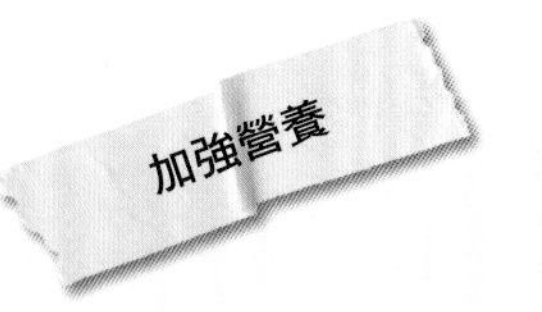

〉食材

五穀米80g、絲瓜30g、冬瓜30g、豆皮50g、胡蘿蔔絲15g、香菇絲30g、小芹菜15g。

〉調味料

海鹽3～5g、素雞粉適量。

〉作法

1. 將五穀米洗淨，加水750cc泡２小時；絲瓜去皮、切片；冬瓜去皮、去籽、切片。
2. 五穀米加入小芹菜以外的其他食材，放入電鍋煮至熟爛，最後再加入小芹菜、調味料拌勻，即可進食。

〉烹調叮嚀

煮五穀飯時，水量為煮白米時的1.2～1.5倍，如此煮成的米比較軟，也較容易吸收。

〉飲食宜忌

腎臟病、糖尿病、痛風，以及貧血和缺鈣的人，不宜吃太多五穀米，每天以一餐為宜。另外，像有胃潰瘍等消化問題的人，則不宜食用五穀米，以免容易脹氣。

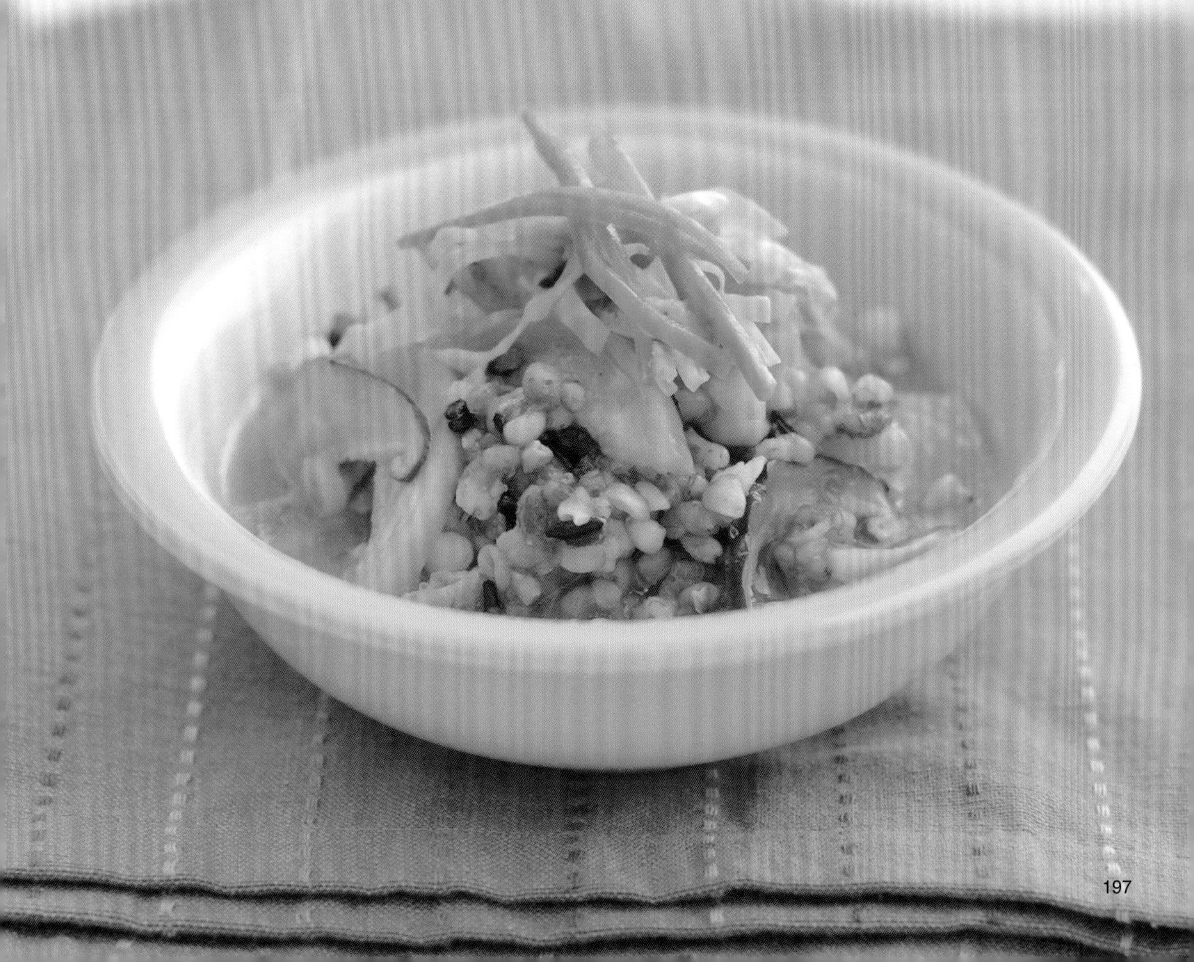

甲亢汁

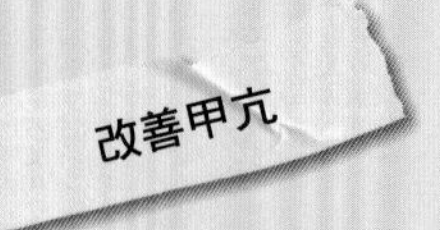

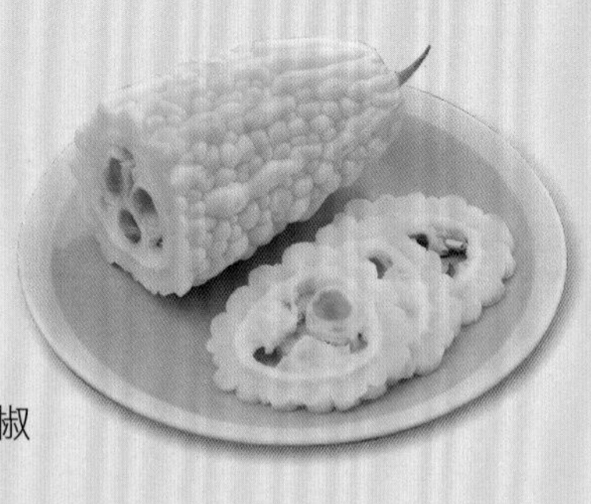

〉食材

蘋果1個、大黃瓜150g、苦瓜150g、青椒100g、西洋芹120g。

〉作法

1. 所有食材洗淨，蘋果、大黃瓜去皮、切塊；苦瓜、青椒去籽、切塊；西洋芹去葉、切斷。
2. 將全部食材用分離式榨汁機榨出原汁，要現榨現喝，一天喝1～2次。

〉烹調叮嚀

蔬果表皮可能沾有灰塵、細菌或蟲卵，務必仔細洗淨，且最好以過濾水清洗，以免蔬果吸收自來水中的氯；為了防止養分流失，也不要在水中浸泡太久。

〉飲食宜忌

喝三天停一天，連喝一個月即見效，若要徹底改善體質，應連喝半年。

柿子蜂蜜膏

減緩甲亢不適

〉食材

硬柿子600g（1斤）、蜂蜜200g。

〉作法

1. 硬柿子去皮洗淨，用分離式榨汁機榨出原汁。
2. 柿子汁煮成膏狀後，再加入蜂蜜，煎成黏稠膏狀，熄火待涼後用湯匙裝入瓶內。

〉烹調叮嚀

柿子要用硬的，才會有效。

〉飲食宜忌

每次以15cc柿子蜂蜜膏配溫開水服用，每天早晚各吃一次，症狀就會逐日解除。另外，放冰箱冷藏，保存期限是兩個月。

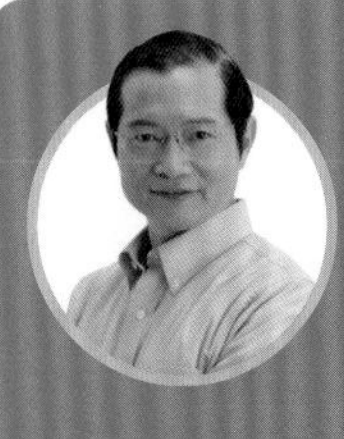

歐陽老師小叮嚀

甲亢患者多數偏向熱性體質，當自覺體質易上火時，應該多吃涼、寒性的食物，對病情的幫助很大，如：草莓、枇杷、番茄、西瓜、香蕉、奇異果、哈密瓜、柚子、橘子、水梨、楊桃、山竹、葡萄柚等水果；白蘿蔔、大頭菜、大白菜、油菜、金針菇、蘑菇、莧菜、菠菜、芹菜、冬瓜、茄子、萵苣、髮菜、大黃瓜、小黃瓜、苦瓜、空心菜、黃豆芽等蔬菜。

魚腥草薄荷茶

〉食材

魚腥草（乾品）35g、薄荷葉（乾品）5g。

〉作法

1. 魚腥草洗淨後，加水3000cc入鍋合煮。大火煮滾後，小火續煮20分鐘。
2. 薄荷葉洗淨後放入鍋中，便立即關火，燜5分鐘，濾渣後溫熱飲用。

防止甲亢引起的心悸

〉烹調叮嚀

薄荷葉入鍋便要關火，不要煮，否則清涼的味道會盡失。

〉飲食宜忌

若體質較虛寒者，可將薄荷葉刪除，改用紅棗15粒與魚腥草同煮。

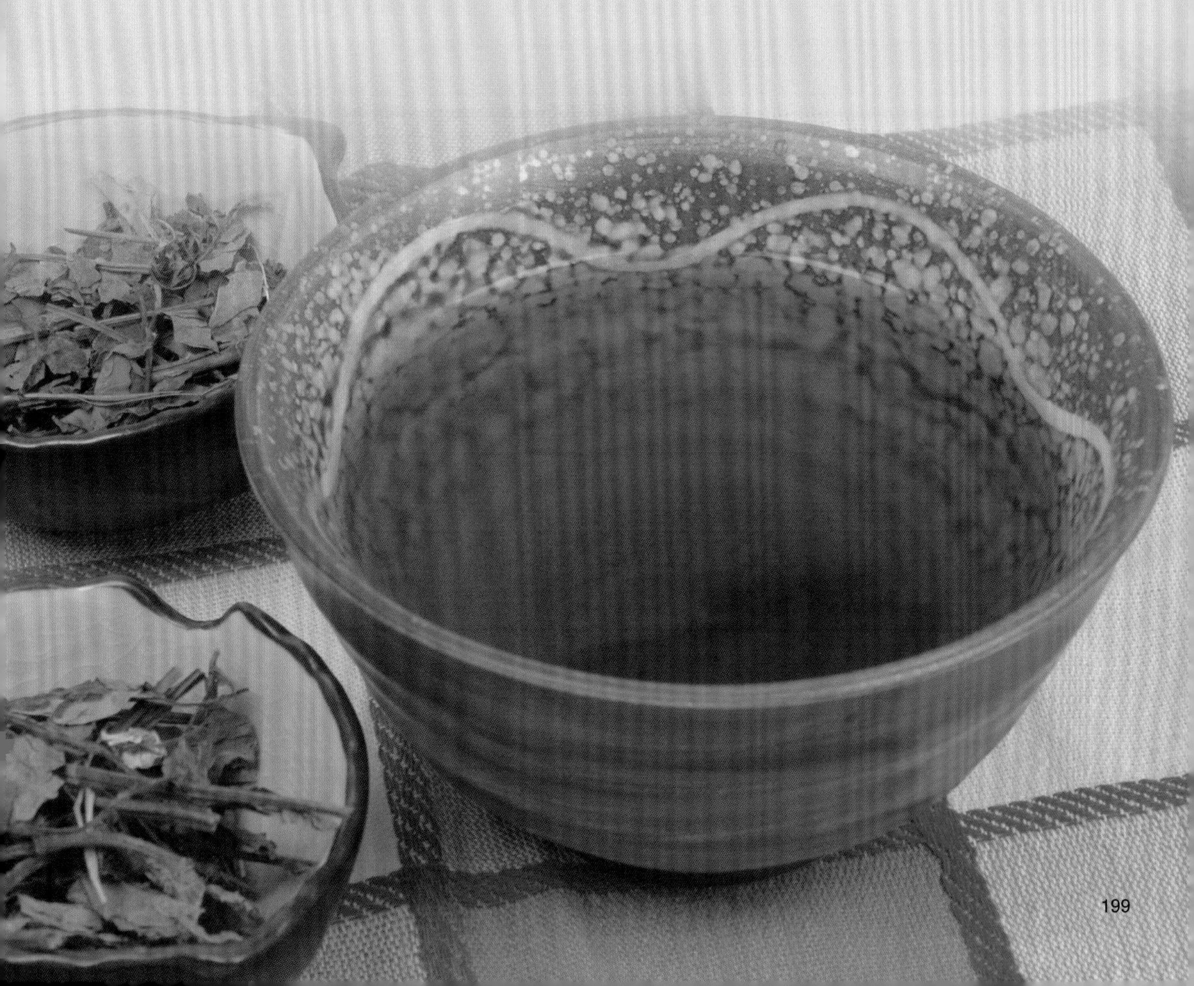

什錦全麥湯麵

增強抵抗力

〉食材

全麥麵條100g、豆腐皮絲50g、胡蘿蔔絲15g、香菇（乾品）2朵、高麗菜絲15g、黑木耳（乾品）10g、莧菜50g、芹菜末15g。

〉調味料

海鹽3g、素雞粉適量、橄欖油5cc。

〉作法

1. 將全麥麵條煮熟，經冷開水泡過再瀝乾。
2. 香菇、黑木耳洗淨，泡軟切絲，除了小芹菜外，其他食材加水350cc煮熟，並酌予調味。
3. 再將麵條、芹菜末下鍋拌勻即可進食。

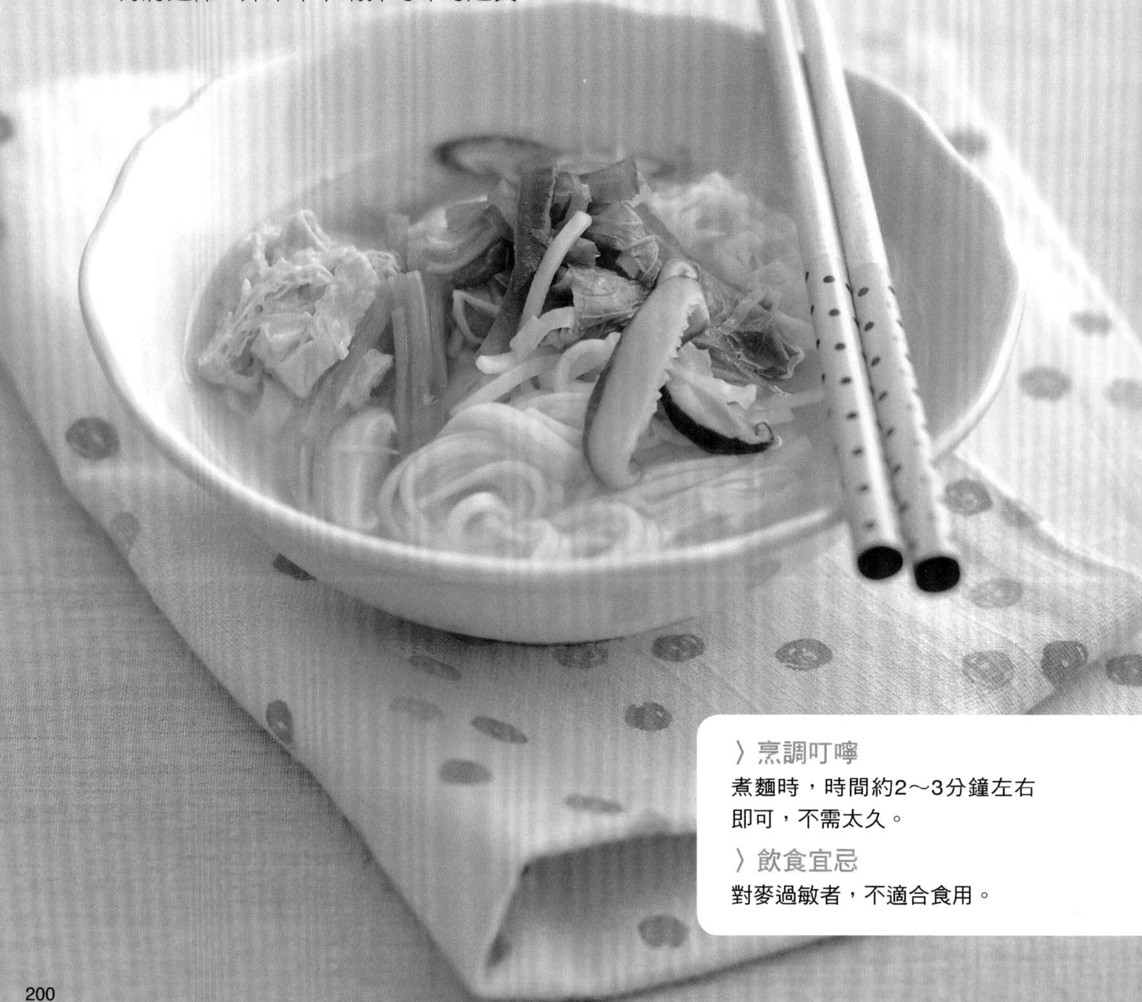

〉烹調叮嚀

煮麵時，時間約2～3分鐘左右即可，不需太久。

〉飲食宜忌

對麥過敏者，不適合食用。

問題08

憂鬱症

當人遇到失落、不如意，難免會悶悶不樂，但是如果鬱悶的情緒持續的時間過久，而無法拉回、失去控制，就要小心可能是憂鬱症。常見的症狀有哀傷煩亂、凡事不安、悲觀苦悶、食慾不振、失眠、性慾減退、月經不順，常演變成厭世絕望，而企圖自殺。

除了重大挫折，如喪偶、意外事故、事業上的挫折會引起憂鬱症外，若長期服用抗精神病藥、抗高血壓藥、抗結核病藥、抗癌藥、抗痲痺藥、減肥藥等藥物，也很容易引發憂鬱症，因此只要發覺有這種可能性，便應該立即告訴醫生，請醫生考慮，是否可以更換其他藥物。

預防及改善憂鬱症的紅、黃、綠燈食物大公開

紅燈食物

此類食物低營養、高熱量、高油、高糖或是調味、加工較複雜的食物，不利於憂鬱症患者，平時應忌口。

- **辛辣刺激性食物：**辣椒、薑、韭菜、大蒜、洋蔥、胡椒、芥末等。
- **上火食物：**炸、煎、燻、烤、烘焙等食物。
- **水果：**榴槤、荔枝、桂圓、桃子、紅毛丹、釋迦、金桔、李子等。
- **加工食物：**香腸、臘肉、罐頭、蜜餞、泡麵，以及精緻加工的素料，如素雞、素鴨、素火腿等。

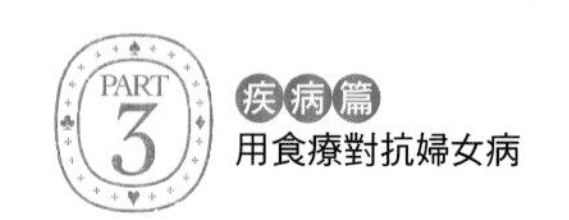

黃燈食物

此類食物營養、熱量適中，含油、糖稍高，同樣不利於憂鬱症患者，平時應少吃。

- **熱性醬料：**屬性偏熱，吃多了容易煩燥不安，如芝麻醬、辣椒醬、香椿醬、芥末醬、咖哩醬等。
- **烘焙食物：**經過烘焙的麵包、餅乾等食物，吃多了容易口乾舌燥、肝火旺盛，甚至影響性情，不宜多吃。

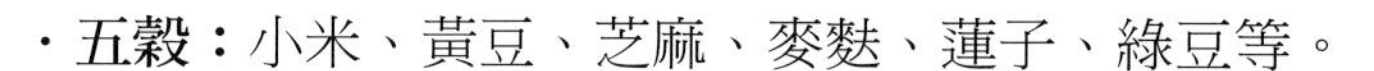

綠燈食物

此類食物營養豐富，低熱量、低油、低糖，多為新鮮、天然、原味的食物，平時應多攝取，但不宜過量。

- **五穀：**小米、黃豆、芝麻、麥麩、蓮子、綠豆等。
- **水果：**香蕉、火龍果、西瓜、番茄、甘蔗等。
- **蔬菜：**菠菜、地瓜、金針菜、銀耳、山藥、蓮藕、黃瓜等。
- **其他：**牛奶、蛋、優酪乳、啤酒酵母、小麥胚芽、菊花、杏仁、芡實、百合、紫蘇、冰糖等。

TIPS

擊退憂鬱症，有撇步！

- **參加社交活動，擴展人際關係**
  參加繪畫社、合唱團、土風舞社、攝影課等，具有學習並能寄託身心的社交團體，可以交到志同道合的好友，很快就能走出陰霾。
- **到戶外散步，改善負面情緒**
  到公園、山上或海邊，一邊散步一邊欣賞風景，憂鬱的心情就會一掃而空，排除憂鬱靠自己比吃任何藥物來得有效。
- **檢視生活步調，學習自我放鬆**
  許多憂鬱症病人因生活忙碌，沒有時間做自己喜歡的事情，久而久之，也就無法放鬆心情。此時要試著捨去較不重要的事情，或請其他家人協助承擔家務。

紫蘇菊花茶

穩定情緒、紓壓

〉食材

紫蘇10g、菊花10g、冰糖（褐色）10g。

〉作法

將紫蘇、菊花洗淨加水800cc煮滾後，轉小火續煮20分鐘，濾取茶湯飲用，可用冰糖調味。

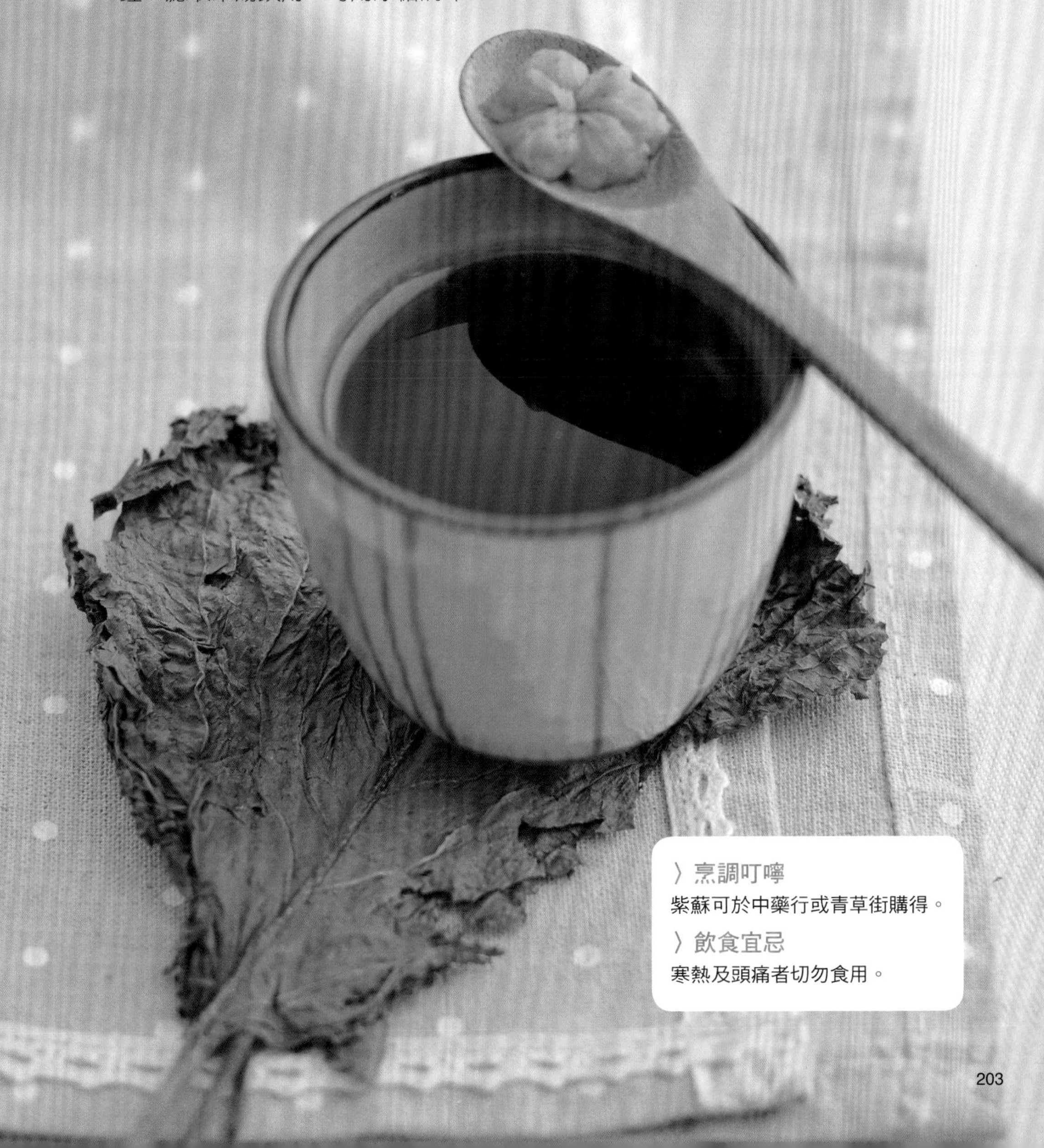

〉烹調叮嚀

紫蘇可於中藥行或青草街購得。

〉飲食宜忌

寒熱及頭痛者切勿食用。

滋補雜糧粥

舒緩情緒、安心定神

〉食材

蓮子10顆、芡實30g、綠豆30g、地瓜60g、山藥60g。

〉作法

1. 將蓮子、芡實、綠豆洗淨，加水1000cc泡4小時，用大火煮滾後，轉小火煮至熟爛。
2. 最後再加入去皮切丁的地瓜、山藥煮至熟即可。

〉烹調叮嚀

地瓜烹煮之前再清洗、去皮，否則容易讓地瓜提前發芽。

〉飲食宜忌

山藥屬性黏稠，已有便祕者不宜食用，否則易使腸胃蠕動更慢。

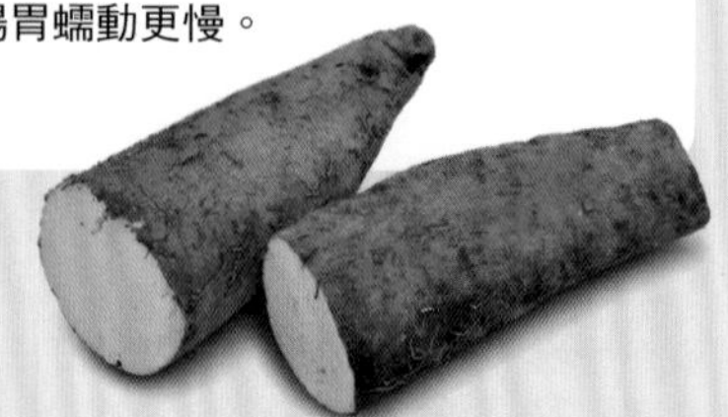

甘蔗小米粥

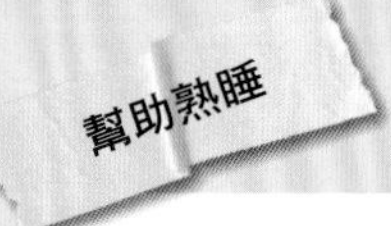

〉食材

小米80g、甘蔗汁500cc。

〉作法

1. 小米洗淨後，加甘蔗汁入鍋合煮。
2. 大火先煮滾，小火續煮30分鐘，再關火燜10分鐘，即熟爛好吃。

〉烹調叮嚀

小米烹煮後會呈現黏稠狀，便顯示購買的小米品種是正確的，若誤買成小鳥吃的小米，煮後不會黏稠，功效較差。

〉飲食宜忌

糖尿病及癌者患者勿吃。

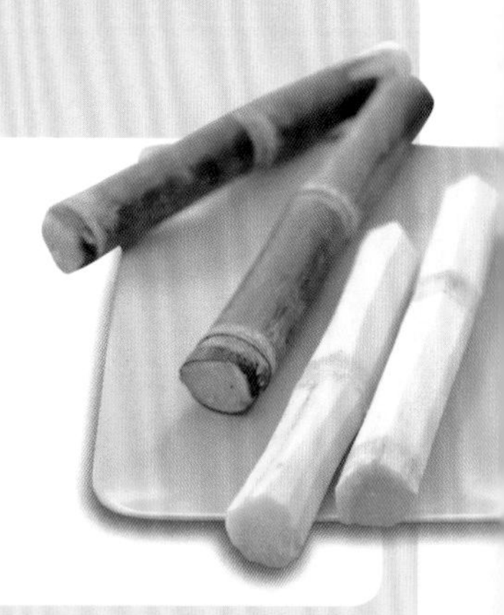

百合蓮藕湯

滋補降火、養心安神

〉食材

百合（乾品）15g、蓮藕（生鮮）300g。

〉作法

1. 將蓮藕洗淨，連皮切片，與百合加水3000cc煮滾後，轉小火續煮45分鐘，濾渣喝湯。
2. 以喝湯為主，所剩的蓮藕與百合亦可吃。

〉烹調叮嚀

蓮藕要挑選外皮呈現黃褐色、肉肥厚而白的。如果發黑或產生異味，則不宜食用。

〉飲食宜忌

蓮藕屬澱粉類，糖尿病患者不宜多吃。

金針黃瓜湯

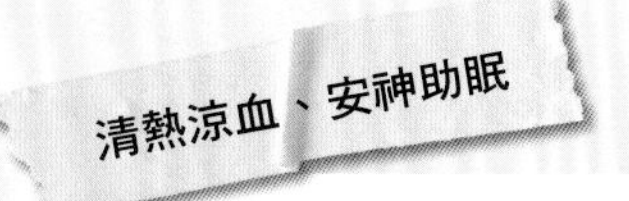

〉食材

有機金針（乾品）約40g、大黃瓜1條。

〉作法

1. 金針洗淨後，先用溫開水泡20分鐘，再用沸水汆燙30秒後，瀝乾水分；大黃瓜去皮連籽切成小段。
2. 金針連同大黃瓜一同加水3000cc，入鍋合煮。先用大火煮滾後，再以小火續煮20分鐘，即可濾湯飲用，金針與大黃瓜亦可吃。

〉烹調叮嚀

金針又名黃花菜，顏色要自然偏向淡黃或淡褐，不可以太鮮紅，避免有不良的添加物。

〉飲食宜忌

金針天生含有令人腹瀉的成分，須經過處理後，食用時才不至於腹瀉。

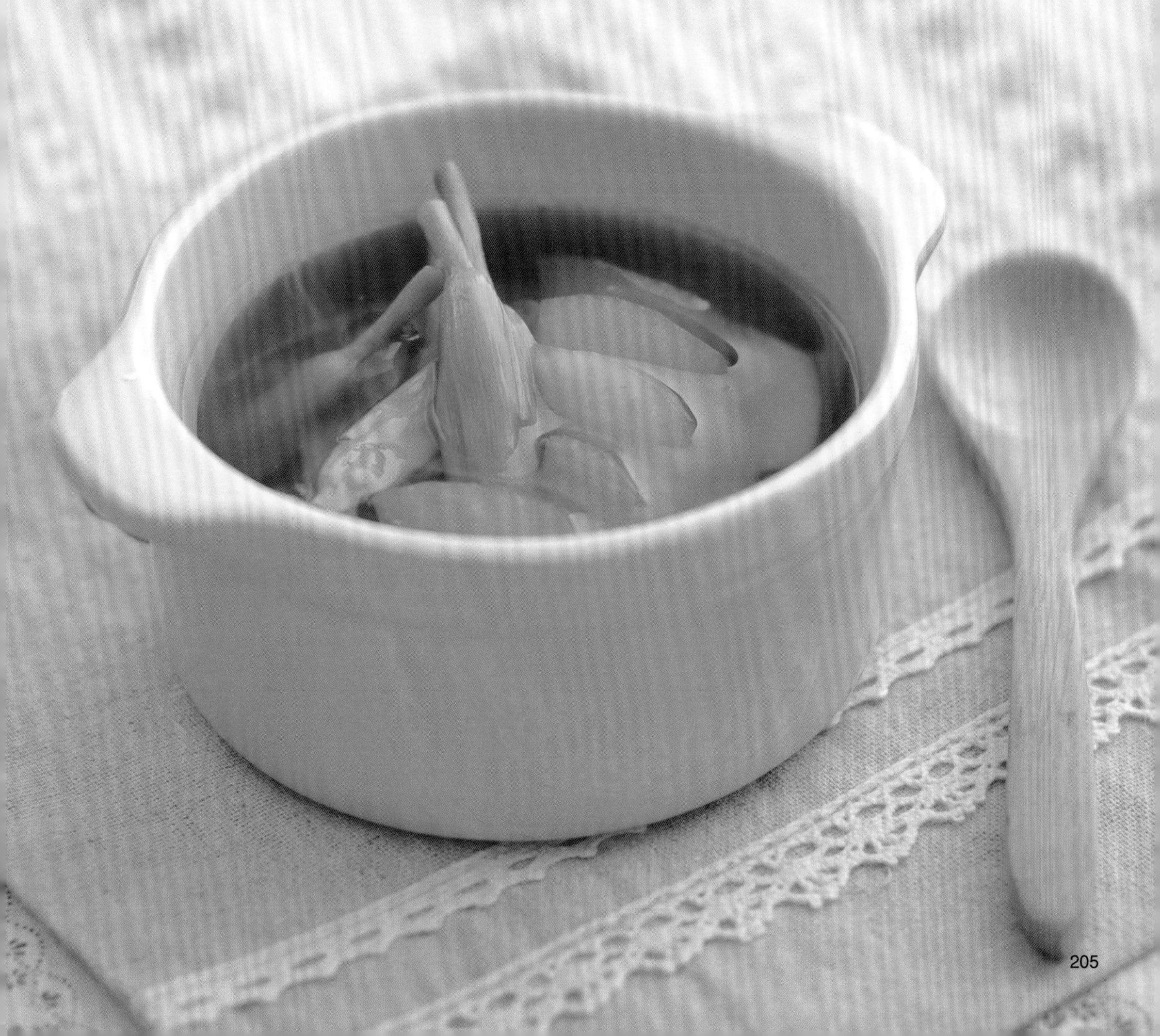

問題09

紅斑性狼瘡

紅斑性狼瘡是一種侵犯結締組織的自身免疫性疾病，嚴重的會侵犯全身的器官、血液及關節，較輕微的只影響皮膚。患者除了疲倦乏力、消瘦、脫髮、腰痠等症狀外，甚至會有發燒、皮膚紅疹、關節疼痛，然後再漸漸擴及內臟各器官。

紅斑性狼瘡的成因十分複雜，通常是先天的體質缺乏保護基因，再加上後天的內外因素而誘發成病，如紫外線、荷爾蒙、病毒感染及藥物感染等。

紅斑性狼瘡患者的紅、黃、綠燈食物大公開

紅燈食物

此類食物對皮膚不利，含有刺激性成分，不利於紅斑性狼瘡患者，平時應忌口。

- **辛辣食物：**胡椒、大蒜、辣椒等。
- **油膩食物：**煎、炸、燻、烤等食物。
- **過敏食物：**蝦、蟹、貝類、羊肉、蛋等易引發過敏的葷食。
- **溫熱性水果：**榴槤、荔枝、龍眼、李子、芒果、櫻桃、釋迦等。
- **其他：**冬筍、竹筍、苜蓿芽、蠶豆等食物，以及所有的芽菜（如綠豆芽、黃豆芽、豌豆苗等）最好還是暫時不吃。

黃燈食物

此類食物營養、熱量適中，含油、糖稍高，同樣不利於紅斑性狼瘡患者，平時應少吃。

- **五穀：**小麥、黑麥、燕麥、黃豆、黑豆、豌豆等。
- **水果：**鳳梨、奇異果、草莓等。
- **菇類：**雞腿菇、金針菇、蘑菇、香菇等菇類。
- **蔬菜：**大蒜、芹菜、洋蔥、香菜、薑、韭菜、南瓜、茄子、芋頭、馬鈴薯、番茄、甜椒、蘆筍、紫菜、玉米。
- **其他：**核桃、栗子、醬油、葵瓜子、葵花油。

綠燈食物

此類食物營養豐富，低熱量、低油、低糖、多為新鮮、天然、原味的食物，平時應多攝取，但不宜過量。

- **五穀：**小米、薏仁、糙米、綠豆等。
- **水果：**香蕉、香瓜、橘子、柳丁、木瓜、火龍果、梨等。
- **蔬菜：**青花菜、花椰菜、空心菜、白蘿蔔、小白菜、地瓜葉、木耳、山藥、地瓜、蓮子等。
- **其他：**鮮竹葉、白茅根、百合。

TIPS

擊退紅斑性狼瘡，有撇步！

- **防曬不可少**

  紅斑性狼瘡患者的皮膚對紫外線相當敏感，過度曝曬於陽光之下，會讓皮膚的紅疹更嚴重，因此出門時一定要做好防曬工作，如擦防曬產品、穿著外套、撐傘戴帽等。

- **薑湯泡腳，提高新陳代謝**

  除了遵照醫囑外，也可以用薑湯泡腳，促進血液循環，加速體內毒素排出，幫助病症減輕。

- **按時補充水分**

  紅斑性狼瘡患者為了控制病情，必須長期服藥，因此更需要按時補充水分，透過大量排尿來排出體內殘留的藥性成分。

雙耳湯

通便排毒，提高免疫力

〉食材

白木耳（乾）5g、黑木耳（乾）5g。

〉作法

將木耳洗淨、泡軟，加水1000cc煮至熟爛後，酌加黑糖或粗鹽調味，即可當點心吃。

〉烹調叮嚀

木耳經過高溫烹煮後，才能提高膳食纖維及木耳多醣的溶解度，有助於吸收利用，所以木耳一定要煮熟。

〉飲食宜忌

1. 容易腹瀉者，以及女性生理期間不宜食用過量。
2. 若有關節痠痛者，白木耳因含有高普林，必須去除，可改用胡蘿蔔加黑木耳煮湯。

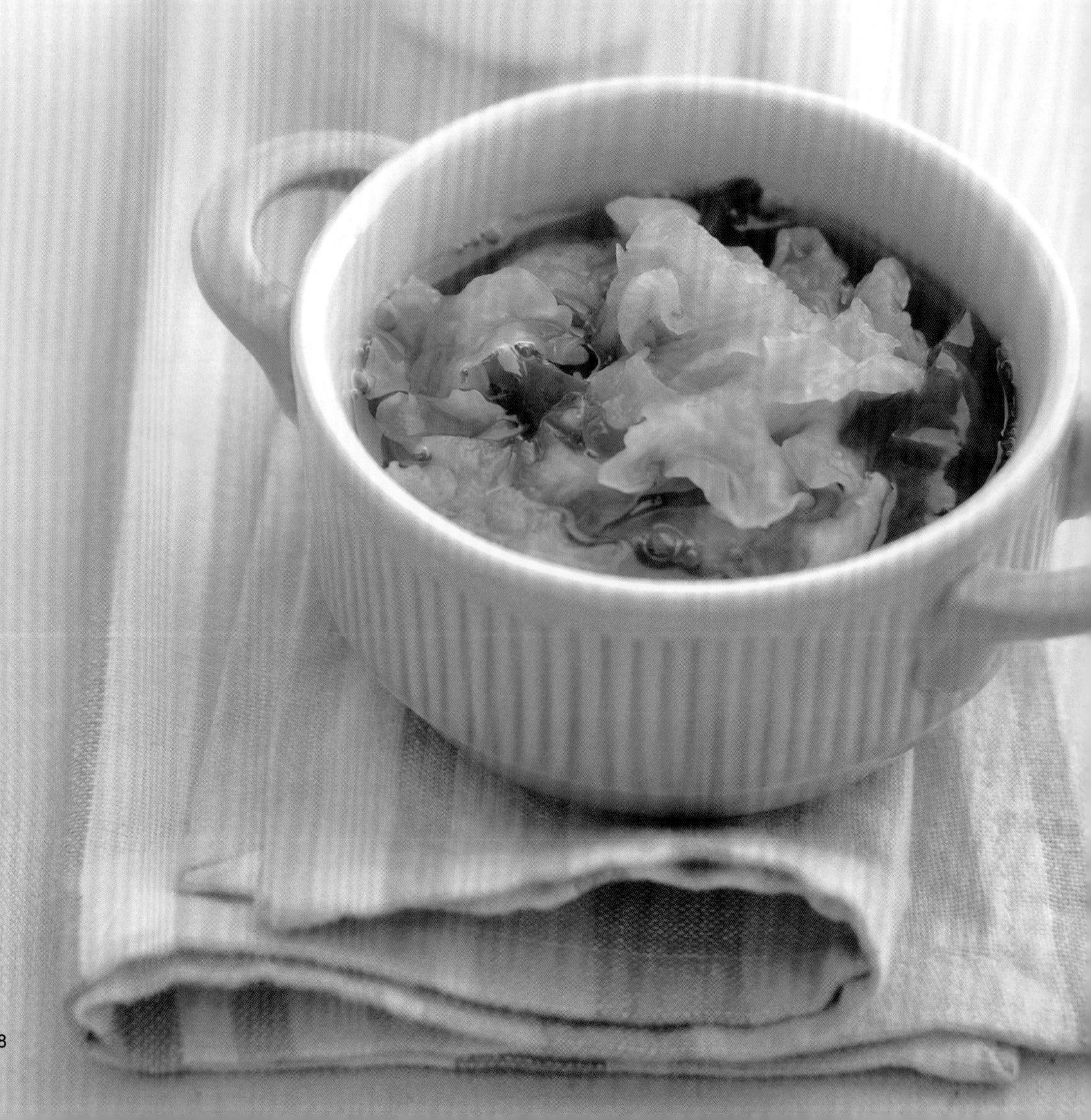

竹葉茅根湯

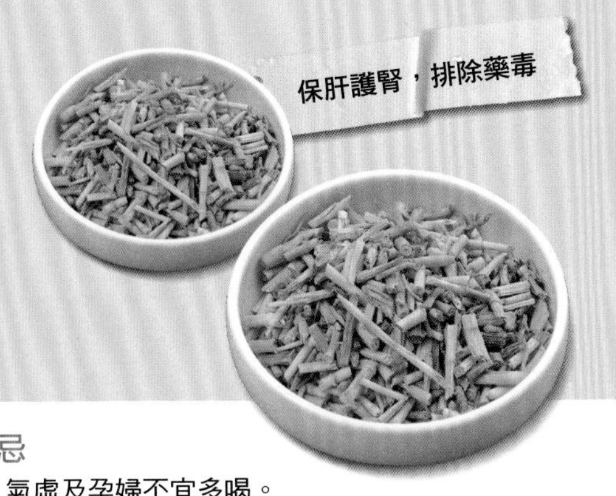

〉食材

鮮竹葉20g、白茅根（乾品）10g。

〉作法

所有食材洗淨，加水750cc合煮，大火煮滾後轉小火續煮20分鐘，濾渣即可飲用。

〉烹調叮嚀

鮮竹葉與白茅根可至青草店購買。

〉飲食宜忌

竹葉性寒，氣虛及孕婦不宜多喝。

增元補氣，保護皮膚

山藥綠豆粥

〉食材

山藥100g、綠豆30g、糙米60g、地瓜100g。

〉作法

1. 將山藥與地瓜去皮後洗淨、切丁。
2. 綠豆、糙米洗淨後泡水4小時，加入山藥與地瓜，以電鍋蒸煮至熟爛即可。

〉烹調叮嚀

山藥因果肉有黏液，皮膚較敏感者，可能接觸後皮膚會發癢，最好戴上手套再處理烹煮。

〉飲食宜忌

山藥性濕熱，經常便祕、腸胃功能不佳及容易脹氣者，應盡量少食。

增強免疫力、補元氣

百合蓮子羹

〉食材

百合30g、蓮子15g。

〉作法

百合與蓮子洗淨加水750cc合煮，滾後轉小火續煮30分鐘至熟爛，即可趁熱食用。

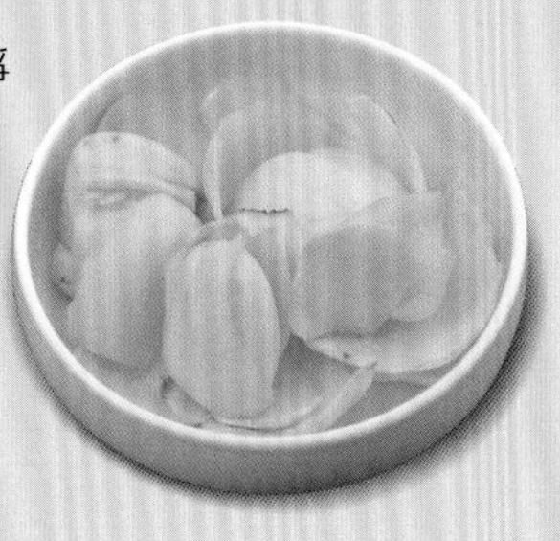

〉烹調叮嚀

選購百合以新鮮為主，顏色白淨、葉瓣飽滿及水分充足為佳；蓮子心可去除，以免味苦。

〉飲食宜忌

1. 百合性寒，陰虛體質、咳嗽、抵抗力較差、脾胃陰寒及有腹瀉疾病者不宜多食。
2. 若無糖尿病與腫瘤體質者，可酌加黑糖（紅糖）調味。

空心菜白蘿蔔汁

退火消炎

〉食材

有機空心菜300g、有機白蘿蔔250g。

〉作法

空心菜汆燙1分鐘，白蘿蔔洗淨、切塊，兩者用分離式榨汁機榨出原汁，宜現榨現喝。

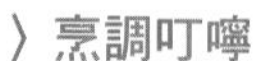

〉烹調叮嚀

空心菜容易因失水而變成軟萎狀，汆燙前先泡於冷開水中約半小時，即可恢復鮮綠感。

〉飲食宜忌

1. 空心菜性寒，因此體質虛弱、脾胃虛寒、腹瀉者不宜多喝。
2. 若嫌難喝，可加入一顆蘋果，一起榨汁混合飲用，味道比較可口。

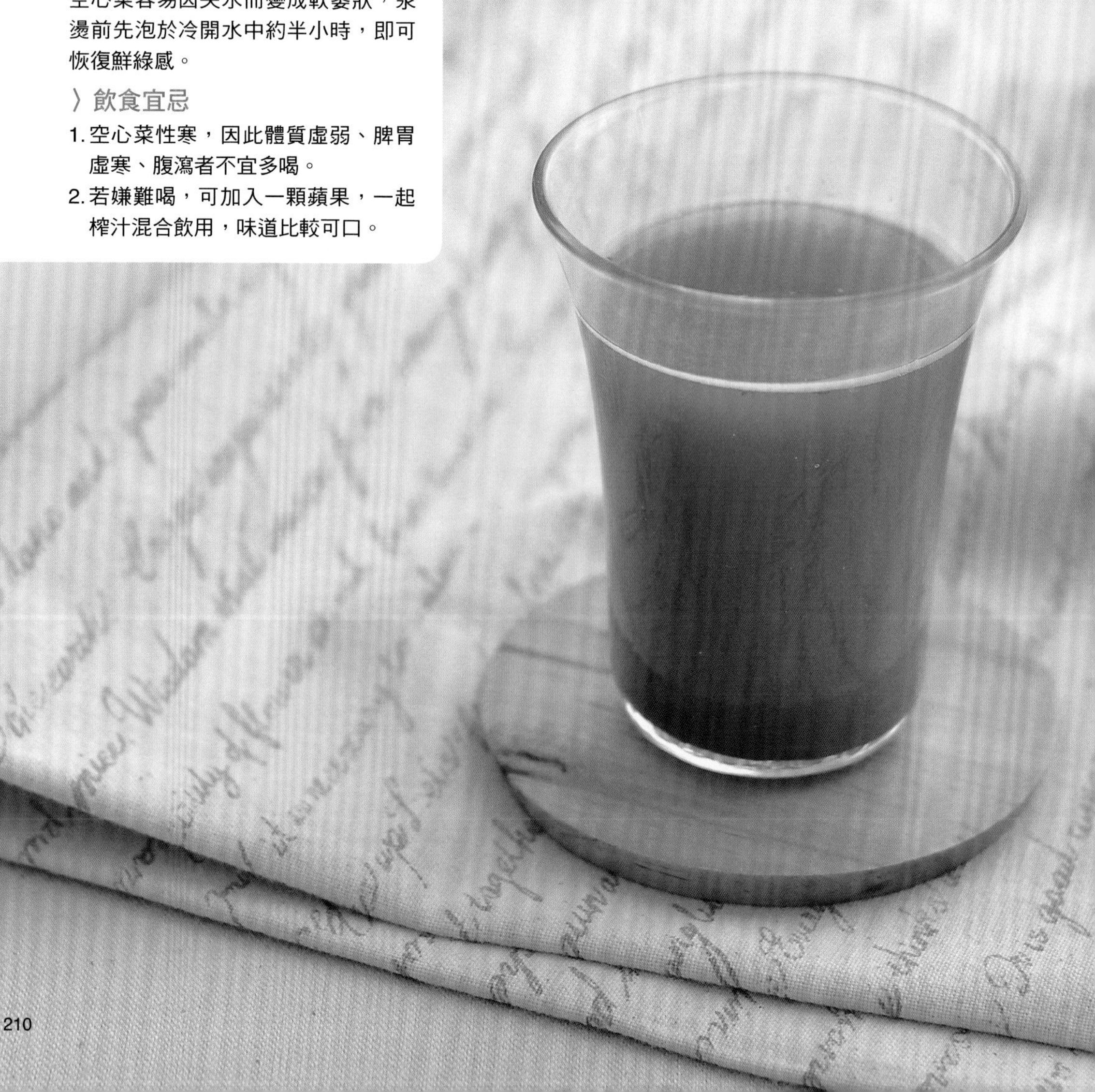

問題10

婦科腫瘤

大部分癌細胞的形成，是因人體某些細胞長期暴露在缺氧或致癌環境中，再逐漸醞釀而成。癌症常因部位不同，而有不同的病徵，同時由於病情的惡化、癌細胞的轉移，使得病人在泌尿系統、呼吸系統、血管、心臟……等重要的器官上，產生嚴重的功能障礙。

女性朋友最常見的婦癌，以乳癌、子宮頸癌、卵巢癌、子宮內膜癌等為主，環境中的任何因素，如飲食習慣、個人嗜好、內在心理因素、病毒感染、自然環境等，都可能與癌症的發病息息相關。

預防及治療婦科腫瘤的紅、黃、綠燈食物大公開

紅燈食物

此類食物低營養、高熱量、高油、高糖或是調味、加工較複雜的食物，容易引起婦科腫瘤形成，平時應忌口。

- **辛辣刺激性食物：**辣椒、胡椒、芥末、咖哩等。
- **高甜度水果：**甘蔗、釋迦、荔枝、龍眼、榴槤、哈密瓜、香蕉等。
- **加工食品：**罐頭、蜜餞、香腸、臘肉、醃漬泡菜、皮蛋、鹹蛋、泡麵及過度加工的素料等。
- **躁熱食物：**油條、臭豆腐、燒餅等。
- **促進荷爾蒙分泌的食物（強烈程度）：**蜂王漿、山藥、牛蒡、當歸等。
- **其他：**酒、香菸、檳榔、醃漬及煙燻食物等。

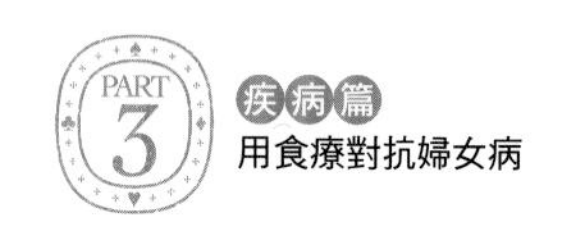

黃燈食物

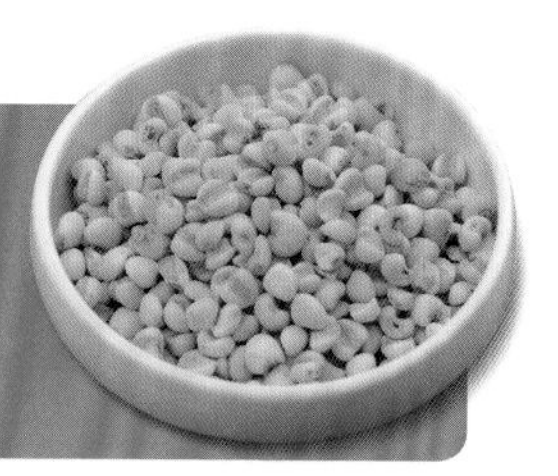

此類食物營養、熱量適中，含油、糖稍高，不利於婦科腫瘤患者，平時應少吃。

- **促進荷爾蒙分泌的食物（普通程度）**：黃豆、黑豆、薏仁等。
- **人工飼養的肉品（含有生長激素的不良成分）**：豬肉、羊肉、牛肉、雞肉、鴨肉、鵝肉等。

綠燈食物

此類食物營養豐富，低熱量、低油、低糖，多為新鮮、天然、原味的食物，平時應多攝取，但不宜過量。

- **五穀**：糙米、芡實、高粱、小米、蕎麥、燕麥、小麥、大麥、黑糯米、胚芽米、菱角、蓮子等。
- **水果**：小番茄、奇異果、蘋果、鳳梨。
- **蔬菜**：小芹菜、胡蘿蔔、馬鈴薯、海帶、蓮藕、香菇、薑、高麗菜、大白菜、小白菜、白蘿蔔、大頭菜、白花椰菜、青花菜、結球白菜、芥藍菜、芥菜、苜蓿芽、豌豆芽、綠豆芽、蘿蔔嬰、黃豆芽等。
- **其他**：半枝蓮、白花蛇舌草、紅棗、小金英、水果醋。

TIPS

擊退婦科腫瘤，有撇步！

- **定期檢查，健康有保障**
  定期接受免費的乳房篩檢，以及子宮頸抹片檢查，以求早期發現早期治療，並時時關心自己的身體，一旦出現異常，不要拖延，請尋求醫師的協助。
- **戒菸酒，適度運動及規律生活作息**
  由於抽菸、喝酒會增加致癌的風險，請務必戒掉。另外，適度的運動及充足的睡眠，將有助於免疫力的提升。

抑制癌細胞成長

抗癌精力湯

〉食材

苜蓿芽1碗、有機小白菜（切碎，約2碗）、小番茄5顆、奇異果1個、蘋果1個、溫開水200～300cc。

〉作法

1. 奇異果與蘋果均去皮切丁。
2. 所有食材洗淨後，全部放入攪拌機中充分拌勻，一次飲用300～500cc為宜。做一次，約可供2～3人吃。

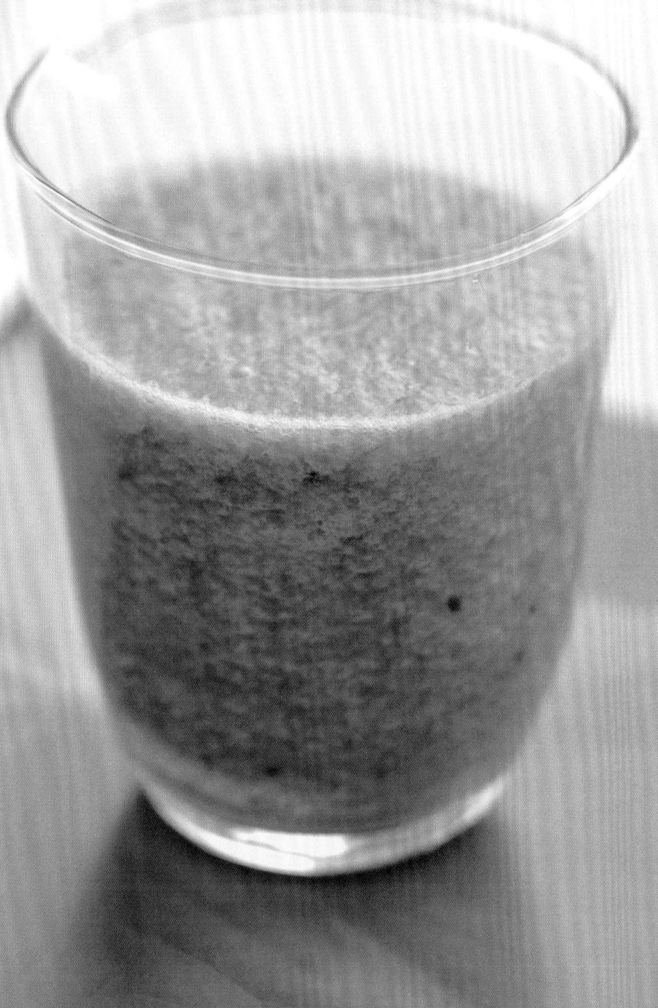

〉烹調叮嚀

芽葉與有機蔬菜的種類，可以經常變化，水果則選擇甜度較低的，如火龍果、芭樂、木瓜……等均可輪流使用。

〉飲食宜忌

紅斑性狼瘡的病患，不宜食用苜蓿芽，以免病情惡化。

五穀雜糧飯

增強抗癌力

〉食材

五穀米150g、小芹菜1株、胡蘿蔔6cm長、高麗菜2片葉、馬鈴薯小顆1個、香菇2朵、海帶6公分長、有機豆腐乾1塊。

〉調味料

亞麻油10cc、海鹽與天然調味料適量。

〉作法

1. 五穀米洗淨後，泡水6小時。
2. 馬鈴薯去皮切丁，胡蘿蔔若非有機，便要去皮，再切丁；香菇與海帶泡軟；小芹菜與高麗菜均洗淨切丁或塊，所有食材混合拌勻，加水180～200cc，並加入油、鹽及調味料，用電鍋蒸煮至熟爛。

〉烹調叮嚀

胡羅蔔若是有機的，可洗淨後連皮切丁，盡量採用有機蔬菜，不僅無農藥的顧慮，並且營養價值較高。

〉飲食宜忌

胃弱者可以用胚芽米代替五穀米，或五穀米加白米，並用高壓鍋煮至熟爛，以免五穀米較粗糙，食用後造成胃部不適。

半枝蓮白花蛇舌草茶

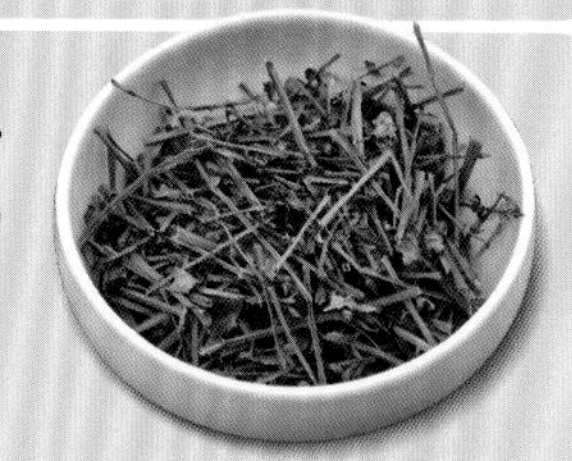

強效抗癌飲料

〉烹調叮嚀

因半枝蓮及白花蛇舌草均屬於寒涼性質，必須加紅棗或生薑一起煮，方能降其寒性。紅棗煮時要切開，飲畢紅棗必須丟棄不可吃。

〉飲食宜忌

尿毒患者及孕婦不宜飲用。體弱虛寒者須慎服。

〉食材

半枝蓮37.5g、白花蛇舌草37.5g、鐵樹1葉、紅棗1顆。

〉作法

1. 所有材料洗淨後加水15碗（約3750cc），煎煮1小時，濾渣當茶飲。
2. 可再煎煮第二次，藥渣加水10碗（2500cc），滾後小火再煮1小時，濾渣可繼續飲用。

小金英果汁

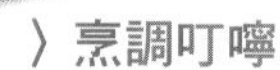

改善婦科腫瘤

〉食材

新鮮小金英葉片30g、鳳梨100g、蘋果1個。

〉作法

1. 鳳梨與蘋果洗淨，去皮切丁；小金英洗淨。
2. 全部食材放入果汁機中，加冷開水200cc攪拌均勻，要趁鮮飲用。

〉烹調叮嚀

小金英是小葉的蒲公英，屬於藥草類。富含植物鹼，適量治病，過量傷身，因此一次用量不可以超過30g。

〉飲食宜忌

尿蛋白異常、尿素氮異常、肌酸酐異常、尿毒症、洗腎、腎功能不全及腎癌者不宜飲用。

速成泡菜

強化免疫系統

〉食材

白蘿蔔120g、大頭菜120g、小黃瓜120g、嫩薑50g、蓮藕120g。

〉調味料

海鹽10～15g、水果醋（檸檬醋、蘋果醋、梅子醋等）30cc。

〉作法

1. 白蘿蔔、大頭菜及蓮藕洗淨後切薄片或細條。
2. 加入海鹽、水果醋充分拌勻，即可趁鮮進食。

〉烹調叮嚀

避免蓮藕顏色變黑的秘訣是，先將蓮藕削皮、切薄片，再倒入加有白醋50cc的沸水中汆燙15秒，就能保持蓮藕雪白不變色。

〉飲食宜忌

腎功能異常者因不能吃高鉀食物，因此速成泡菜不宜多吃。

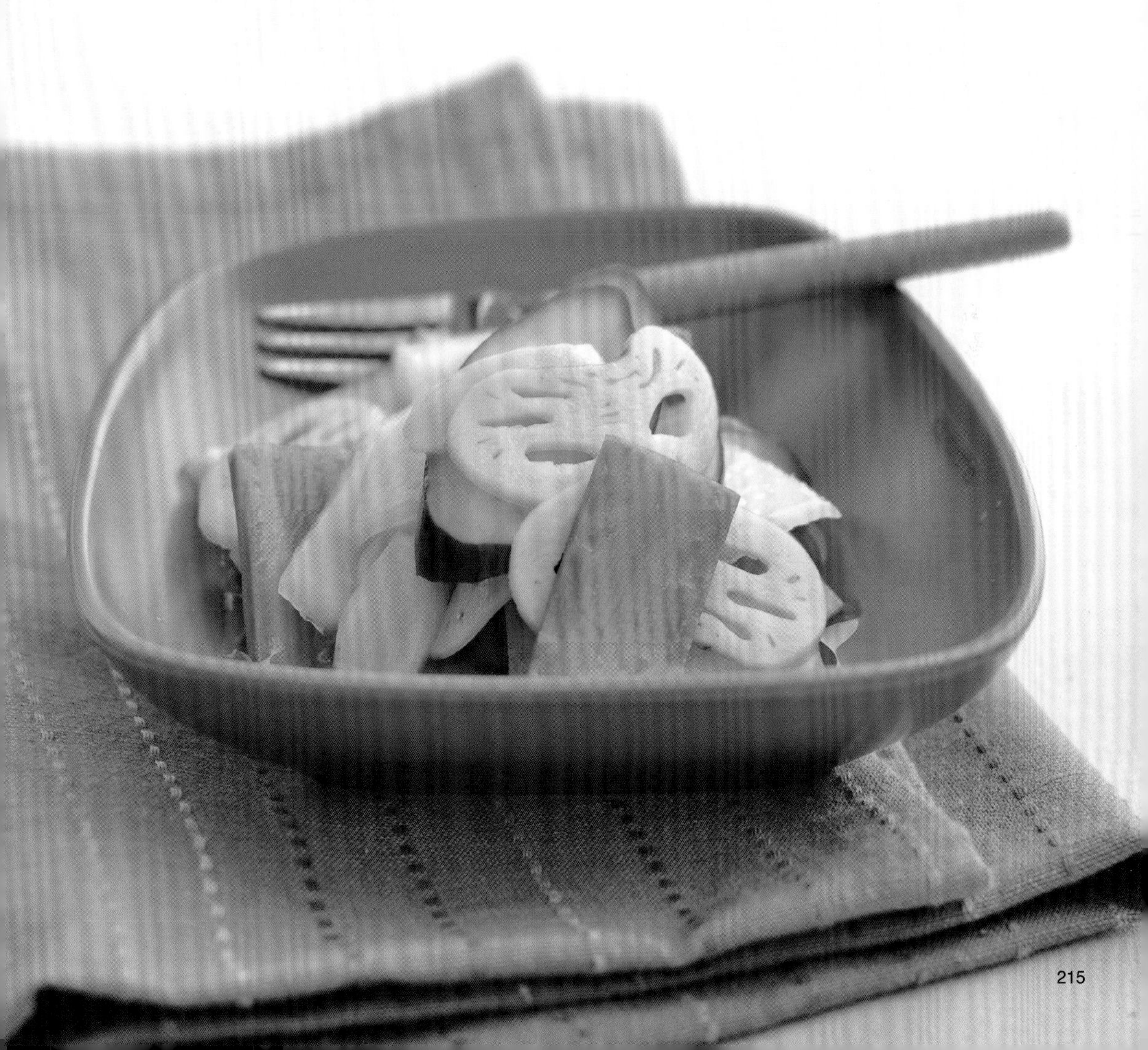

國家圖書館出版品預行編目資料

女性體質調校聖經/歐陽英作--初版--
臺北市：民視文化,2013.04
面；公分
ISBN 978-957-29821-9-8（平裝）
1.食療 2.食譜3.健康飲食4.婦女健康

418.91 101002583

女性體質調校聖經

作　　者　歐陽英
食譜製作　陳鴻源
食譜攝影　周禎和
人像攝影　賴光煜

發 行 人　田再庭
總 經 理　陳剛信
副總經理　楊淑津
總 編 輯　谷燕姝
主　　編　梁志君
美術設計　廣毅文化創意有限公司
出 版 者　民視文化事業股份有限公司
地　　址　臺北市八德路三段30號13樓
電　　話　(02)2570-2570
傳　　真　(02)2577-2512
製版印刷　歐陵開發・鴻霖印刷

總 經 銷　知遠文化事業有限公司
登 記 證　行政院新聞局台業字第1601號
初　　版　2013年07月
定　　價　320元